Praxiswissen Logopädie

Monika Maria Thiel, München, Deutschland *Reihenherausgeberin*
Mascha Wanke, Neuried, Deutschland *Reihenherausgeberin*
Susanne Weber, Florstadt, Deutschland *Reihenherausgeberin*

Das bietet Ihnen Praxiswissen Logopädie:

- Interdisziplinäre Ausrichtung: geschrieben für Studierende und Praktiker aller sprachtherapeutischen Berufsgruppen.
- Fundierter Überblick über Theorie und Praxis aller Sprach-, Sprech-, Stimm- und Schluckstörungen.
- Regelmäßig aktualisiertes, professionell gebündeltes Fach- und Praxiswissen auf hohem Niveau.
- Auch komplexe und spezifische Fachinhalte in leicht verständlicher Sprache vermittelt.
- Leichte Orientierung durch klare didaktische Struktur.
- Einheitlicher Aufbau aller Themenbände:
  - Grundlagen: Anatomie, Physiologie, Klinik, Ätiologie, Pathologie,
  - Anamnese,
  - Diagnostik,
  - Kritische Würdigung aller relevanten Therapieansätze,
  - Therapeutische Grundhaltung,
  - Bausteine für Therapie und Beratung.
- Methodenübergreifende Therapiebausteine: Integration von bewährten und neuen Ansätzen für eine flexible und individuelle Kombination in der Praxis.
- Geeignet zur umfassenden Prüfungsvorbereitung und als Nachschlagewerk mit neuen Impulsen und Anregungen, auch für den Profi.

Weitere Bände in der Reihe: http://www.springer.com/series/4445

Mechthild Glunz
Cornelia Reuß
Eugen Schmitz
Hanne Stappert

Laryngektomie

Von der Stimmlosigkeit zur Stimme

3., vollständig überarbeitete Auflage

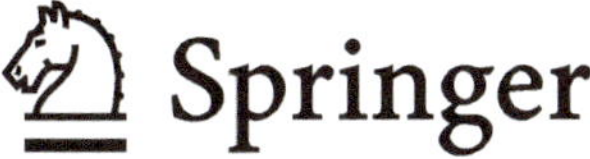

Mechthild Glunz
Köln, Deutschland

Cornelia Reuß
Hamburg, Deutschland

Eugen Schmitz
Köln, Deutschland

Hanne Stappert
Bergisch Gladbach, Deutschland

Zusatzmaterial zum Buch finden Sie auf http://extras.springer.com

Praxiswissen Logopädie
ISBN 978-3-662-57839-1 ISBN 978-3-662-57840-7 (eBook)
https://doi.org/10.1007/978-3-662-57840-7

Umschlaggestaltung: deblik Berlin

Springer ist ein Imprint der eingetragenen Gesellschaft Springer-Verlag GmbH, DE und ist ein Teil von Springer Nature
Die Anschrift der Gesellschaft ist: Heidelberger Platz 3, 14197 Berlin, Germany

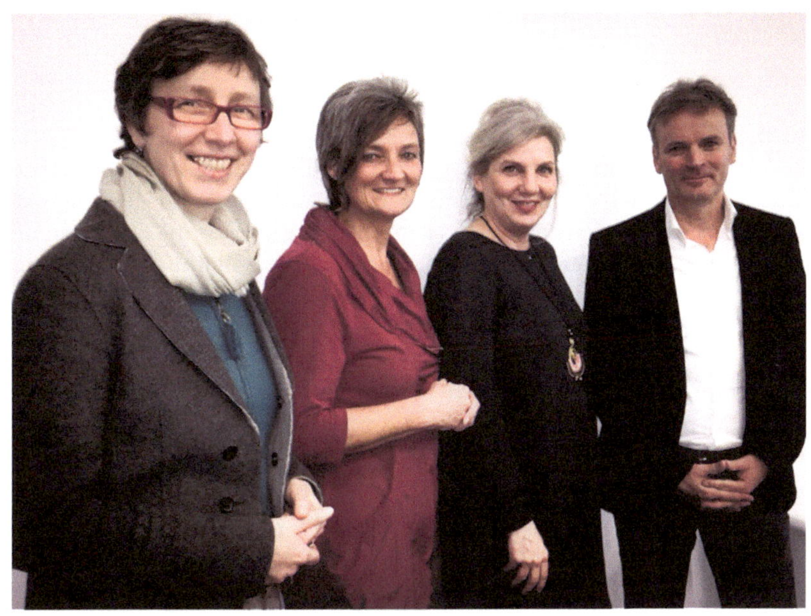

Das Autorenteam: Mechthild Glunz, Hanne Stappert, Nela Reuß, Eugen Schmitz

Geleitwort

Mit Freude habe ich mich dazu bereit erklärt, das Geleitwort zu diesem fantastischen Buch zu schreiben. Es wurde von vier engagierten Logopäden mit viel Erfahrung und Einfühlungsvermögen für die Probleme der Laryngektomierten geschrieben. Dieses Fachbuch kann dazu beitragen, dem Störungsbild Laryngektomie innerhalb der Logopädie und Sprachtherapie eine stärkere Gewichtung zu geben und Widerstände abzubauen. Ich hatte die Möglichkeit, mit einigen der Verfasser zusammen zu arbeiten und konnte sehr davon profitieren.

Das Buch umfasst zwei Teile: im ersten Teil geht es um die Patienten vor und nach der Operation. Beschrieben wird der tiefe Einschnitt in das Leben des Patienten, nachdem er erfährt, dass er Krebs hat und der Kehlkopf entfernt werden muss. Es wird deutlich, wie wichtig der Kontakt und Austausch zwischen dem Patienten, dem Arzt, den Pflegekräften und dem Logopäden ist, auch vor dem Hintergrund der interdisziplinären Betreuung. Durch die schwierige Lebenssituation des Patienten kann es zu Veränderungen der sozialen Rolle des Patienten, in der Paarbeziehung, in der Familie und mit Freunden kommen. Die Autoren betonen die Wichtigkeit dieser Menschen für den Patienten während des Rehabilitationsprozesses. Darüber hinaus können die Selbsthilfegruppe, Patientenbetreuer, Sozialarbeiter, Psychologen und Seelsorger den Patienten unterstützen, sich nach diesem einschneidenden Erlebnis wieder in der Gesellschaft zurechtzufinden.

Die veränderten physiologischen und anatomischen Funktionen nach einer Laryngektomie, die den Patienten noch lange in seiner physischen und psychischen Genesung beeinträchtigen können, werden ausführlich dargestellt. Ebenso wird auf die belastenden Behandlungen wie Bestrahlung und Chemotherapie eingegangen.

Insgesamt wird deutlich, dass es nach einer Laryngektomie um mehr geht als „nur" um den Verlust der Stimme. Der Therapeut erfährt viele Möglichkeiten der fachlichen Hilfestellung für diese Zeit.

Der zweite Teil des Buches befasst sich mit der stimmlichen Rehabilitation. Viele Patienten wünschen sich mehr Logopäden, die im Umgang und der Therapie mit dem Laryngektomierten versiert sind.

Die drei Ersatzstimmen sind beschrieben und es werden Hilfestellungen zur Anbahnung, Stabilisierung und dem Transfer der Stimmen gegeben, und das Für und Wider der jeweiligen Ersatzstimme wird diskutiert. Es wird genau darauf eingegangen, welche Parameter zur Verbesserung und Erhaltung der Stimme relevant sind. Der Therapeut findet hier eine Fülle von Hinweisen, worauf in den verschiedenen Phasen der Therapie zu achten ist, und welche Methoden und Interventionen sich anbieten.

Mit diesem Buch wurde eine Lücke in der Fachliteratur geschlossen. Ein Fachbuch für die Theorie und Praxis zur Rehabilitation laryngektomierter Menschen gab es bisher im deutschsprachigen Raum in dieser Form nicht. Es ist ein Gewinn für Ihre Praxis! Ich wünsche dem Buch viel Erfolg.

(Geleitwort übersetzt aus dem Niederländischen)

Marianne Kooijman
Ehemalige Präsidentin der CEL
(Confédération Européenne des Laryngectomisés)

Konzeptidee – statt eines neuen Vorwortes

> „Ich gehe zum Bäcker in der Bahnhofstraße, dort ist es immer besonders voll. Ich stelle mich in die Schlange. Ich bin dran. Das Mädchen sieht mich an. Ja, bitte, sagt sie. Ich schlucke Luft. Ich möchte gern ein Brot, sage ich, schlucke Luft, das da, Lüneburger. Es wird totenstill im Laden. Mein Herz klopft. Vier Mark zwanzig, sagt sie ganz normal und schiebt es mir über die Theke zu. Ich lege das Geld hin. Wiedersehen, sagt sie, und wirft es in die Kasse. Ich gehe mit dem Brot unter dem Arm nach Hause.
> Hier liegt ein Brot, sagt Astrid abends. Ja, sage ich und schlucke Luft, vom Bäcker. Sie kommt und nimmt mich in den Arm."
>
> Aus „Der Indiander" von Leonhard Lentz (1990, Klappentext)

Alltägliche Kommunikationssituationen stellen immer wieder eine Herausforderung für kehlkopflose Menschen dar. Mit der Entfernung des Kehlkopfes geht auch der Verlust der Selbstverständlichkeit einher, in jeder Situation verbal reagieren zu können. Die Wiedererlangung dieser Fähigkeit ist Hauptziel der logopädischen Therapie. Logopädisches Wirken erschöpft sich nicht in der bloßen Vermittlung neuer Stimmtechniken. Vielmehr muss auch die Gesamtsituation des Patienten miteinbezogen werden. Neben dem Stimmverlust spielen Themen wie Krebs- und Todesangst, Veränderung der Rollenverteilung in der Familie, berufliche Veränderungen und vieles andere mehr im Leben des Patienten eine große Rolle. Anliegen dieses Buches ist es, die Situation des Patienten in ihrer Gesamtheit und in ihrem möglichen zeitlichen Ablauf darzustellen. Erst vor diesem Hintergrund ist ein Verständnis für die persönliche Lage zu gewinnen, das die Konzeption der Therapie und insbesondere der Vermittlung der Stimmtechniken sinnhaft steuert.

Entsprechend dieser erweiterten Aufgabenbeschreibung der logopädischen Therapie ist das **Ziel dieses Lehrbuches**, einen Überblick über die für eine sinnvolle patientenorientierte Praxis relevanten Fakten zu geben. Um die Übersichtlichkeit zu sichern, gliedert sich das Buch in zwei Teile.

In **Teil I** werden an typischen Stationen eines chronologischen Ablaufs, den ein Patient im Rahmen seiner Erkrankung durchläuft, Diagnosestellung, stationärer Aufenthalt, die Operation, der Kontakt zu behandelnden Berufsgruppen etc. erläutert. Der „Zeitstrang" als ordnendes Element hat zudem den Vorteil, dass das Erleben der einzelnen Stationen innerhalb eines Krankheitsverlaufes für den Therapeuten nachvollziehbarer wird. Das Wissen hieraus sollte in eine effiziente Therapiegestaltung einfließen.

In einem eigenen Kapitel wird diese Effizienz seit der 2. Auflage unter der Berücksichtigung der ICF (International Classification of Functioning, Disability and Health) umgesetzt. Die Neuerung der 3. Auflage wird durch einen Beitrag zum Thema Clinical Reasoning und einem ärztlichen Beitrag zum Einsatz von Botulinumtoxin ergänzt.

Die logopädischen Inhalte einer Therapie finden sich in **Teil II**, wo der jeweilige Therapieaufbau der einzelnen Stimmtechniken beschrieben wird. Zur einfacheren Gestaltung des Therapieaufbaus werden im Anhang unterstützende Materialien wie Befundbögen, Wortlisten, Satz- und Textmaterial sowie Adressen angeboten.

Im deutschsprachigen Raum gibt es bisher nur wenig Fachliteratur zum Thema logopädische Therapie nach Laryngektomie. Wir hoffen, dass die umfassende Darstellung des Themas in die Unterrichtsinhalte und in die Ausgestaltung der Therapie mit kehlkopflosen Menschen einfließen wird. Über weitere Anregungen, Verbesserungsvorschläge, Berichte zur Praxistauglichkeit im therapeutischen Alltag freuen wir uns sehr.

An dieser Stelle möchten wir allen Kollegen und Kolleginnen danken, die sich mit dem Thema beschäftigen und mit uns in einem fruchtbaren Austausch stehen. Wir danken Monika M. Thiel, durch deren Initiative dieses Buch entstanden ist. Susanne Weber begleitete uns geduldig durch alle Phasen der Überarbeitung der 3. Auflage. Ebenso danken wir den Gastautoren, Imke Becker, Gisela Fiene, Dr. Astrid Marek, Arnold Meyer, Dr. Julie Cläre Nienstedt, Dr. Christina Pflug und den Patienten, durch die wir unsere Erfahrungen sammeln konnten. Des Weiteren gilt unser Dank Dr. Dieter Molitor, Thomas Müller, Prof. Dr. med. Serena Preyer, Anna Wagner für das Redigieren unseres Manuskriptes. Durch das Zusammenwirken verschiedener Disziplinen entwickelte sich ein Lehrbuch, das über die Grenzen der Logopädie hinauswirkt und den aktuellsten anzustrebenden Versorgungsstandard dieser Patientengruppe darstellt.

Die Autorinnen und der Autor

▪ Hinweis zur Lesbarkeit

Zugunsten einer besseren Lesbarkeit verzichten wir auf die konsequente Nennung beider Geschlechterformen. Auch wenn wir uns bewusst sind, dass in unserem Beruf mehr Therapeutinnen als Therapeuten tätig sind, haben wir uns auf Wunsch des Verlages auf die männliche Form geeinigt.

Inhaltsverzeichnis

Herausgeber- und Autorenverzeichnis

Über die Reihenherausgeberinnen

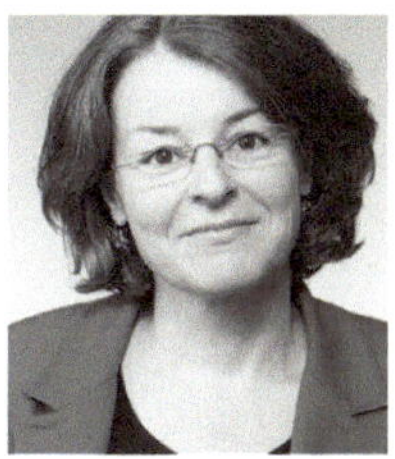

Monika Maria Thiel

Herausgeberin seit 2000, Gesamtkonzeption der Reihe „Praxiswissen Logopädie"

- Inhaberin von Creative Dialogue e.K., München (Konfliktmanagement, HR- und Kommunikationsberatung, Coaching, Training)
- Lehrbeauftragte für Wirtschaftsmediation der LMU München
- „Train-the-Trainer-Qualifizierung"
- Ausbildung in Collaborative Practice/Law
- Weiterbildung zur Wirtschaftsmediatorin
- Studium der Psycholinguistik, Arbeits- und Organisationspsychologie und Interkulturellen Kommunikation, LMU München
- Lehrlogopädin und Leitende Lehrlogopädin, Staatliche Berufsfachschule für Logopädie an der LMU, München
- Ausbildung in Systemischer Supervision/Praxisanleitung
- Logopädin (Klinik, Forschung, Lehre), Bremerhaven, Frankfurt am Main, New York
- Ausbildung zur Logopädin, Köln
- Studium der Theologie, Tübingen und Münster

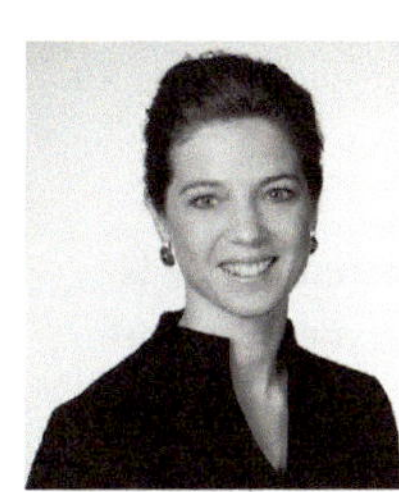

Mascha Wanke

Herausgeberin der Reihe „Praxiswissen Logopädie" seit 2015

- Leitung Mobiler Fachdienst an der Kinderklinik Hochried, Murnau am Staffelsee
- Referentin an der Fachhochschule Nordwestschweiz, im Bundesverband für Sprachtherapie e.V. und bei ProLog Wissen
- Wissenschaftliche Angestellte am Zentrum für Klinische Psychologie und Rehabilitation, Universität Bremen
- Lehrkraft für besondere Aufgaben an der Fakultät Rehabilitationswissenschaften, TU Dortmund
- Psycholinguistin bei der Nemek Stiftung
- Lehrbeauftragte am Institut für Psycholinguistik, LMU München
- Sprachtherapeutische Praxis in verschiedenen Einrichtungen
- Promotionsstudium am Institut für Psycholinguistik, LMU München
- Studium der Sonderpädagogik, TU Dortmund

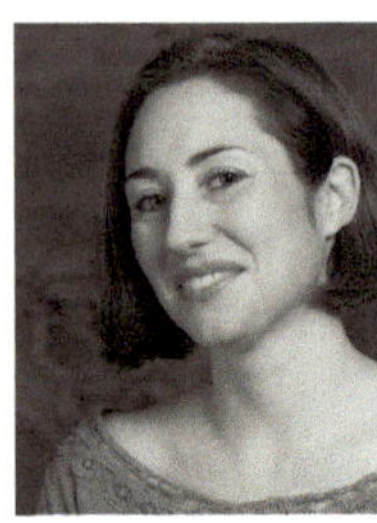

Susanne Weber

Herausgeberin der Reihe „Praxiswissen Logopädie" seit 2013

- Seit 2018 Logopädin am Universitätsklinikum Gießen und Marburg; Standort Gießen, Klinik für Neurologie
- Dozententätigkeit mit Schwerpunkt Diagnostik und Therapie neurogener Dysphagien
- 2015–2018 Logopädin am Gesundheitszentrum Wetterau, Friedberg (Hessen), Abteilungen Stroke Unit, Geriatrie sowie Kompetenzzentrum für Logopädie und Schluckstörungen
- 2014–2018 nebenberufliche Tätigkeit in einer logopädischen Praxis, Florstadt
- 2003–2012 Logopädin an der m&i Fachklinik Bad Heilbrunn, Abteilung für Neurologie
- 2003–2009 nebenberufliche Tätigkeit in einer logopädischen Praxis, München
- 2002–2003 Logopädin im Neurologischen Krankenhaus München
- Ausbildung zur Logopädin in München

Über die Autorinnen und den Autor

Mechthild Glunz

- 2018 Abschluss des Masterstudienganges Neurorehabilitation
- Vorsitzende des „Patienten im Wachoma e.V.
- Dozententätigkeit zum Thema Stimmtherapie nach Laryngektomie
- Tätigkeit als Lektorin über zehn Jahre in der Fachredaktion „Theorie und Praxis" der Zeitschrift „FORUM Logopädie" des Bundesverbandes für Logopädie
- Seit 1998 Tätigkeit als Logopädin in eigener Praxis
- Anschließend Tätigkeit in einer geriatrischen Rehabilitationsklinik
- Bis 1996 Tätigkeit beim Institut für Rehabilitation Laryngektomierter in Köln
- 1993 Examen an der Lehranstalt für Logopädie in Tübingen

Cornelia Reuß

- seit 2010 angestellte Tätigkeit in der Frühförderung
- seit 2004 Therapie mit Patienten tumorbedingter Stimm- und Funktionsstörungen
- Parallel dazu Dozententätigkeit zu den Arbeitsschwerpunkten: Stimmtherapie nach Laryngektomie, verbaler Entwicklungsdyspraxie, Sprachtherapie bei GB/CP
- 1995–2010 Lehrlogopädin an der LLA Bielefeld, Mitarbeiterin in einer logopädischen Praxis
- Zusatzausbildungen: Lehrlogopädin dbl/Onkologischer Helfer
- 1988–1994 Lehrlogopädin/LLA Hamburg
- Bis 1988 Tätigkeit in logopädischer Ambulanz AWO
- 1984 Examen an der Lehranstalt für Logopädie in Hamburg

Eugen Schmitz

- Dozenten- und Lehrtätigkeit zum Thema Stimmtherapie nach Laryngektomie
- Medizinprodukteberater
- Seit 1998 Tätigkeit als Logopäde in eigener Praxis
- Seit 1992 Mitarbeit im ITF (Institut zur Rehabilitation tumorbedingter Stimm- und Funktionsstörungen (früher IRL)) in Köln
- 1992 Examen an der Lehranstalt für Logopädie in Köln

Hanne Stappert

- seit 2014 Tätigkeit in einer geriatrischen Rehabilitationsklinik
- 2013 Zusatzqualifikation Fachtherapeut Neurologie (DA)
- Seit 1999 Tätigkeit in eigener logopädischer Praxis
- Parallel dazu Dozententätigkeit zum Thema Stimmtherapie nach Laryngektomie
- 1993–2002 Lektorin in der Fachredaktion „Theorie und Praxis" der Zeitschrift „FORUM Logopädie" des Bundesverbandes für Logopädie
- 1985–1992 Tätigkeit an der HNO-Universitätsklinik Köln
- 1985 Examen an der Lehranstalt für Logopädie in Aachen

Abkürzungen

A	Ausatmen
A.	Arteria
AHB	Anschlussheilbehandlung
AlAnon	Anonyme Alkoholiker
CT	Computertomografie
E	Einatmen
HME	Humid Moisture Exchanger
ICF	International Classification of Functioning, Disability and Health
LHP	Lufthaltepause
M.	Musculus
MRT	Magnet-Resonanz-Tomografie
N.	Nervus
Ölab	Ösophagusluftabgabe
Ölau	Ösophagusluftaufnahme
PE-Segment	pharyngoesophageal-Segment
V.	Vena

Prä- und postoperative Phasen bei an Kehlkopfkrebs erkrankten Menschen

Inhaltsverzeichnis

Präoperative Phase

Mechthild Glunz und Eugen Schmitz

M. Glunz et al., *Laryngektomie*, Praxiswissen Logopädie,
https://doi.org/10.1007/978-3-662-57840-7_1

1

1.1 Anatomie des Kehlkopfes

Im Laufe der Evolution des Menschen kommt der Entwicklung des Kehlkopfes eine besondere Bedeutung zu. Seine Fähigkeiten ermöglichen die menschliche Kommunikation auf Basis des stimmlichen Ausdrucks. Die Kenntnis der Anatomie des Kehlkopfes (Larynx) und seiner Funktionen ist grundlegend für das Verständnis der Situation eines Menschen nach einer Kehlkopfentfernung (Laryngektomie).

Der Larynx liegt vor der Halswirbelsäule. Er ist von dieser nur durch eine dünne Muskelhaut (prävertebrale Faszie), den Schlund (Ösophagussphinkter) getrennt. Das Kehlkopfgerüst besteht aus den hyalinen Schild-, Ring- und Stellknorpeln (Thyreoid, Cricoid, Arytaenoid) sowie dem wichtigen fibroelastischen Knorpel des Kehldeckels (Epiglottis) und den akzessorischen Santorini- und Wrisbergknorpeln. Muskeln, Bänder und Membranen zwischen den Knorpeln gewährleisten das funktionell wichtige Bewegungsspiel der Kehlkopfteile untereinander. ◘ Abb. 1.1 verdeutlicht die Lage der einzelnen Bestandteile.

Zur räumlichen Orientierung des Kehlkopfinneren wird er in drei Ebenen unterteilt:

- **Supraglottis:** Kehlkopfeingang einschließlich der Taschenfalten bis zum Sinus Morgagni,
- **Glottis:** Stimmlippenoberfläche bis 1 cm nach unten (caudal),
- **Subglottis:** 1 cm unterhalb der Stimmlippen bis Unterkante des Cricoids.

Wichtigste Struktur für die Phonation sind die Stimmlippen. Sie bestehen aus Stimmband (Ligamentum vocale), Stimmlippenmuskel (Musculus vocalis), Reinkeschem Raum und der darüber verschiebbaren Schleimhaut (verhornendes Plattenepithel).

1.1.1 Kehlkopfmuskulatur

Die Kehlkopfmuskulatur setzt sich zusammen aus einem äußeren Muskel und inneren Muskeln. Sie öffnen, schließen und spannen die Stimmlippen.

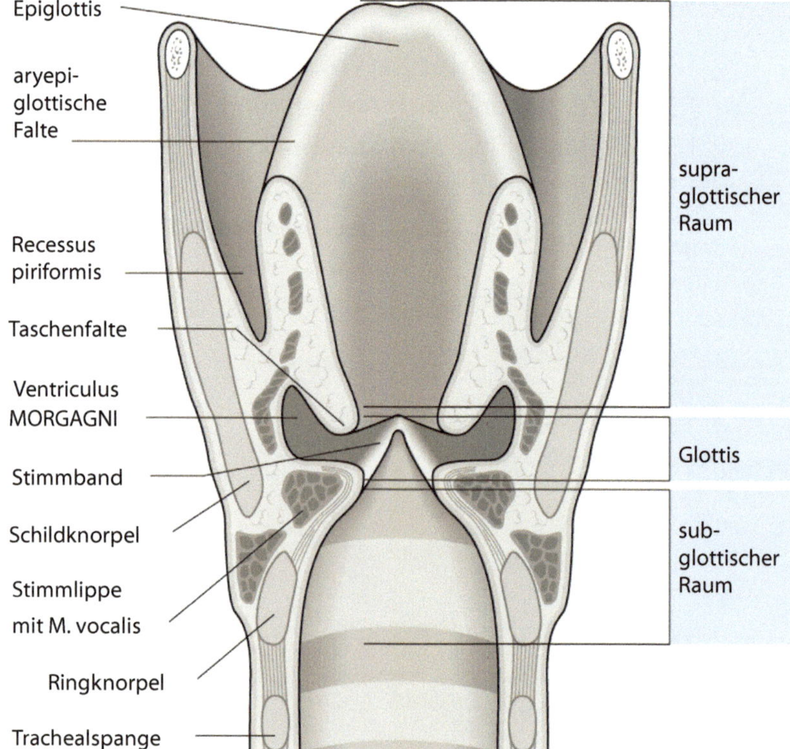

◘ **Abb. 1.1** Kehlkopfinneres von hinten. (Aus Boenninghaus und Lenarz 2000. Mit freundlicher Genehmigung)

- **Glottisöffnung:**
  - Musculus cricoarytaenoideus posterior (Musculus posticus).
- **Glottisschluss:**
  - Musculus cricoarytaenoideus lateralis,
  - Musculus interarytaenoideus (Musculus transversus),
  - Musculus thyreoarytaenoideus (Pars lateralis).
- **Stimmlippenspannung:**
  - Musculus cricothyreoideus (äußerer Kehlkopfmuskel),
  - Musculus vocalis.

1.1.2 Kehlkopfinnervation

Die nervale Steuerung des Kehlkopfes erfolgt durch den X. Hirnnerven (Nervus vagus). Dieser unterteilt sich in N. laryngeus superior und N. laryngeus inferior (N. recurrens). Der N. laryngeus superior versorgt mit einem äußeren Ast motorisch den M. cricothyreoideus und mit einem inneren Ast sensibel die Kehlkopfschleimhaut bis zu den Stimmlippen. Der N. laryngeus inferior versorgt motorisch die innere Kehlkopfmuskulatur sowie sensibel die Schleimhaut der subglottischen Region (◘ Abb. 1.2).

1.1.3 Blut- und Lymphgefäßversorgung

Die supraglottische Blutzufuhr wird durch die Arteria laryngea superior, die subglottische Blutversorgung durch die A. laryngea inferior gewährleistet. Der venöse Abfluss erfolgt über die Vena jugularis interna und über die V. thyreoidea inferior (◘ Abb. 1.2).

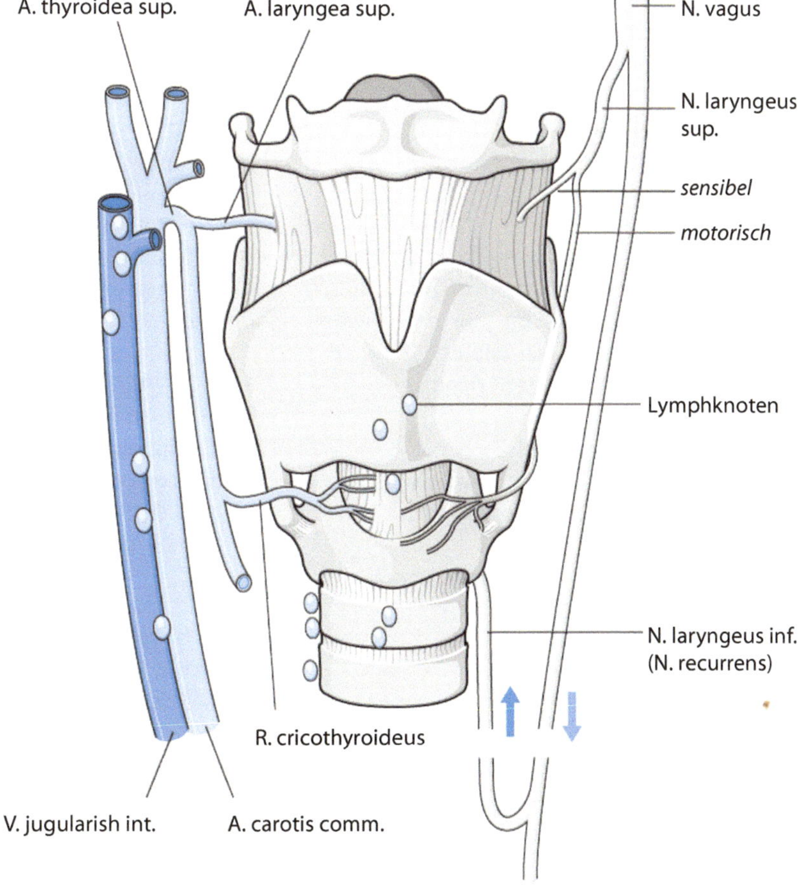

◘ **Abb. 1.2** Übersicht über die nervale, arterielle und lymphatische Versorgung des Kehlkopfes. (Aus Boenninghaus und Lenarz 2000. Mit freundlicher Genehmigung)

Die Stimmlippen besitzen keine Lymphkapillaren. Der Lymphabfluss des supraglottischen Raumes in die tiefen Halslymphknoten erfolgt über Nodi lymphatici cervicales profundi. Die prä- und paratrachealen Lymphknoten sorgen für den Abfluss aus dem subglottischen Raum.

Die Ausdehnung der Lymphgefäße innerhalb des Kehlkopfes lässt je nach Lokalisation eines Tumors Aussagen über die Prognose zu. So ist z. B. eine Tumorerkrankung auf den Stimmlippen unter anderem deswegen prognostisch günstig, da die Stimmlippen keine Lymphkapillaren besitzen. Dies erschwert den Transport von Tumorzellen und damit eine mögliche Metastasierung.

Fazit

Die anatomischen Strukturen des Kehlkopfes

Kehlkopfgerüst
- Schildknorpel (Thyreoid),
- Ringknorpel (Cricoid),
- zwei Stellknorpel (Arytaenoid),
- Kehldeckel (Epiglottis),
- Santorini- und Wrisbergknorpel.

Kehlkopfebenen
- Supraglottis: Kehlkopfeingang bis einschließlich zum Sinus Morgagni,
- Glottis: Stimmlippen bis 1 cm caudalwärts,
- Subglottis: 1 cm unterhalb der Stimmlippen bis Unterkante des Cricoids.

Aufbau der Stimmlippen
- Stimmband (Ligamentum vocale),
- Stimmlippenmuskel (M. vocalis),
- Reinke-Raum,
- darüber verschiebbare Schleimhaut.

Kehlkopfmuskeln
- Glottisöffnung:
  - M. cricoarytaenoideus posterior.
- Glottisschluss:
  - M. cricoarytaenoideus lateralis,
  - M. interarytaenoideus (M. transversus),
  - M. thyreoarytaenoideus (Pars lateralis).

Kehlkopfmuskeln
- Stimmlippenspannung:
  - M. cricothyreoideus (äußerer Kehlkopfmuskel),
  - M. vocalis.

Nervenversorgung
- N. vagus,
- N. laryngeus superior,
- N. laryngeus inferior (N. recurrens).

Blutversorgung
- Blutzufuhr:
  - A. laryngea superior,
  - A. laryngea inferior,
- Venöser Abfluss:
  - V. jugularis interna,
  - V. thyreoidea inferior.

Lymphabfluss
- Nodi lymphatici cervicales profundi,
- Prä- und paratracheale Lymphknoten.

1.2 Funktionen des Kehlkopfes

Mit dem Wissen um Aufbau und Struktur des Kehlkopfes sind seine verschiedenen Funktionen leicht nachzuvollziehen. Um die Funktionsveränderungen nach einer Kehlkopfenternung besser verstehen zu können, ist die Kenntnis der gesunden Physiologie notwendig.

Atmung

Um die Atmung zu gewährleisten, werden die Stimmlippen bei der Inspiration maximal nach lateral gestellt. Der Atemreflex ist abhängig von der Sauerstoff- und Kohlendioxidkonzentration und dem Säure-Basen-Haushalt des Blutes.

Schutz der unteren Atemwege beim Schlucken

Beim Schlucken muss ein reflektorischer Verschluss der unteren Atemwege erfolgen, damit Nahrung, Flüssigkeiten, Speichel und Sekret ausschließlich in die Speiseröhre gelangen.

Nach Auslösung des Schluckreflexes in der pharyngealen Phase des Schluckens erfolgt daher eine Anhebung und Vorwärtsbewegung des Zungenbeins und den durch Muskeln damit verbundenen Kehlkopf. Diese Bewegung (superior-anteriore hyolaryngeale Exkursion) ist wichtig für die Öffnung des oberen Ösophagussphinkters und die Epiglottiskippung; beides zusammen stellt einen Schutzmechanismus dar, da durch diesen Vorgang der Kehlkopf aus der Bolusschneise gezogen wird. Der reflektorische Verschluss des Kehlkopfes erfolgt auf drei Ebenen: durch Annäherung und Vorwärtskippung der Aryknorpel, durch die Epiglottissenkung und durch den Verschluss der Stimmlippen. Bei Übertritt von Nahrungsbestandteilen in den Larynx und/oder in die tieferen Atemwege kommt es zu einem reflektorischen Hustenstoß.

▪ Thoraxstabilisierung

Durch die geschlossene Glottis wird das Atemsystem abgedichtet und der intraabdominale sowie -thorakale Druck erhöht. Dies ermöglicht Husten, Erbrechen, Stuhlgang und Pressen bei der Geburt etc.

▪ Stimmgebung (Phonation)

Gemäß der myoelastisch-aerodynamischen Theorie werden die Stimmlippen über das Zentralnervensystem eingestellt und durch den subglottischen Anblasedruck in Schwingung gehalten (Relaxationsschwingung). Subglottischer Druck, Strömungsgeschwindigkeit und Glottiswiderstand sind die entscheidenden Parameter für die primäre Stimmbildung (Bernoulli-Gesetz; Hammer und Teufel-Dietrich 2017).

Fazit

Die Funktionen des Kehlkopfes sind:

- Atmung,
- Schutz der unteren Atemwege beim Schlucken,
- Thoraxstabilisierung,
- Phonation.

1.3 Ätiologie maligner Kehlkopftumoren

Die Ursachen einer Kehlkopfkrebserkrankung gestalten sich unterschiedlich. Die Hauptursache der Erkrankungen liegt hauptsächlich in der bösartigen Veränderung des Plattenepithels. Mögliche Gründe hierfür werden im Folgenden dargestellt.

1.3.1 Pathogenetische Faktoren

In Deutschland sind 72.000 Todesfälle auf das Rauchen zurückzuführen (RKI 2017). Die Beziehung zwischen Rauchen und Lungenkrebs ist besonders auffallend. Im klinischen Alltag zeigt sich, dass erkrankte Patienten in aller Regel Raucher sind. Noxen sind krankheitserregende Stoffe des Tabakrauches.

Dieser Stoff ist nur einer unter mehreren 1000 Inhaltsstoffen des Tabakrauches. Die wichtigsten bisher nachgewiesenen oder stark verdächtigen krebserzeugenden Substanzen im Tabak sind die Nitrosamine sowie einige Metalle oder Metallsalze (z. B. Nickel, Cadmium). Durch die chronische Reizung der Kehlkopfschleimhaut und die Infiltration der in der Zigarette enthaltenen Teerprodukte in die Keimschicht des Stimmlippenepithels kann über viele Jahre hinweg ein Larynxkarzinom entstehen.

Die Auswirkungen der in den letzten Jahren vermehrt genutzten E-Zigaretten werden zunehmend wissenschaftlich untersucht. Es gibt Untersuchungen zu ihrem Einsatz zur Nikotinentwöhnung bei starken Rauchern (Lucchiari et al. 2016). Gleichzeitig sind die primär schädlichen Folgen der E-Zigaretten noch nicht exakt zu überblicken. So warnt das Deutsche Krebsforschungszentrum (dkfz) in seiner „Stellungnahme zur kontroversen Diskussion um E-Zigaretten“ (2014) vor ihrem Gebrauch.

▪ Alkohol

Jährlich sterben in Deutschland 13.000 Menschen an durch Alkohol verursachten Krebserkrankungen (RKI 2016). Alkohol greift die Schleimhaut an und erhöht somit das Risiko, an einem Larynxkarzinom zu erkranken (Deutsche Gesellschaft für Ernährung 2009). Die Schleimhäute werden anfälliger für die Noxen des Tabakrauches. Dies verstärkt vermutlich die karzinogene Wirkung des Rauchens. Die Qualität („billiger Fusel") und die Trinkmenge verstärken diesen Effekt zusätzlich. Abgesehen von den spezifischen lokalen Wirkungen ist allgemein bekannt, dass Alkoholabusus (-missbrauch) die Immunabwehr des Körpers herabsetzt.

Noxeninhalation

Immer wieder wird bei der Entstehung maligner (bösartiger) Tumoren auch die Inhalation berufsbedingter Schadstoffe (Schwermetallstäube) diskutiert. Neben Chrom, Nickel, Uran und Asbest zählen u. a. Lösungsmittel, Lacke, Farben zu möglichen Verursachungskomponenten. Daraus resultiert eine Vielzahl an Berufsgruppen, denen ein grundsätzlich höheres Risiko an Kehlkopfkrebs zu erkranken, anhaftet. Vieles weist darauf hin, dass eine Kombination von Tabak- und Alkoholabusus mit jahrelanger beruflich bedingter Staub- und Hitzeeinwirkung zu einem erhöhten Risiko, an Kehlkopfkrebs zu erkranken, führt. Eine Auflistung der Gefahrenstoffe und der daraus resultierenden Krebserkrankungen findet sich bei der Deutschen Gesetzlichen Unfallversicherung (2012).

Infekte

Infekte der laryngealen Schleimhaut können einen monate- oder jahrelangen Verlauf nehmen. Als ätiologische Faktoren für Veränderungen innerhalb des Kehlkopfes kommen z. B. in Frage:

- Arbeiten in staubreicher Umgebung oder bei ungünstigen Witterungsverhältnissen,
- Laryngitis bei mangelnder Stimmschonung,
- behinderte Nasenatmung mit ständiger Mundatmung,
- mangelnde Mundhygiene,
- weitergeleitete Entzündungen der Schleimhäute der Atemwege mit chronischer Rhinitis, Sinusitis, Adenoiditis oder Bronchitis,
- lang andauernde Dysphonie oder,
- Refluxproblematik.

Als Gewebeveränderung mit Krebsrisiko (Präkanzerose) werden die chronischen Laryngitiden, Pachydermien, Leukoplakien und Papillome des Erwachsenen eingestuft (Lenarz und Boenninghaus 2012; Biesalski und Frank 1994).

HPV-Infektion

Seit einigen Jahren ist die Infektion mit humanen Papillomaviren (HPV) als möglicher Verursachungsfaktor für die Entstehung von Kopf-Hals-Tumoren bekannt. Trotz der Schwere der Erkrankung ist die Prognose für den Krankheitsverlauf im Vergleich zu den im Vordergrund stehenden pathogenetischen Faktoren als günstiger einzuschätzen (Diekmeyer 2016).

Ernährung

Die Bedeutung einer mangelhaften Ernährung bei der Krebsentstehung wird seit Jahren in der Medizin, in Fachkreisen (Ökotrophologen) und auch in den Medien heftig diskutiert. Laut Weltgesundheitsorganisation gehen jährlich 30 % der Krebserkrankungen in den westlichen Ländern auf ungünstige Ernährungs- und Bewegungsgewohnheiten zurück (dkfz 2017). Wissenschaftler des Deutschen Institutes für Ernährungsforschung (DIfE) und des World Cancer Research Fund (WCRF) forschten auf diesem Gebiet und leiteten aus dem aktuellen Forschungsstand konkrete Hinweise zur Auswahl von Lebensmitteln sowie grundsätzlichen Aspekten des Lebensstils wie Körpergewicht, körperliche Aktivitäten und Tabakkonsum ab. Eine Beziehung zwischen hohem Fettverzehr und der Bildung von z. B. Dickdarm-, Brust- und Prostatakarzinomen kann als sicher angenommen werden. Stark gesalzene oder gepökelte Speisen tragen dagegen zur Entstehung von Magenkrebs bei. Verschiedenen Vitaminen werden Schutzwirkungen bei der Entstehung von Krebs zugesprochen. Auch Beta-Karotin und Retinol scheinen das Krebsrisiko zu verringern.

Man kann davon ausgehen, dass durch die Kombination von Alkoholabusus und Fehlernährung dem Körper Vitamine entzogen oder nicht ausreichend zugeführt werden sowie die Entstehung von Nitrosaminen angekurbelt wird **(▶ Abschn. 3.7.6)****.**

1.3.2 Demografische und soziologische Daten

Häufigkeit, Geschlechts- und Altersverteilung der an Kehlkopftumor Erkrankten

Bei dem Versuch feste statistische Größen anzugeben in Bezug auf Häufigkeit, Geschlechts- und Altersverteilung bei Kehlkopftumoren stößt man auf die Schwierigkeit, verbindliche Angaben zu finden. Im Zentrum für Krebsregisterdaten im Robert-Koch-Institut werden die epidemiologischen Daten der Landeskrebsregister zusammengefasst und ausgewertet. Daher beziehen sich die folgenden Angaben auf Zahlen des Robert-Koch-Institutes. Nach Daten, die das Robert-Koch-Institut in einer gemeinsamen Berichterstattung mit dem Bund veröffentlicht, kommt es jährlich zu ca. 3000 Neuerkrankungen bei Männern und zu ca. 500 bei Frauen (RKI 2016).

Die Diagnose Kehlkopfkrebs geht nicht zwingend mit einer Kehlkopftotalentfernung einher.

Bezüglich der Altersverteilung decken sich in der Literatur die Zahlen. Eine Häufung der Neuerkrankungen bei Frauen findet sich im Alter von 55–59 Jahren, wohingegen sie sich bei Männern im Altern von 65–69 Jahren zeigt. (RKI 2012).

Je nach Erkrankungsalter ergeben sich auch für die Rehabilitation unterschiedliche Schwerpunkte.

Soziologische Angaben

Erfahrungen aus der Praxis zeigen eine Häufung an Kehlkopftumorerkrankungen in der Arbeiterschicht. Gründe können die exogenen Giftstoffe am Arbeitsplatz in einer möglichen Kombination mit Nikotin- und Alkoholkonsum sowie mit einer schlechten Ernährung sein. Hinzu kommen eine mangelnde Körperwahrnehmung und Verdrängung der ersten Krankheitszeichen. So wird z. B. Heiserkeit über Monate, teilweise Jahre nicht zum Anlass genommen, zum Arzt zu gehen. Akademische Berufsgruppen wie z. B. Anwälte, Architekten, Manager sind durchaus auch betroffen, aber in einer bedeutend geringeren Zahl.

Fazit

Die **pathogenetischen Faktoren** für Kehlkopfkrebs:
- Tabakkonsum,
- übermäßiger Alkoholkonsum,
- Noxen,
- chronische Infekte,
- HPV-Infektionen und
- mangelhafte Ernährung.

Demografische/soziologische Daten:
- jährlich ca. 3500 Neuerkrankungen,
- sinkendes Durchschnittsalter und
- Häufung in niedrigeren sozioökonomischen Schichten.

1.4 Symptomatik und ärztliche Diagnostik des Larynxkarzinoms

Die individuellen Erkrankungsverläufe von an Kehlkopfkrebs erkrankten Menschen können mit jeweils verschiedenen Symptomen einhergehen. Diese hängen neben der Lokalisation des Tumors auch von der Wahrnehmungsbereitschaft bzw. -fähigkeit der Patienten ab. Eine differenzierte Diagnostik ist Voraussetzung für die gezielte Therapie.

1

1.4.1 Symptome

Um die unterschiedlichen Krankheitsverläufe der Patienten besser nachvollziehen zu können, ist es hilfreich, sich die Verschiedenartigkeit der Persönlichkeiten zu verdeutlichen.

Prämorbid körperbewusste Menschen bemerken Symptome zu einem frühen Zeitpunkt, sodass eine frühzeitige Diagnose gestellt werden kann. Bei einer weiteren Gruppe der Patienten ergibt sich die Diagnose des Kehlkopfkarzinoms als Zufallsbefund. Ursprünglich suchen diese Personen den HNO-Arzt wegen anderer Beschwerden im HNO-Bereich auf, die nicht im Zusammenhang mit einer Erkrankung des Kehlkopfes stehen. Eine Diagnosefindung zu einem späten Zeitpunkt kann häufig bei Menschen mit subglottischem Karzinom oder einem hohen Verdrängungsmechanismus auftreten. Trotz eindeutiger Anzeichen einer ernst zu nehmenden Erkrankung sucht diese Klientel den HNO-Arzt erst mit heftigen Beschwerden auf.

Je nach Lokalisation eines Karzinoms bemerken die Patienten unterschiedlichste Symptome.

Die ersten vom Patienten wahrzunehmenden Frühsymptome des glottischen Larynxkarzinoms können eine brüchige, zeitweise raue Stimme, Umschlagen der Stimme sowie Räusperzwang, ebenso Trockenheit im Hals sein. Je nach Vorerkrankung des Patienten (z. B. in Form einer chronischen Laryngitis) können die oben genannten Symptome bereits über Monate bis Jahre bestehen bis ein Kehlkopfkrebs nachweisbar ist.

Ein Larynxkarzinom kündigt sich häufig durch Heiserkeit an. Sie gilt als Hauptsymptom der Stimmlippenkarzinome, wobei im Frühstadium der Erkrankung die Veränderungen der Stimme inkonstant sind und daher oft vom Patienten nicht genügend beachtet werden.

Die Symptomatik umfasst neben den auditiven Anzeichen ebenso körperlich wahrzunehmende Symptome für den Patienten wie Schluckstörungen, Globusgefühl, Kratzen im Hals sowie Schmerzen, die in Richtung Ohr ausstrahlen, zunehmende Atemnot oder Gewichtsabnahme. Sowohl kleine Karzinome als auch fortgeschrittene Tumoren weisen durch tastbare Knoten am Hals auf Metastasen hin.

Je nach Lokalisation des Karzinoms kann ausschließlich eine Schluckstörung (Dysphagie) im Vordergrund stehen, wobei die Patienten z. B. über Probleme beim Schlucken von Speichel klagen.

Das Gefühl, Nahrungsreste blieben beim Schlucken stecken, von Schmerzen beim Schlucken bis hin zum Verschlucken (Aspiration), ausstrahlender Schmerz zum Ohr sowie Stimmlippenstillstand sind dringende Anzeichen für ein Hypopharynxkarzinom.

Oft bestehen die aufgeführten Symptome bei den Patienten bereits seit mehreren Wochen bis hin zu Monaten, bevor sie einen Haus- oder HNO-Arzt aufsuchen. Der Grund dafür liegt darin, dass die ersten Symptome grippeähnlich unspezifisch sind, sodass Patient und Hausarzt zunächst einen Infekt vermuten. Die Verschleppungszeit wird daher zum Teil auch durch Ärzte verursacht (Hagen 1988).

Eine Frühdiagnose ist erst dann möglich, wenn Symptome, die länger als 3 Wochen andauern, den Patienten zum Facharzt führen. Wird die Gewebeveränderung mit Krebsrisiko (Präkanzerose) oder das Karzinom sofort erkannt, kann von einer besseren Prognose ausgegangen werden.

Werden die Symptome des Patienten vom Arzt richtig interpretiert und demzufolge eine umfassende Diagnostik eingeleitet, verläuft der Weg des Patienten in der Regel über den Haus- oder HNO-Arzt, der an eine entsprechende Klinik weiter verweist.

1.4.2 Medizinische Untersuchungsmethoden bei Verdacht auf Kehlkopfkarzinom

Eingehende und sorgfältige diagnostische Untersuchungen sind bei einem Verdacht auf eine bösartige Geschwulst (Malignom) am

Kehlkopf dringend notwendig. Sie geben Informationen über:

- Art, Sitz und Ausmaß pathologischer Veränderungen inner- und außerhalb des Kehlkopfes und
- Störungen der Kehlkopffunktion.

Im Folgenden wird das diagnostische Prozedere vorgestellt:

Neben den speziellen laryngologischen Untersuchungsmethoden des Hals-Nasen-Ohren-Arztes erfolgt zunächst die Aufnahme eines kompletten HNO-Status. Dieser beinhaltet neben der Anamnese die folgenden Organsysteme:

- Ohr (einschließlich Hörtest),
- Nase/Nasenrachen,
- Mundhöhle und Rachenraum,
- unterer Oropharynx, Hypopharynx und Larynxregion sowie,
- Halsregion und Halsweichteile.

Die Deutsche Gesellschaft für Hals-Nasen-Ohren-Heilkunde, Kopf- und Halschirurgie hat im September 2016 eine Leitlinie zum Larynxkarzinom bei der Arbeitsgemeinschaft der Wissenschaftlichen Medizinischen Fachgesellschaften (AWMF) angemeldet. „Mithilfe der Leitlinie sollen evidenzbasiert insbesondere Therapieverfahren mit dem primären Ziel des Organerhalts empfohlen werden, aber auch deren Grenzen aufgezeigt werden. Daneben sollen Therapieempfehlungen zur Behandlung der Lymphabflusswege gegeben werden. Ferner werden Konzepte der palliativen Behandlung erarbeitet." (AWMF 2016).

> **Eine verminderte Hörfähigkeit kann sich für die logopädische Therapie als hinderlich herausstellen. Daher sollte der Hörbefund von Logopäden unbedingt beachtet werden.**

Spezielle laryngologische Untersuchungsmethoden

Inspektion und Palpation

Die äußere Betrachtung des Larynx (visuell und palpatorisch) gehört zur ärztlichen Grunddiagnostik. Sie gibt Informationen über Prozesse, die sich auf das gesamte Kehlkopfgerüst ausgebreitet haben und durch Verdickungen am Hals sichtbar werden. Die Beweglichkeit (Motilität) des Kehlkopfes beim Schlucken (Kehlkopfelevation) wird von außen inspiziert, da normalerweise der Larynx mit der Schilddrüse unter der Haut aufwärts steigt (Inspektion). Die Tastuntersuchung (Palpation) der Halsweichteile umfasst die Suche nach tastbaren Lymphknotenmetastasen (Sitz, Ausdehnung und Verschieblichkeit) sowie nach einem eventuellen Tumordurchbruch.

Laryngoskopie

Die Betrachtung des Kehlkopfinneren kann durch die indirekte und direkte Laryngoskopie erfolgen.

Indirekte Laryngoskopie

Eine Ansicht des Larynx kann mit Hilfe eines angewärmten Kehlkopfspiegels oder unter Verwendung optischer Systeme (z. B. Lupenendoskop mit 90° Winkeloptik oder flexiblem Endoskop) durch den Arzt durchgeführt werden. Aufgrund der medizintechnischen Entwicklung wurde der Kehlkopfspiegel nahezu komplett durch fiberendoskopische Systeme (70–90° Optiken oder flexibles Endoskop) bzw. flexible Chip-on-the-tip (Tip-chip) Endoskope abgelöst.

Diese Untersuchung wird historisch als indirekt bezeichnet, da mit dem Spiegel die Sicht auf den Kehlkopf nur über einen Winkel mit Hilfe einer Spiegelung möglich war. Streng genommen ist die endoskopische Untersuchung direkt. Vorne und hinten gelegene Kehlkopfstrukturen bzw. die Seiten werden korrekt abgebildet.

Die Laryngoskopie ermöglicht dem Arzt einen Überblick über folgende Strukturen:

- Epiglottis,
- aryepiglottische Falten,
- Aryknorpel,
- Taschenfalten,
- Stimmlippen (je nach Funktion in Respirations- oder Phonationsstellung) sowie,
- Vorderwand der Trachea einschließlich oberer Trachealknorpel.

1

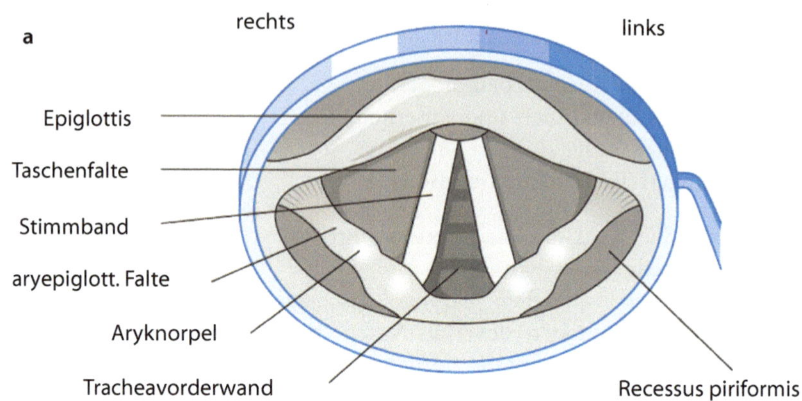

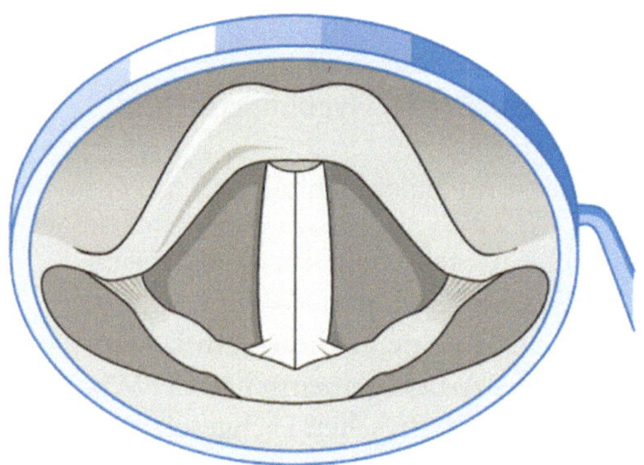

Abb. 1.3 Kehlkopfspiegelbilder. **a** Respirationsstellung, **b** Phonationsstellung. (Aus Boenninghaus und Lenarz 2000. Mit freundlicher Genehmigung)

Zusätzlich können
- der linguale Anteil der Epiglottis und
- die Valleculae (Oropharynx) sowie,
- die Sinus piriformes (Hypopharynx).

eingesehen werden. Morphologische Gegebenheiten wie Farbe, Form und Oberflächenstruktur des Kehlkopfes sind feststellbar. Während der Phonation ist eine Beurteilung der Funktion durch die Analyse von
- Stimmlippenmotilität,
- Aryknorpelstellung und -beweglichkeit sowie,
- Entfaltung der Recessus piriformes beim Valsalva-Manöver möglich.

Mit Hilfe der indirekten Laryngoskopie können Aussagen über den Tumorsitz und dessen Ausdehnung getroffen werden.

Abb. 1.3a und b zeigen Kehlkopfspiegelbilder in Respirations- und Phonationsstellung der Stimmlippen.

Stroboskopie

Eine besondere diagnostische Bedeutung hat die indirekte Laryngoskopie mit Hilfe stroboskopischer Lichtblitze. Diese Untersuchung stellt die schnellen Schwingungsabläufe auf Glottisebene durch Ausnutzung eines optischen Effektes dar. Während der Laryngoskopie erfolgt eine Beleuchtung der Stimmlippen durch Lichtblitze, die der Schwingungsfrequenz der Stimmlippen entsprechen kann (stehendes Bild) oder zeitlich differiert (bewegtes Bild). So kann die Feinmotorik der Stimmlippen beurteilt werden, nämlich die Verschiebung des Epithels auf dem M. vocalis. Bei einer Infiltration des M. vocalis durch Tumorwachstum ist die Randkantenverschiebung der Stimmlippen

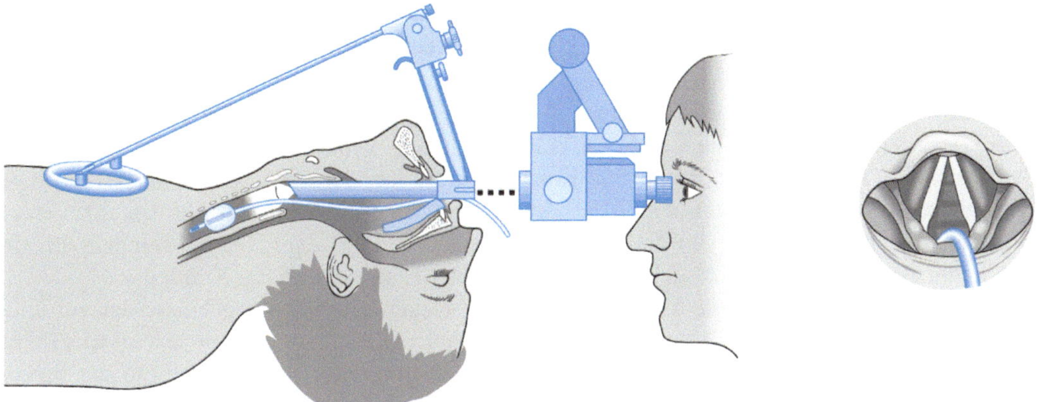

■ **Abb. 1.4** Direkte Laryngoskopie zur Mikrochirurgie des Kehlkopfes. (Aus Boenninghaus und Lenarz 2000. Mit freundlicher Genehmigung)

reduziert oder aufgehoben. Daher wird empfohlen, dass Risikopatienten mit chronischer Laryngitis in systematische Vorsorgeuntersuchungen einbezogen werden sollten, die auch regelmäßige stroboskopische Kontrollen gewährleisten. Auf diese Weise könnten maligne Gewebeumwandlungen frühzeitig erkannt werden (Schneider-Stickler und Bigenzahn 2013).

Direkte Laryngoskopie

Die Untersuchung des Larynx und Hypopharynx erfolgt bei dieser Untersuchungsmethode (■ Abb. 1.4) über ein auf der Brust des Patienten abgestütztes und über den Mund vorgeschobenes Metallrohr unter Vollnarkose (Stützlaryngoskopie). Dieses Verfahren wirdsowohl zur Sicherung der Diagnose als auch therapeutisch zur Entfernung von Raumforderungen (Tumorwachstum) eingesetzt.

Die Methode ermöglicht direkten Einblick in die laryngealen Strukturen, wobei die zusätzliche Verwendung des Operationsmikroskops mit 6- bis 40-facher Vergrößerung die Diagnostik und Therapie von Kehlkopfveränderungen verbessert. Diese Mikrolaryngoskopie bietet dem Operateur eine stereoskopische Sicht. Dem Arzt stellt sich das gesamte Kehlkopfinnere, die obere Trachea und der Hypopharynx einschließlich aller „toter" Winkel dar. Eine Beurteilung der Tumorausdehnung sowie der Infiltration ist ebenso möglich wie die Durchführung einer Gewebeprobe (Biopsie) oder anderer endolaryngealer Eingriffe.

Weitere Untersuchungsmethoden

Röntgen

Röntgenuntersuchungen des Thorax sollten bei dem Verdacht auf Kehlkopfkrebs dringend erfolgen, da tumoröse Absiedelungen in die Lungen und das Mediastinum unbedingt frühzeitig erkannt und therapiert werden müssen. Hier hat sich der Nachweis von Zweitkarzinomen durch den Einsatz der Computertomografie (CT) deutlich verbessert.

CT/MRT

Die Computertomografie (CT) des Halses, ggf. unter Einschluss des oberen Mediastinums (Mittelfellraum), hochauflösende CT des Larynx in /e/-Phonation und die Magnetresonanztomografie (MRT; des Halses und Kopfes) geben wichtige Informationen über die Ausdehnung von laryngealen Malignomen und dienen der genauen Feststellung der Tumorausdehnung, eines möglichen Tumordurchbruchs und möglicher regionärer Metastasen. Insbesondere die Infiltration des Knorpelgerüstes kann durch das CT besser beurteilt werden als durch die Endoskopie. Heutzutage stellt das CT die Standardmethode der bildgebenden Diagnostik dar.

Ultraschall

Die Ultraschalluntersuchung (B-Sonografie) der Halsweichteile ist eine wertvolle Ergänzung der ärztlichen Untersuchung. Bei der Tumorerstdiagnose sollte sie durch eine zusätzliche CT der Halsweichteile mit Kontrastmittelgabe und ggf. durch eine MRT des Halses ergänzt werden. Da von der Sonografie keine Strahlenbelastung ausgeht, sind Verlaufskontrollen von verdächtigen Strukturen in 4- bis 6-wöchigen Intervallen möglich. In der Tumornachsorge erlaubt die Sonografie neben den jährlichen computertomografischen Kontrollen eine engmaschige Darstellung der Lymphabflussbahnen.

Panendoskopie

Um Zweittumoren im Aerodigestivtrakt auszuschließen und die Tumorausdehnung zu beurteilen, wird eine Panendoskopie durchgeführt. Es erfolgt zunächst die Endoskopie des Tracheobronchialsystems und der Speiseröhre. Anschließend wird mit dem starren Rohr die Schleimhaut von Larynx und Hypopharynx beurteilt. Es schließt sich dann die Inspektion und Palpation von Oropharynx und Mundhöhle an. Die Palpation beim narkotisierten Patienten in muskulärer Entspannung kann gelegentlich submukös wachsende Tumoren in Zunge oder Zungengrund aufdecken. Zum Abschluss erfolgt die Inspektion des Nasenrachens. Hierbei können Blindbiopsien aus optisch toten Winkeln entnommen werden.

Biopsie

Im Rahmen der Panendoskopie werden von verdächtigen Strukturen, vom Tumor und seiner Umgebung Gewebeproben entnommen. Die histologische Aufarbeitung der Biopsie dient der Diagnosestellung sowie der Tumoreinteilung (▶ Abschn. 1.5.1). Das histologische Ergebnis der bei der Panendoskopie entnommenen Biopsie dient zusammen mit den übrigen Staging-Untersuchungen der Stadieneinteilung des Tumors und ermöglicht die Festlegung des medizinisch-therapeutischen Vorgehens.

Interdisziplinäre Untersuchungen: Tumorstaging

Um weitere Absiedlungen tumoröser Zellen frühzeitig feststellen zu können, sind fachübergreifende Untersuchungen z. B. des Thorax, des Abdomens und des Skelettsystems notwendig. ▶ Übersicht 1.1 stellt den chronologischen Ablauf der Untersuchungen in der HNO-Praxis und in der Klinik dar.

Liegen sämtliche Ergebnisse der verschiedenen Untersuchungen vor, erfolgt die Therapieplanung und Durchführung in der behandelnden Klinik.

Übersicht 1.1

Chronologischer Ablauf der Untersuchungen

1. In der HNO-Praxis (Verdachtsdiagnose)
   - HNO-Status (einschließlich Inspektion und Palpation),
   - Indirekte Laryngoskopie/Stroboskopie,
   - Ultraschall (B-Sonografie).
2. In der Klinik (Diagnosesicherung und Tumorstaging)
   - CT/MRT des Halses,
   - Direkte Laryngoskopie im Rahmen einer Panendoskopie mit Biopsie,
   - Thoraxröntgen (Brustkorb), Abdomen (Bauch)-Sonografie, Skelettszintigrafie (Ausschluss von Fernmetastasen),
   - Weiterführende Bildgebung oder Biopsie (bei verdächtigem Befund).

1.4.3 Differenzialdiagnose des Larynxkarzinoms

Die möglichen Erkrankungen des Kehlkopfes reichen von angeborenen Fehlbildungen (Anomalien) über nervale Störungen (z. B. Lähmungen), funktionelle Dysphonien, Kehlkopftraumen und Entzündungen bis hin zu den gutartigen (benignen) bzw. bösartigen (malignen) Tumoren.

Bei den benignen Tumoren ist zu beachten, dass gutartige Neubildungen innerhalb des Larynx Vorstadien für eine Krebserkrankung sein können (Präkanzerose), wenn exogene Noxen weiter einwirken. Aus einer länger bestehenden präkanzerösen Veränderung kann dann ein Plattenepithelkarzinom entstehen. Daher ist die Frühdiagnose durch optimale Diagnostik und sofort einsetzende adäquate Therapie von besonderer Bedeutung, um die laryngealen Strukturen und deren Funktionen für die Atmung, das Schlucken und die Phonation soweit wie möglich zu erhalten. Auch präkanzeröse Veränderungen sollten durch den HNO-Arzt mit Laryngoskopie überwacht werden.

Zu den Präkanzerosen zählen:

- Papillome beim Erwachsenen,
- Leukoplakie, Erythroplakie, Pachydermie mit histopathologischer Dysplasie,
- chronische Laryngitis und
- Fibroepitheliom.

Grundsätzlich gilt: Eine über 3 Wochen anhaltende Heiserkeit muss immer vom Facharzt abgeklärt werden!

Letztendlich sind es die ausgedehnten oder an ungünstiger Stelle sitzenden bösartigen Tumoren des Larynx und des Hypopharynx, die auch heute noch eine Laryngektomie notwendig machen. In einigen wenigen Fällen sind es traumatische Einwirkungen wie z. B. Autounfälle oder Strangulationen, die eine totale Entfernung des Kehlkopfes erfordern. Obwohl die Laserchirurgie des Kehlkopfes die endolaryngeale Resektion von großen Tumoren möglich macht (► Abschn. 2.2.4), kann eine Laryngektomie nicht in allen Fällen vermieden werden.

Fazit

Je früher der Patient einen Arzt aufsucht, desto aussichtsreicher ist eine Therapie.

- Die Früherkennung hängt neben der Lokalisation des Tumors auch von der Wahrnehmungsfähigkeit sowie der Handlungsbereitschaft und -fähigkeit des Patienten und Hausarztes ab,
- Symptome wie Heiserkeit, Schluckstörungen, Globusgefühl, Kratzen im Hals, Schmerzen in Richtung Ohr und Atemnot, die länger als 3 Wochen andauern, können ein Hinweis auf ein bestehendes Larynxkarzinom oder Hypopharynkarzinom sein,
- Für die Diagnosestellung sind eine Vielzahl von Untersuchungen notwendig, die Informationen über Lokalisation und Ausmaß des Kehlkopftumors geben. In Abhängigkeit von den Ergebnissen und im Gespräch mit dem Patienten kann die Behandlung anhand von Leitlinien individuell geplant werden.

Folgende Untersuchungen stehen im Rahmen des Tumorstagings zur Diagnosefindung zur Verfügung:

- Anamnese,
- Inspektion und Palpation,
- Laryngoskopie/Stroboskopie,
- Ultraschall (Hals und Abdomen),
- Panendoskopie,
- Biopsie,
- CT/MRT (Kopf, Hals und Thorax).

1.5 Staging des Larynxkarzinoms

Klassifikationssysteme dienen dem Systematisieren und Kategorisieren. Zur Einteilung des (malignen) Larynxkarzinoms unter verschiedenen Aspekten wird hierfür international das TNM-Klassifikationssystem genutzt. Die Kürzel beschreiben das Ordnungssystem: T = Tumor, N = Nodulus, M = Metastasen. Je nach Beschreibung der Tumorgröße, Lokalisation und möglicher Ausweitung auf Lymphknoten und weiterer Befall der umgebenden Strukturen können adäquate Schlüsse für die weitere Behandlung gezogen werden.

Histologie

Bei den bösartigen Kehlkopftumoren handelt es sich i. d. R. um Plattenepithelkarzinome. Die Entwicklung eines Karzinoms ist meist mit inhalativen exogenen Noxen assoziiert (► Abschn. 1.3.1).

Lokalisation

Die Lage des Larynxkarzinoms bestimmt die Symptome und den Metastasierungsweg, das operative Vorgehen sowie die Prognose der Erkrankung.

Anatomische Zonen

Um die Operationsindikation korrekt zu stellen, muss eine Einteilung nach Ausdehnung des Tumors sowie der anatomischen Zonen des Larynx erfolgen, da sich das Karzinom in verschiedene Richtungen ausbreiten kann und sich demzufolge bei Metastasierung unterschiedlich verhält. Die Einteilung nach Ausdehnung (TNM-Klassifikation) sowie die Zoneneinteilung des Kehlkopfes (▶ Abschn. 1.1) helfen bei der Klassifizierung der Tumoren und bestimmen das weitere Vorgehen.

1.5.1 Einteilung nach Ausdehnung – TNM-Klassifikation

Die Klassifizierung der Kehlkopfmalignome nach ihrer Ausdehnung (TNM-System) ist für die Behandlung und Prognose von großer Bedeutung und muss bei Diagnosestellung vorgenommen werden. Diese Stadieneinteilung erfolgt nach der TNM-Klassifikation maligner Tumoren (Wittekind und Bertolini 2010).

Das TNM-System zur Beschreibung der Ausdehnung der Erkrankung beruht auf der Feststellung von:

- T = Tumor – Ausdehnung des Primärtumors,
- G = Grad der histologischen Differenzierung (G_1–G_4),
- N = Nodulus – Zustand/Befall der regionären Lymphknoten,
- M = Metastasen – Fehlen (M_0) oder Vorhandensein von Fernmetastasen (M_1),
- C = Certainty – Grad der Zuverlässigkeit der Diagnostik.

Das Ausmaß und die Beschreibung des malignen Tumors wird durch das Hinzufügen von Indexzahlen zu diesen Komponenten ergänzt. Bei einem ausgedehnten Tumor der Größe T_4 wird durch die Indexbuchstaben a-b potenziell operabel (a) bzw. inoperabel (b) kenntlich gemacht. ◘ Tab. 1.1 stellt die Einteilung nach dem TNM-System dar.

1.5.2 Einteilung nach anatomischen Zonen

Supraglottisches Karzinom

Etwa ein Drittel aller Kehlkopfmalignome zählen zu den supraglottischen Karzinomen. Sie werden häufig erst im fortgeschrittenen Stadium erkannt, da lange Zeit keine Symptome auftreten. Häufig erfolgt eine beidseitige (bilaterale) Metastasierung in die Lymphknoten. Aufgrund der späten Diagnose und der frühen Metastasierung ist die Prognose der supraglottischen Tumoren im Vergleich zum glottischen Karzinom schlechter.

Bei ausgedehnten supraglottischen Tumoren mit Befall des Zungengrundes ist eine Laryngektomie notwendig. Die 5-Jahres-Überlebensrate liegt bei ca. 60 % (Boenninghaus und Lenarz 2007).

> **Die 5-Jahres-Überlebensrate stellt den Anteil der Patienten dar, die 5 Jahre nach Ablauf der Diagnosestellung noch leben.**

Glottisches Karzinom

Mit ca. zwei Drittel aller Kehlkopfmalignome zählt das glottische Karzinom zu den häufigsten Kehlkopfkarzinomen. Die häufig bilateral auftretenden Veränderungen im Bereich der Glottis führen zu einer frühzeitigen Stimmstörung (Dysphonie), die oft die Diagnose im Frühstadium und daher einen frühen Behandlungsbeginn ermöglicht. Metastasierungen treten aufgrund der wenigen Lymphbahnen in den Stimmlippen selten oder erst spät auf. Daher ist die mikrolaryngoskopische Chirurgie (konventionell oder mit Laser) in Form der Dekortikation oder Teilresektion der Stimmlippe(n) die Therapie der Wahl. Bei sehr kleinen Tumoren (T_1) kommt auch die alleinige Strahlentherapie in Frage. Im fortgeschrittenen

Tab. 1.1 TNM-System – Larynx (in Anlehnung an Kürvers 1997) ergänzt durch die 7. Auflage der TNM-Klassifikation maligner Tumoren (Wittekind und Bertolini 2010)

Regionen		**Bereiche**
Supraglottis	Epiglottis (einschl. Grenzzone)	Suprahyoidale Epiglottis – einschl. freiem Epiglottisrand, lingualer (vorderer) und laryngealer Oberfläche, aryepiglottische Falte, laryngeale Oberfläche, Arythenoidgegend
	Supraglottis ohne Epilarynx	Infrahyoidale Epiglottis, Taschenfalten
Glottis		Stimmlippen, vordere Kommissur, Hinterwand
Subglottis		

Tumor – Ausdehnung des Primärtumors

Supraglottis		Glottis		Subglottis	
T_X	Primärtumor kann nicht beurteilt werden	T_X	Primärtumor kann nicht beurteilt werden	T_X	Primärtumor kann nicht beurteilt werden
T_0	kein Anhalt für Primärtumor	T_0	kein Anhalt für Primärtumor	T_0	kein Anhalt für Primärtumor
T_{is}	Carcinoma in situ	T_{is}	Carcinoma in situ	T_{is}	Carcinoma in situ
T_1 Tumor auf einen Unterbezirk der Supraglottis begrenzt mit normaler Stimmlippenbeweglichkeit (jedoch stroboskopisch keine Randkantenverschiebung)		T_1 Tumor auf Stimmlippe(n) begrenzt (kann auch vordere oder hintere Kommissur befallen), mit normaler Beweglichkeit T_{1a} Tumor auf eine Stimmlippe begrenzt T_{1b} Tumorbefall beider Stimmlippen		T_1 Tumor auf die Subglottis begrenzt	
T_2 Tumor infiltriert Schleimhaut von mehr als einem benachbarten Unterbezirk der Supraglottis, der Glottis oder eines Areals außerhalb der Supraglottis (z. B. Schleimhaut von Zungengrund, Vallecula, mediale Wand des Sinus piriformis), ohne Fixation des Larynx		T_2 Tumor breitet sich auf Supraglottis u/o Subglottis aus u/o Tumor mit eingeschränkter Stimmlippenbeweglichkeit		T_2 Tumor breitet sich auf eine oder beide Stimmlippen aus, diese mit normaler oder eingeschränkter Beweglichkeit	
T_3 Tumor auf den Larynx begrenzt, mit Stimmlippenfixation u/o Tumor mit Infiltration des Postcricoidbezirks, des präepiglottischen Gewebes u/o geringgradiger Erosion des Schildknorpels		T_3 Tumor auf den Larynx begrenzt, mit Stimmlippenfixation u/o Invasion der Postcricoidgegend u/o des präepiglottischen Gewebes u/o des paraglottischen Raumes mit geringgradiger Erosion des Schildknorpels		T_3 Tumor auf den Larynx begrenzt mit Stimmlippenfixation	

(Fortsetzung)

1

Tab. 1.1 (Fortsetzung)

T_{4a} Tumor infiltriert durch den Schildknorpel u./o. breitet sich außerhalb des Kehlkopfes aus, z. B. Trachea, Weichteile des Halses eingeschlossen äußere Muskulatur der Zunge, gerade Halsmuskulatur, Schilddrüse, Ösophagus	T_{4a} Tumor infiltriert durch den Schildknorpel u/o breitet sich außerhalb des Kehlkopfes aus, z. B. Weichteile des Halses eingeschlossen äußere Muskulatur der Zunge, gerade Halsmuskulatur, Schilddrüse, Ösophagus	T_{4a} Tumor infiltriert durch den Schildknorpel u/o breitet sich außerhalb des Kehlkopfes aus, z. B. Weichteile des Halses eingeschlossen äußere Muskulatur der Zunge, gerade Halsmuskulatur, Schilddrüse, Ösophagus
T_{4b} Tumor infiltriert den Prävertebralraum, die mediastinalen Strukturen oder umschließt die Arteria carotis interna	T_{4b} Tumor infiltriert den Prävertebralraum, die mediastinalen Strukturen oder umschließt die Arteria carotis interna	T_{4b} Tumor infiltriert den Prävertebralraum, die mediastinalen Strukturen oder umschließt die Arteria carotis interna

Nodulus – Zustand/Befall der regionären Lymphknoten	
N_X	Regionäre Lymphknoten können nicht beurteilt werden
N_0	Keine regionären Lymphknotenmetastasen
N_1	Metastase(n) in solitärem ipsilateralem Lymphknoten, 3 cm oder weniger in größter Ausdehnung
N_2	Metastase(n) wie nachfolgend beschrieben
N_{2a}	Metastase(n) in solitärem ipsilateralem Lymphknoten mehr als 3 cm,
N_{2b}	aber nicht mehr als 6 cm in größter Ausdehnung
N_{2c}	Metastasen in multiplen ipsilateralen Lymphknoten, keiner mehr als 6 cm in größter Ausdehnung
N_3	Metastasen in bilateralen oder kontralateralen Lymphknoten, keiner mehr als 6 cm in größter Ausdehnung
Metastasen – Fehlen oder Vorhandensein von Fernmetastasen	
M_0	Keine Fernmetastasen
M_1	Fernmetastasen

Stadium (T_3), das mit Fixation einer oder beider Stimmlippen einhergeht, erfolgt häufig eine Laryngektomie. Aufgrund der verbesserten Induktions-Chemotherapie und Strahlentherapie wird zunehmend versucht, auch fortgeschrittene Tumoren im Hinblick auf den funktionellen Organerhalt zu therapieren (Dietzsch und Kortmann 2009). Insgesamt ergibt sich eine Gesamt-5-Jahres-Überlebensrate von ca. 90 % (Boenninghaus und Lenarz 2007).

Subglottisches Karzinom

Ein bis zwei Prozent aller Larynxkarzinome sind subglottisch lokalisiert. Sie bleiben lange Zeit symptomlos und sind auch bei einer HNO-Untersuchung aufgrund der Lokalisation schlecht zu diagnostizieren. Erst beim Einbruch in die glottische Region verursachen sie Heiserkeit und mögliche Luftnot. Bei fortgeschrittenem Wachstum kann beim Durchbruch durch das Knorpelskelett nach ventral die Schilddrüse infiltriert werden. Die Prognose ist ungünstig. Die 5-Jahres-Überlebensrate wird je nach Tumorausdehnung auf 35–60 % geschätzt (Strutz und Mann 2009).

Hypopharynxkarzinom

Zu einem späten Zeitpunkt verursacht das Hypopharynxkarzinom beim Patienten uncharakteristische Symptome (Schluckbeschwerden, Verschlucken, Kloßgefühl). Häufig bemerken Patienten als Erstsymptom schmerzlose Lymphknotenmetastasen im Bereich der Halsgefäßscheide. Aufgrund der Missachtung der frühen Symptome seitens des Patienten und der begrenzten Einsehbarkeit des Hypopharynx wird die Diagnose meist spät gestellt. Bei operablen Befunden ist eine laserchirurgische Resektion mit Neck dissection (▶ Abschn. 2.2.7) möglich. Alternativ zur laserchirurgischen Behandlung kann die Therapie durch die primäre Radiochemotherapie (▶ Abschn. 2.2.3) in Erwägung gezogen werden. Ist ein laserchirurgisches Vorgehen nicht möglich, so besteht die Option der totalen Laryngektomie. Durch die frühzeitige Metastasierung ergibt sich insgesamt eine sehr schlechte Prognose für den Patienten.

1.5.3 Lymphknotenmetastasen

Je nach Lokalisation und Ausdehnung eines Larynxkarzinoms kommt es zur Metastasierung des Primärtumors in die entsprechenden Lymphabflusswege (▶ Abschn. 1.1.3).

Halslymphknotenmetastasen werden in der Regel als ein- oder beidseitige schmerzlose Schwellungen bemerkt, die mehr oder weniger schnell wachsen (meist innerhalb von Wochen bis Monaten). Mangelnde Verschieblichkeit eines Lymphknotens deutet auf einen ernst zu nehmenden Prozess hin, weil der Knoten vermutlich mit dem umgebenden Gewebe bereits verwachsen ist. Die Palpation durch den HNO-Arzt und die B-Sonografie des Halses mit zusätzlichem CT und/oder MRT des Halses geben genaue Informationen über Anzahl und Größe der Metastasen. Auch hier wird mit Hilfe der TNM-Klassifikation eine Einteilung der Lymphknotenmetastasierung vorgenommen.

Metastasenverdächtige Halslymphknoten erfordern zwingend eine ausführliche Diagnostik und die histologische Sicherung der Diagnose. Treten sie als Erstbefund auf, muss der Primärtumor lokalisiert werden. Die Prognose verschlechtert sich mit Auftreten von Metastasen deutlich.

1.5.4 Fernmetastasen bei Larynxkarzinom

Es besteht eine enge Korrelation zwischen dem Sitz bzw. der Ausdehnung des Tumors und der Rezidivhäufigkeit bzw. Metastasierung. 80 % aller Rezidive treten innerhalb von 24 Monaten nach der Operation auf, alle weiteren in den kommenden 3 Jahren. Überlebt der Patient die ersten fünf Jahre tumorfrei, sind es noch 80 % der Patienten, die weitere zehn Jahre überleben (Strutz und Mann 2009).

Wird ein Larynxkarzinom erstmalig festgestellt, muss auch das Vorhandensein von Fernmetastasen abgeklärt werden, die in ca. 10 % aller Fälle vorkommen. Die Fernmetastasierung findet überwiegend auf dem Blutweg (hämatogen), seltener aber auch lymphogen statt. In der Regel sind die Lungen und die zum Brustfell gehörenden Lymphknoten (mediastinale Lymphknoten) betroffen, weitere mögliche Metastasierungen treten in der Leber, den Knochen, der Haut oder selten auch im Herzen auf (Kürvers 1997). Vor einer Laryngektomie sollten Fernmetastasen mit größtmöglicher Sicherheit ausgeschlossen werden, d. h. Hals-MRT, Thorax-CT und Skelettszintingrafie (nuklearmedizinisches bildgebendes Verfahren zum Nachweis von Knochenanteilen mit erhöhtem Knochenstoffwechsel) sind obligat. Eine PET-Untersuchung (Positronen-Emissionstomografie) als sensibelstes Verfahren wäre wünschenswert, wird in der Regel jedoch nicht von den Krankenkassen übernommen.

Fazit

Eine Einteilung des Kehlkopfkarzinoms erfolgt anhand verschiedener Gesichtspunkte:

- 95 % der Kehlkopftumoren sind Plattenepithelkarzinome,
- Die Karzinome können entweder nach ihrer Ausdehnung (TNM-Klassifikation) oder ihren anatomischen Zonen unterteilt werden in
  - supraglottisches Larynxkarzinom,
  - glottisches Larynxkarzinom,
  - subglottisches Larynxkarzinom,
  - Hypopharynxkarzinom,
- Neben dem Primärtumor können Lymphknoten und/oder Fernmetastasen auftreten.

Literatur

AWMF (Arbeitsgemeinschaft der Wissenschaftlichen Medizinischen Fachgesellschaften) (2016) Leitlinien. http://www.awmf.org/leitlinien/detail/anmeldung/1/ll/017-076OL.html. abgerufen am 31.10.2016

Biesalski P, Frank F (1994) Phoniatrie – Pädaudiologie, 2. Aufl. Thieme, Stuttgart

Bloching M, Bootz F, Burkert S (2004) HNO-relevante Änderungen in der aktuellen TNM-Klassifikation maligner Tumoren. HNO 52:497–502

Boenninghaus HG, Lenarz T (2000) Hals-Nasen-Ohrenheilkunde für Studierende der Medizin, 11. Aufl. Springer, Berlin/Heidelberg/New York

Boenninghaus HG, Lenarz T (2007) HNO, 13. Aufl. Springer, Berlin/Heidelberg/New York

Deutsche Gesellschaft für Ernährung (2009) Wie beeinflusst die Ernährung die Krebsentstehung. https://www.dge.de/presse/pm/wie-beeinflusst-die-ernährung-die-krebsentstehung/. Zugegriffen am 17.12.2018

Deutsche Gesellschaft für Hals-Nasen-Ohren-Heilkunde, Kopf- und Halschirurgie (2016) Leitlinie zum Larynkarzinom – Arbeitsgemeinschaft der Wissenschaftlichen Medizinischen Fachgesellschaften (AWMF). http://www.awmf.org/leitlinien/detail/anmeldung/1/ll/017-076OL.html. Zugegriffen am 17.12.2018

Deutsche Gesetzliche Unfallversicherung (Hrsg) (2012) Beruflich verursachte Krebserkrankung. https://publikationen.dguv.de. Zugegriffen am 01.04.2018

Diekmeyer K (2016) Plattenepithelkarzinome des oberen Aerodigistivtraktes – Therapieansätze in Abhängigkeit vom HPV-Status. Dissertation

Dietzsch S, Kortmann R (2009) Radiochemotherapie bei Kopf-Hals-Tumoren. Onkologisch 3:7–9

dkfz (Deutsches Krebsforschungszentrum) (2014) Stellungnahme zur kontroversen Diskussion um E-Zigaretten. https://www.dkfz.de/de/tabakkontrolle/download/Publikationen/Stellungnahmen/DKFZ_Stellungnahme_E-Zigarette_2014.pdf. Zugegriffen am 17.12.2018

dkfz (Deutsches Krebsforschungszentrum) (2017) https://www.krebsinformationsdienst.de/vorbeugung/risiken/ernaehrung-praevention-index.php. Zugegriffen am 26.10.2017

Friedrich G (2013) Physiologie von Stimme und Sprechen. In: Friedrich G, Bigenzahn W, Zorowka P (Hrsg) Phoniatrie und Pädaudiologie, 5. Aufl. Huber, Bern

Gesetzliche Krankenversicherung (2017) Heilmittelrichtlinie. https://www.gkv-spitzenverband.de/krankenversicherung/ambulante_leistungen/heilmittel/heilmittelrichtlinie/heilmittel-richtlinie.jsp. Zugegriffen am 17.12.2018

Hagen R (1988) Maligne Kehlkopftumoren Ursache, Diagnose und Therapie. Sonderdruck aus Krankenpflegejournal 7–8:2–6

Hammer SS, Teufel-Dietrich A (2017) Stimmtherapie mit Erwachsenen, 6. Aufl. Springer, Berlin/Heidelberg

Kürvers A (1997) Sprachtherapie bei Laryngektomie. Lang, Frankfurt

Lenarz T, Boenninghaus HG (2012) HNO, 14. Aufl. Springer, Berlin/Heidelberg

Lucchiari C, Masiero M, Veronesi G, Maisonneuve P, Spina S, Jemos C, Omodeo Salè E, Pravettoni G (2016) Benefits of e-cigarettes among heavy smokers undergoing a lung cancer screening program: randomized controlled trial protocol. JMIR Res Protoc 5(1):e21

RKI (Robert-Koch-Institut) (2012) Verbreitung von Krebserkrankung in Deutschland, Entwicklung der Prävalenzen zwischen 1990 und 2010. www.krebsdaten.de/Krebs/DE/Content/Publikationen/Praevalenzbroschuere/praevalenzbroschuere_node.html. Zugegriffen am 17.12.2018

RKI (Robert-Koch-Institut) (2016) Bericht zum Krebsgeschehen in Deutschland. www.krebsdaten.de/Krebs/DE/Content/Publikationen/Krebsgeschehen_node.html. Zugegriffen am 17.12.2018

RKI (Robert-Koch-Institut) (2017) www.krebsdaten.de/Krebs/DE/Content/ZfKD/Archiv/weltkrebstag_2016.html. Zugegriffen am 01.04.2017

Schneider-Stickler B, Bigenzahn W (2013) Stimmdiagnostik – ein Leitfaden für die Praxis, 2. Aufl. Springer, Heidelberg

Schwab W (1994) Atlas der Kopf-Hals-Chirurgie. Kohlhammer, Stuttgart/Berlin/Köln

Strutz J, Mann W (2009) Praxis der HNO-Heilkunde, Kopf- und Halschirurgie, 2. Aufl. Thieme, Stuttgart/New York

Theissing J, Rettinger G, Werner JA (2006) HNO-Operationslehre, 4. Aufl. Thieme, Stuttgart

Wittekind C, Bertolini J (2010) TNM-System 2010. Onkologe 16:175–180

Wittekind C, Meyer H-J (2010) TNM-Klassifikation maligner Tumoren, 7. Aufl. Wiley-VCH, Weinheim

Die Diagnose Krebs

Mechthild Glunz, Cornelia Reuß, Eugen Schmitz und Hanne Stappert

Unter Mitarbeit von Astrid Marek.

M. Glunz et al., *Laryngektomie*, Praxiswissen Logopädie,
https://doi.org/10.1007/978-3-662-57840-7_2

2.1 Erste Auseinandersetzung des Patienten mit der Erkrankung

Von Diagnosestellung bis zur Operation durchläuft der Patient verschiedene Stationen. Es folgt eine chronologische Beschreibung ab dem Zeitpunkt der Mitteilung der Diagnose, über Aufklärung durch Arzt und Therapeut bis hin zu den verschiedenen möglichen Therapieoptionen; den minimal invasiven Verfahren bis hin zur totalen Laryngektomie.

Den einen trifft es ganz unvermittelt bei einer Untersuchung durch den HNO-Arzt. Die Stimme war schon länger heiser oder das Schlucken fiel schwer, vielleicht traten Ohrenschmerzen auf. Es hieß: „Da ist etwas, das wir genauer untersuchen sollten". Plötzlich besteht ein Verdacht oder eine Gewissheit: Krebs. Den anderen trifft der Befund nach unterschwelligen Befürchtungen, die verdrängt wurden („Das wird schon wieder."), in einem Hin- und Hergerissen-Sein zwischen Angst, Verdrängen und damit verbundener Hoffnung. Der Arztbesuch wurde aus Zeitmangel oder aus der Angst, die Befürchtungen könnten sich bestätigen, immer weiter hinausgeschoben. Ein solches Verhalten führt nicht selten zu einer Verzögerung der Diagnosestellung. Manche erleben einen diagnostischen Marathon. Ärzte unterschiedlicher Fachrichtungen verordnen unterschiedliche Therapien, und erst nach einer langen Zeit der Unsicherheit kommt die plötzliche Gewissheit, die paradoxerweise zu einer kurzzeitigen Erleichterung führen kann.

Die Diagnose Krebs löst unterschiedliche Gefühle und Reaktionen aus. Grundsätzlich gilt: Eine Krebserkrankung ist ein lebenserschütterndes Ereignis. Die Mitteilung des Befundes konfrontiert den Menschen mit einer lebensbedrohlichen Situation. Plötzlich ist man schwer krank, alles bricht zusammen, man zweifelt an der Diagnose, aber auch Panik und Angst kommen auf. Für den Krebskranken scheinen sich vorerst alle Pläne und Hoffnungen zu zerschlagen.

Bereits zu diesem frühen Zeitpunkt im Erkrankungsverlauf zeigt sich, dass es sehr unterschiedliche Formen des Umgangs mit der Krebsdiagnose gibt. Jeder Mensch greift zunächst auf alte Verarbeitungsstrategien, die er bereits bei anderen schwierigen und bedrohlichen Ereignissen angewendet hat, zurück (Freudenberg 1990).

2.1.1 Gespräch zwischen Arzt und Patient

Für die Anfangsphase der Krankheitsbewältigung spielt die Art und Weise der Befundvermittlung durch den Arzt eine wichtige Rolle. Für diesen läuft aus medizinischer Sicht die Zeit. Er muss entscheiden, wann und wie er dem Betroffenen die Diagnose mitteilt. Er muss sich sensibel auf die intellektuelle und emotionale Auffassungsgabe des Patienten in dieser Schocksituation einstellen und trotz wahrheitsgemäßer Beratung behutsam vorgehen (► Abschn. 2.2.1).

> » Dieses Gespräch legt den Grundstein für das Vertrauensverhältnis zwischen Patient und Arzt und wirkt mitgestaltend in der weiteren Einstellung des Patienten zu seiner Erkrankung und den folgenden Behandlungsmaßnahmen. Eine Krebserkrankung vollzieht sich in mehreren Stadien, deshalb sollte die Aufklärung prozesshaft verlaufen und der Behandlung und der Persönlichkeit des Patienten entsprechen (Marek 2002).

2.1.2 Reaktionen des Patienten

Viele Betroffene reagieren auf den Schock der Diagnose mit einer Art Blockade der Aufmerksamkeit und wollen die Nachricht nicht wahrhaben („das kann nicht sein"/„die Befunde wurden vertauscht"). Damit verschaffen sie sich Zeit, um mit der unerwarteten Situation zurechtzukommen. Diese Schutzreaktion der Seele sollte unbedingt respektiert werden.

Kurzfristig entlasten sich die Betroffenen durch Verleugnung der Situation. Hieraus erklärt sich auch, dass manche Patienten meinen, nicht aufgeklärt worden zu sein oder annehmen, die Diagnose sei nur eine Möglichkeit und nicht Gewissheit. Andere Betroffene ziehen sich zurück, weinen, kapseln sich ab, lassen auch Angehörige nicht an sich heran. Ausgehend von der Frage „Warum gerade ich?" wird nach Ursachen im eigenen Verhalten gesucht („Ich habe zu lange geraucht."), möglicherweise auch im Verhalten Anderer, etwa in der Arbeitswelt. Die Betroffenen versuchen, die Erkrankung zu verstehen, um sie in ihr Leben einbauen zu können. Ein Gefühl der Lähmung kann auftreten, ein sich „Wie-versteinert-fühlen". Der Befund ist so ungeheuerlich, dass der Mensch nicht in der Lage ist, ihn in seinem Ausmaß zu begreifen und anzunehmen. Der einsetzende Prozess des „Begreifens" kann sich individuell sehr lange hinziehen.

Einige Patienten erklären sich die Krankheit als Strafe für vorheriges Verhalten. Das löst Schuldgefühle, aber auch Hilf- und Hoffnungslosigkeit aus. Als Kompensation treffen möglicherweise Zorn und Gefühlsausbrüche ungefiltert die Umgebung. Insgesamt ist die Palette der Reaktionen groß:

» Jeder von uns entwickelt im Laufe seines Lebens Verhaltensweisen, um außergewöhnliche Situationen zu bewältigen. Es gibt kein Richtig oder Falsch (Kuschnik 1999).

Um den allgegenwärtigen Ängsten nicht hilflos ausgeliefert zu sein, nennt Schmidt (1986) drei Hilfen:

- die seelischen Abwehrmechanismen,
- Hoffnung und Mut,
- die Beziehung zu Mitmenschen.

Der Umgang mit der Diagnose wird häufig noch durch den ungewohnten Aufenthalt im Krankenhaus sowie durch die Konfrontation mit anderen krebskranken Patienten erschwert. Dies gilt im Besonderen für kehlkopflose Patienten, denn nach einer Laryngektomie ist der Patient zeitweise oder dauerhaft in seiner Kommunikationsfähigkeit eingeschränkt. Der Stimmverlust macht die gewohnte Form der Kommunikation unmöglich. Die Betroffenen haben große Mühe, ihre Informationsdefizite zu schließen und können sich in dieser belastenden Situation nur mit Einschränkungen emotional mitteilen.

Aus diesem Grund sollten sich Logopäden im präoperativen Gespräch mit Zeit und Offenheit dem Patienten widmen und in der Lage sein, mit möglichen emotionalen Reaktionen des Betroffenen (z. B. Weinen oder auch Wut) umzugehen.

Reaktionen des sozialen Umfelds

Auch für Mitmenschen, insbesondere für die Familie und Freunde des Betroffenen ist die Krebsdiagnose und die daran anschließende Zeit meist eine harte Prüfung. Dies resultiert zum Teil aus der eigenen Betroffenheit, der Angst vor einer eigenen Krebserkrankung und aus den eigenen individuellen Vorstellungen und Bildern dazu. Zum anderen Teil ergibt sich die problematische Situation aus den Reaktionen des Betroffenen, die durch dessen Lage geprägt und nicht persönlich zu nehmen sind. Für die Angehörigen und die Freunde empfiehlt es sich, vorerst nur „auszuhalten" und, wenn möglich, für den Betroffenen da zu sein. Erleichternd kann es sein, sich bei geeigneten Gesprächspartnern Hilfe zu holen, um zusammen mit diesen die problematische Situation reflektieren und so besser bewältigen zu können.

Der Mensch benötigt Zeit, um die Diagnose Krebs verarbeiten zu können und um die nun folgende physisch und psychisch belastende Behandlung anzunehmen. Gerade diese Zeit wird dem Betroffenen aber aus medizinischen Gründen meist nicht gegeben. Zwischen der Bekanntgabe des Befunds und dem Behandlungsbeginn liegen oft nur wenige Tage.

Fazit

- Die Diagnose Krebs kann verschiedene Reaktionen in unterschiedlicher Intensität bei Patienten auslösen,

2

- Diese Reaktionen sollten von Seiten des Therapeuten unbedingt respektiert werden,
- Eine dem Patienten angepasste, sensible, wahrheitsgemäße Beratung unterstützt die Krankheitsbewältigung.

2.2 Therapeutische/medizinische Behandlungsmaßnahmen

Die nach der Diagnosestellung notwendigen medizinischen Behandlungsmaßnahmen werden dargestellt. Neben der ärztlichen Aufklärung erfolgt im optimalen Fall ein präoperatives Gespräch durch den Logopäden.

2.2.1 Aufklärung durch den Arzt

Astrid Marek

Der Patient wird informiert über seinen Gesundheits- oder Krankheitszustand sowie über mögliche Behandlungen. Die Aufklärung ist ein wesentliches Element der Arzt-Patient-Beziehung. Sie ist Ausdruck für die vertrauensvolle Zusammenarbeit zwischen Patient und Arzt und sichert eine optimale Therapie. Juristisch besteht für den Arzt eine Aufklärungspflicht, jedoch hat er einen gewissen Ermessensspielraum. In seltenen, zu begründenden Einzelfällen hat der Patient auch ein Recht auf Nichtwissen, so im Fall schwerster Erkrankung, für die keine oder keine hinreichende Therapie in Aussicht gestellt werden kann. Jedoch ist das Nichtmitteilen von Informationen bei einer unheilbaren (incurablen) Krankheit nicht etwa keine Aufklärung, sondern ein im Grenzbereich des Ermessensspielraumes stattfindender, kommunikativer Interaktionsprozess zwischen Patient und Arzt.

Die Art der Aufklärung wird jeweils bestimmt von
- der Symptomatik,
- dem Krankheitswert,
- einer evtl. Behandlungsnotwendigkeit und
- den zur Verfügung stehenden Behandlungsmöglichkeiten.

Angemessene Aufklärung

Inhaltlich soll die Aufklärung der Persönlichkeit und der Belastbarkeit des Patienten angemessen sein. Hier gilt der Grundsatz: keine Überforderung, keine Lügen! Wenn ein Thema im Aufklärungsgespräch angesprochen wird, soll es mit Wahrheit und Klarheit dargelegt werden. Eine klare Diktion und möglichst muttersprachliche Übersetzungen der medizinischen Terminologie sind für das Verstehen der komplizierten Inhalte besonders wichtig. Die Sprache ist die Brücke zwischen Patient und Arzt. Sie hat eine zentrale, soziale Funktion und ermöglicht die gleichwertige Einbindung in den Aufklärungsprozess. Hierbei leistet der Arzt den informellen Teil der Aufklärung, der Patient die Anpassung an seine veränderte gesundheitliche Situation und die Bewältigung.

Aufklärung beschränkt sich nicht auf den Austausch themenbezogener Informationen. Aufklärung stellt vielmehr einen zwischenmenschlichen, kognitiv und emotional gelenkten Interaktionsprozess dar. Die Aufklärung kennzeichnen mehrere Faktoren:
- der dimensionale Faktor als unverzichtbarer Bestandteil der Arzt-Patient-Beziehung,
- der graduelle Faktor als Maß der Aufklärung,
- der intentionale Faktor, welcher die Zielsetzung eines Aufklärungsschrittes beinhaltet.

Äußere Rahmenbedingungen

Formal sollte für die Aufklärung ein angemessener Rahmen zur Verfügung stehen. Dies bezieht sich auf die räumlichen und zeitlichen Rahmenbedingungen, unter denen Aufklärungsarbeit geleistet werden kann. Es versteht sich ohne weitere Erklärung, dass für das Aufklärungsgespräch ein ruhiger, ungestörter Gesprächsverlauf garantiert werden muss.

Übersicht 2.1

Formale Voraussetzungen der Aufklärung
- Ruhige, störungsfreie Gesprächssituation,

- Angepasst an die individuelle Situation (Krankheitssymptomatik, psychosoziales Umfeld),
- Ausreichender zeitlicher Rahmen des Aufklärungsgesprächs,
- Ungeteilte Aufmerksamkeit zwischen Patient und Arzt,
- Hinzuziehen des Lebenspartners/Angehörigen mit Einverständnis des Patienten.

Ein freundlicher, heller Raum ohne Überladung ist von Vorteil. Nichts sollte die ungeteilte Aufmerksamkeit zwischen Patient und Arzt stören. Auch die zur Verfügung stehende Zeit für ein Aufklärungsgespräch sollte ausreichend bemessen sein, um Fragen und auch gedanklichen und gefühlsmäßigen Reaktionen des Patienten Raum zu geben.

Inhaltlich ist zu beachten, dass die Aufklärung der individuellen Situation des Patienten angepasst ist. Dies gilt insbesondere für seine Krankheitssymptomatik und seine Einbindung in den persönlichen psychosozialen Rahmen, welcher von häuslichen, familiären, beruflichen und weiteren sozialen Bedingungen abgesteckt wird. So wird deutlich, dass Aufklärung niemals fixiert schematisch verlaufen darf. Vorgegebene Leitlinien erleichtern die Strukturierung der Aufklärungsarbeit, entbinden den Arzt jedoch nicht von der Pflicht, sorgfältig den Individualitäten des Einzelfalls Rechnung zu tragen. Hierzu gehört die Überlegung, den jeweiligen Lebenspartner oder andere Angehörige in das Aufklärungsgespräch mit einzubeziehen. Vorausgesetzt, dass diese vorhanden sind und es dem Einverständnis des Patienten entspricht, erweist sich die Hinzuziehung des Lebenspartners oder eines Angehörigen als sinnvoll.

Häufig sind Patienten in der Aufklärungssituation aufgeregt, sodass sich die Teilnahme einer Vertrauensperson durchaus als sehr positiv erweist. Dem Arzt ergibt sich hierbei zudem die Gelegenheit, einen Teil des psychosozialen Umfeldes des Patienten zu erfahren.

▶ Übersicht 2.1 fasst die formalen Voraussetzungen zusammen.

Position des aufklärenden Arztes

Der Arzt übernimmt im Aufklärungsgespräch eine aktive und passive Rolle. Er ist der Überbringer einer Information, aber auch Zuhörer und Beobachter der möglichen Ängste und Abwehr des Patienten. Er ist Mitgestalter der Reaktionen des Patienten und folgt dem Ziel, dem Patienten die bestmögliche Anpassung an sein erlittenes Krankheitsschicksal zu ermöglichen (▶ Übersicht 2.2).

Eine professionelle Gesprächstechnik erlaubt dem Arzt, die Aufklärung und die Verständnisleistung des Patienten zu gestalten. Mit Hilfe verschiedener Fragetechniken kann und muss sich der aufklärende Arzt über den Stand der Aufklärung vergewissern. Rückfragen an den Patienten legen unverstandene Inhalte und Missverständnisse offen.

Zusammenfassend kann gesagt werden, dass

- Aufklärung ein Prozess ist, der sich in einzelnen Schritten vollzieht. Abhängig von der individuellen Situation des Patienten müssen ggf. mehrere Aufklärungsgespräche geführt werden,
- das Ziel der Aufklärung ist, das Verständnis des Patienten für seine Krankheit, für Komplikationen und mögliche Behandlungen zu erlangen,
- weitere Ziele die Symptomkontrolle und die Krankheitsverarbeitung sowie die Bewältigung des erlittenen Krankheitsschicksals im individuellen psychosozialen Umfeld des Patienten sind.

Übersicht 2.2

Inhaltliche Leitpunkte und formale Kriterien der Aufklärung

- Krankheit, Persönlichkeit und Belastbarkeit des Patienten bestimmen die Aufklärung,
- Keine Überforderung und keine Lügen,

- Wahrheit und Klarheit in der Diktion,
- Nutzen professioneller Gesprächstechnik seitens des Arztes (z. B. Rückfragen zur Abklärung möglicher Missverständnisse),
- Patient und Arzt begegnen sich im kommunikativen Prozess des Zuhörens, des Beobachtens, der gegenseitigen Rede,
- Gespräch in Form eines Dialogs.

2.2.2 Präoperatives Gespräch durch den Logopäden

> Beratung bezeichnet den Vorgang von Information, Orientierung und Klärung, Entscheidungshilfe und Empfehlung, Stützung und Begleitung angesichts einer belastenden Ratlosigkeit, Unsicherheit oder Hilflosigkeit. Sie ist zeitlich befristet und thematisch begrenzt. Sie findet, was die jeweilige Fragestellung angeht, meist zwischen Experte und Laie statt (Fengler 1993).

Cave

Bevor der Logopäde ein präoperatives Gespräch mit dem Patienten führt, sollte er sich vergewissern, dass diesem die Diagnose durch den Arzt mitgeteilt wurde, denn nur dieser ist dazu befugt.

In Abhängigkeit von der klinischen Situation findet vor der Operation ein Gespräch mit dem Logopäden statt. Da nicht an allen Kliniken, an denen Laryngektomien durchgeführt werden, Logopäden beschäftigt sind, haben nicht alle Patienten vor dem Eingriff die Gelegenheit, ein vorbereitendes Gespräch mit dem Logopäden führen zu können. Im optimalen Fall ist der Logopäde bei dem ärztlichen Gespräch dabei. So kann er im präoperativen Gespräch auf die Informationen aufbauen. Unter dem Schock der Diagnose haben die Betroffenen Schwierigkeiten, die vielen Informationen aufzunehmen. Sie filtern das für sie Erträgliche aus dem Gespräch heraus (Abschn. ▶ 2.1). Der Erkrankte und seine Angehörigen stehen noch unter dem Eindruck der Diagnose und der unmittelbar bevorstehenden Operation. Sie sind meist weit entfernt vom Verstehen der damit verbundenen Konsequenzen. So kann es passieren, dass Betroffene später davon überzeugt sind, von bestimmten Informationen „noch nie etwas gehört zu haben".

Fakultative Informationspunkte finden sich in der ▶ Übersicht 2.3.

Übersicht 2.3

Mögliche Inhalte des präoperativen Gespräches

- Vorstellung der Person und ihrer Funktion als Logopäde,
- Anamnese- und Befunderhebung (▶ Abschn. 5.2). Selbstverständlich werden nur die Daten erhoben, die präoperativ erfasst werden können,
- Logopädische Therapie: Stimmverlust ansprechen, aber zugleich Orientierung über Mittel und Wege der Möglichkeiten neuer Stimmgebung vermitteln,
- Aufzeigen der Konsequenzen anatomischer und funktioneller Veränderungen (ggf. Anschauungsmaterial bereithalten; ▶ Abschn. 3.1),
- Hilfsmittel (▶ Abschn. 3.4.4),
- Situation nach Aufwachen aus der Narkose (Notwendigkeit von Nährsonde, Infusion, Tracheostoma, Absauggerät erläutern; (▶ Abschn. 3.2),
- Kommunikationsstrategien für den Alltag anbieten (▶ Abschn. 6.1.1),
- Kontaktvermittlung zum Patientenbetreuer vom Selbsthilfeverband der Kehlkopflosen (▶ Abschn. 3.4.5),
- Ggf. Kontaktvermittlung zu Sozialarbeiter (▶ Abschn. 3.4.6),
- Evtl. Informationsbroschüren bereithalten.

Inhalte des Gespräches

Für die Herstellung des Kontaktes zwischen Patient und Therapeuten ist das präoperative Gespräch von großer Wichtigkeit. Die in ▶ Übersicht 2.3 genannten Punkte beziehen sich auf eine fachliche, innere Checkliste für den Therapeuten. Die Reihenfolge und der richtige Zeitpunkt zur Besprechung und umfassenden Aufklärung des Patienten richtet sich in jedem Fall nach dem Wunsch des Patienten und seiner momentanen Belastbarkeit. Der Patient ist vor der Operation in der Lage, wie gewohnt zu kommunizieren. In der Regel befindet er sich in einer psychischen Ausnahmesituation. Das empathische Gespräch mit dem Therapeuten kann als sehr hilfreich empfunden werden und zum Aufbau der therapeutischen Beziehung beitragen. Aber auch offene Ablehnung wie „*Was wollen SIE denn jetzt?*", über „*… ich weiß noch nicht, ob ich mich operieren lasse.*" bis zu ganz offen gezeigter Verzweiflung „*Bitte helfen Sie mir …*" sowie sachliche, äußerlich ganz ruhige Gesprächssituationen sind möglich. Wenige Patienten lehnen ein Beratungs- und Gesprächsangebot zu diesem Zeitpunkt ab. Auch dieser Wunsch sollte respektiert werden. Folgende Hinweise können eine vertrauensvolle Gesprächsentwicklung und Kontaktaufnahme unterstützen:

- sich Zeit nehmen und wenn möglich Dauer des Gesprächs offen halten,
- sehr bewusst auf den Patienten eingehen und ihn aussprechen lassen,
- sich auf mögliche Reaktionen wie Trauer, Weinen, Wut, Aggression einstellen und diese nicht bewerten,
- Gesprächsmöglichkeit für Patienten mit und ohne Angehörige schaffen.

Wenn ein Gespräch mit Patient und Angehörigen jeweils allein stattfindet, haben beide die Möglichkeit, ihren Gefühlen und Ängsten ohne gegenseitige Rücksichtnahme freien Lauf zu lassen, denn auch die Angehörigen befinden sich in einer belastenden Situation (▶ Abschn. 3.3.2).

An dieser Stelle ist es notwendig darauf hinzuweisen, wie wichtig es für Therapeuten ist, sich mit dem eigenen Standpunkt zu Themen wie Krebserkrankung, Sterben und Tod auseinanderzusetzen, um Projektionen auf den Betroffenen oder Unverständnis für seine Situation zu vermeiden.

» Mitunter verursacht eine bestimmte Krankheitssituation eine starke emotionale Beteiligung. Dann muss der Logopäde in der Lage sein, eine kritische Distanz zu dem Geschehen aufrecht zu halten, da er sonst nicht mehr die für den Patienten richtigen therapeutischen Entscheidungen treffen kann (Spiecker-Henke 1997, S. 6).

2.2.3 Radiatio/Radiochemotherapie

Die Strahlentherapie (Radiatio) ist eine lokale Therapieform in der Behandlung des Larynxkarzinoms. Neben den anderen Möglichkeiten, die dem Arzt zur Bekämpfung der Krebserkrankung zur Verfügung stehen (Operation, Chemotherapie), kann die Bestrahlung je nach Lokalisation und Ausmaß des Tumors entweder alleinige, bei primärer Behandlung oder mit anderen Verfahren (z. B. Laryngektomie) kombinierte Therapiemöglichkeit sein. Die Wirksamkeit der Strahlen kann durch die zusätzliche Gabe von Chemotherapeutika deutlich verbessert werden (Radiochemotherapie), wodurch die Bestrahlung nicht mehr nur eine lokale Behandlung ist. Die alleinige Bestrahlung bleibt heute besonderen Indikationen (z. B. Patienten mit eingeschränkter Nierenfunktion) vorbehalten.

Ziel

Das Ziel der Strahlentherapie ist die vollständige Erfassung der Krebszellen in der jeweilig betroffenen Körperregion und die komplette Zerstörung des malignen Gewebes.

Die Zellen des bestrahlten Körperbereiches nehmen während der Bestrahlung Energie auf, die schließlich zur Zerstörung der Zellen durch Schädigung der Erbsubstanz führt. Die ionisierenden Strahlen (Gammastrahlen) schädigen jedoch nicht nur tumoröse Zellen, sondern auch das gesunde Gewebe. Zugrunde gegangene nicht tumoröse Zellen regenerieren sich jedoch weitgehend im Verlauf nach der Radiatio.

Kleinere Tumoren sollen bei einer primären oder kurativen Radiatio komplett zerfallen. Eine Operation ist dann nicht notwendig (z. B. Glottiskarzinome, $T_{1\text{-}2}$).

Bei der adjuvanten (ergänzenden/unterstützenden) Strahlentherapie handelt es sich um eine Unterstützung der Krebsbehandlung. Auf eine Operation erfolgt eine bestimmte Strahlendosis, wobei die Gesamtdosis bei der adjuvanten Radiatio geringer ist als bei der primären Bestrahlung.

Indikation

Wie bereits erwähnt, handelt es sich bei den Larynxtumoren zu ca. 95 % um Plattenepithelkarzinome, die auf eine radiologische Therapie sehr gut ansprechen.

Die 5-Jahres-Überlebensrate bei der primären Strahlentherapie ist bei T_1 und T_2 Larynxkarzinomen den Zahlen bei alleiniger Operation vergleichbar. Heutzutage ist diese Behandlung allerdings älteren Patienten, Patienten mit hohem Operationsrisiko oder nicht Operationswilligen vorbehalten.

Alle anderen Patienten werden im Normalfall einer Operation zugeführt, da die Resektion transoral mit dem Laser ohne große Belastung für den Patienten möglich ist. Sollte es nach der Operation zu einem Rezidiv (Wiederkehr) kommen, besteht immer noch die Möglichkeit einer primären oder adjuvanten Radiatio oder Radiochemotherapie. Die Operationsmöglichkeiten sind allerdings bei einem Rezidiv nach primärer Bestrahlung durch strahlenbedingte Wundheilungsstörungen mit möglicher Fistelbildung (nicht geschlossener, ungewollter Wundkanal) eingeschränkt. Beim jungen Patienten sollte eine primäre Radiatio vermieden werden, wegen der Möglichkeit der Entwicklung eines strahleninduzierten Malignoms im Bestrahlungsgebiet als Spätkomplikation einer Bestrahlung.

Durchführung

In einem Tumorboard (Tumorkonferenz) stellen Strahlen- und HNO-Arzt gemeinsam die Indikation zur Strahlentherapie. Für die Dauer der Strahlenbehandlung wird das exakte Bestrahlungsfeld auf der Haut markiert. Zusätzlich erfolgt die Anpassung einer Gesichtsmaske, um die zu bestrahlende Körperregion zu fixieren. Hierzu werden anhand der Computertomografie die Strahlenfelder computergestützt geplant. Die Maßeinheit Gray beschreibt die Höhe der Bestrahlungsdosis. Für eine primäre Strahlentherapie sind ca. 70 Gray im Tumorgebiet notwendig. In der Regel 5-mal pro Woche erfolgt die zumeist ambulante Therapie in Einzeldosen über einen Zeitraum von ca. 6 Wochen. Da die Strahlen nur während der Zellteilung wirksam sein können, wird die Bestrahlungsdauer über diesen langen Zeitraum gedehnt, um möglichst viele Zellteilungen bestrahlen zu können. Durch das gleichzeitige Anwenden einer Chemotherapie kann der Effekt der ionisierenden Strahlen verstärkt werden, man spricht dann von einer Radiochemotherapie.

Nebenwirkungen

Die hochwirksamen Strahlen führen mit zunehmender Dosis zu Begleiterscheinungen, unter denen die Patienten mehr oder weniger leiden. Im Allgemeinen sind die strahlenbedingten Veränderungen vorübergehend, dagegen bleiben einige jedoch langfristig bestehen.

Eine einfühlsame und informative Aufklärung vor und während der Bestrahlung durch den behandelnden Strahlentherapeuten kann dem Patienten die Situation erheblich erleichtern. Rein subjektiv werden die Nebenwirkungen als weniger beeinträchtigend empfunden, wenn der Patient wegen der Wirksamkeit der Therapie eine positive Grundhaltung einnehmen kann.

Während einer Bestrahlung können Nebenwirkungen folgender Art auftreten:

- Wundheilungsstörungen, Nekrosen, Fisteln und Verbrennungen der Haut,
- Veränderungen im Kieferbereich,
- schmerzhafte Schleimhautentzündungen,
- Ödeme der laryngealen Weichteile,
- Schwellungen der Halsweichteile und
- Veränderung der Stimmqualität.

Nach der Bestrahlung können individuell unterschiedliche Folgen zurückbleiben:

- trockene Schleimhaut,
- Ödem von Larynx, Hals und ggf. Gesicht,
- Veränderung der Stimme (bedingt durch das Ödem),
- Pigmentveränderungen der Haut,
- Wundheilungsstörung bei einer Operation im bestrahlten Gewebe mit Gefahr einer Fistelbildung,
- Gefahr von strahleninduzierten Tumoren auch nach Jahren und
- Fibrose und Verhärtung des Bindegewebes mit der Folge einer Dysphagie.

Ausführlichere Informationen zu den Nebenwirkungen der Strahlentherapie, die Konsequenzen für die logopädische Therapie mit sich bringen, werden in ▶ Abschn. 3.7.1 gegeben.

Exkurs

Eine weitere Bestrahlungstechnik stellt die intensitätsmodulierte Strahlentherapie (IMRT) dar. Durch den in der Strahlentherapie verwendeten prozessorgesteuerten Lamellenkollimator können kleinere bzw. irreguläre Felder aus möglichst vielen Einstrahlrichtungen mit irregulären Strahlenintensitäten bestrahlt werden. Unter bestmöglicher Schonung der Risikoorgane ist somit eine exakte Anpassung der Dosisverteilung an das Zielvolumen möglich, in dem sich die tumorösen Zellen befinden. Damit lassen sich Nebenwirkungen der Behandlung reduzieren (Milanovic et al. 2004).

In den letzten Jahren hat neben der Resektion, der Bestrahlung und der zytostatischen Behandlung eines Tumors die Bedeutung der Immuntherapie (Immunonkologie) in Forschung und Behandlung zugenommen. Diese vierte Säule der Krebstherapie zielt darauf ab, durch die körpereigene Immunabwehr, tumorfördernde Komponenten zu neutralisieren und tumorhemmende Anteile zu stärken. So wird zum Beispiel die Blockade oder die Stimulation von Immun-Checkerpoint-Rezeptoren auch bei der Behandlung von Kopf- und Halstumoren zukünftig Bestandteil der Therapie sein.

2.2.4 Teilresektion/minimalinvasive Verfahren

Die totale Laryngektomie ist die ultima ratio. Sie wird erst vorgesehen, wenn alle anderen Möglichkeiten wie Bestrahlung, Radiochemotherapie, Kehlkopfteilresektionen bzw. minimalinvasive Verfahren nicht den nötigen Erfolg bringen oder nicht möglich sind. Allein wegen der tiefgreifenden Veränderungen nach einer Kehlkopfentfernung versuchen Ärzte, kehlkopferhaltend zu therapieren.

In den letzten Jahren sind zu den herkömmlichen Teilresektionen minimalinvasive Verfahren gekommen, die erst durch die Nutzung der Lasertechnik möglich wurden. Als kleinste aller Teilresektionen stellt sich die endoskopische Resektion dar. Hierbei werden transoral verschiedene Mikrowerkzeuge in den Bereich des Kehlkopfes eingeführt. So können dort Biopsien durchgeführt, Präkanzerose)n, kleine Mikrokarzinome, ggf. auch T_3-Karzinome endoskopisch reseziert werden (Dietz et al. 2007).

2.2.5 Totale Laryngektomie

Trotz der Bemühungen, organerhaltend zu therapieren, sei es durch Kehlkopfteilresektionen oder durch Bestrahlungen und/oder Chemotherapie, ist laut Dietz et al. (2007) in besonderen Fällen die totale Laryngektomie indiziert:

- bei supraglottischen Karzinomen mit ausgedehntem Wachstum in den Zungengrund,
- glottischen Karzinomen mit Befall beider Aryknorpel, ausgedehntem beidseitigen Befall mit beidseits aufgehobener oder eingeschränkter Stimmlippenbeweglichkeit,

- Einbruch in die Umgebung,
- Durchwachsung des Knorpelskeletts,
- Übergreifen von Hypopharynxkarzinomen,
- bei Resttumoren nach strahlentherapeutischer oder chirurgischer Behandlung und
- als Salvage-Operation (Rettungschirurgie): dies bedeutet, dass bei vorangegangenen fehlgeschlagenen Behandlungsmethoden der Kehlkopf lebensrettend entfernt werden muss.

Vereinzelt ist eine Laryngektomie nach traumatischen Ereignissen (Autounfall, Strangulation) sowie nach funktionellem Misserfolg bei Kehlkopfteilresektion nötig. Bei Letzterem werden die Vor- und Nachteile abgewogen. So kann eine totale Laryngektomie z. B. bei hochgradigen Schluckstörungen (Dysphagien) mit schwerwiegenden Aspirationsproblemen im Sinne der Verbesserung der Lebensqualität sinnvoll sein. Die Einschränkung der Kommunikationsfähigkeit wird hierbei in Kauf genommen, wenn gleichzeitig Nahrungsaufnahme ermöglicht und immer wiederkehrende Lungenentzündungen (Pneumonien) vermieden werden können.

Besonders deutlich werden die Operationsschritte der totalen Laryngektomie nach dem von Kleinsasser (1987) beschriebenen Verfahren:

- Kleinsasser bevorzugt am Beginn der Laryngektomie einen sogenannten Schürzenlappenschnitt (◘ Abb. 2.1). Der Schnitt kann, wenn zusätzlich eine Halsweichteilausräumung (Neck dissection) durchgeführt wird, nach lateral und nach oben entsprechend verlängert werden,
- Präparation des Haut-Platysma-Lappens; sorgfältige Unterbindung (Ligatur) der unter der Haut liegenden (subkutanen) Venen,
- Darstellung des Kehlkopfes,
- Die prälaryngealen Muskeln werden an ihren Ansätzen reseziert. Der mittlere Anteil der Schilddrüse wird entfernt,
- Darstellung der Trachea (◘ Abb. 2.2) nach Durchtrennung des Schilddrüsenisthmus,
- Nach Unterbindung der oberen und unteren Larynxgefäße wird der Larynx zur Seite gedreht und die Konstriktormuskulatur vom Schildknorpel abgetrennt,
- Ablösen der Schildknorpeloberkante vom Ligamentum hyothyreoideum,
- Auslösen des Oberrandes des Zungenbeines,
- Absetzen des Kehlkopfes von der Trachea und Anlegen des Tracheostomas

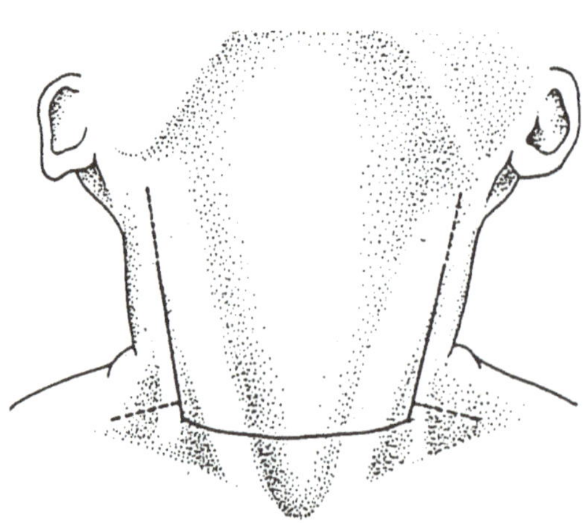

◘ **Abb. 2.1** Schürzenlappenschnitt. (Aus Kleinsasser 1987)

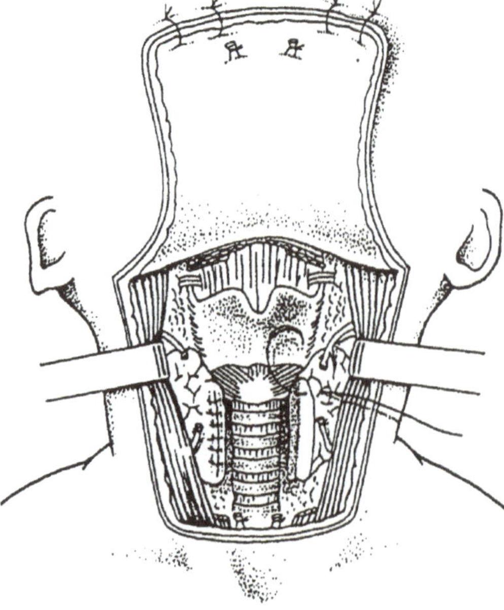

◘ **Abb. 2.2** Darstellung der Trachea nach Entfernung des Schilddrüsenisthmus. (Aus Kleinsasser 1987)

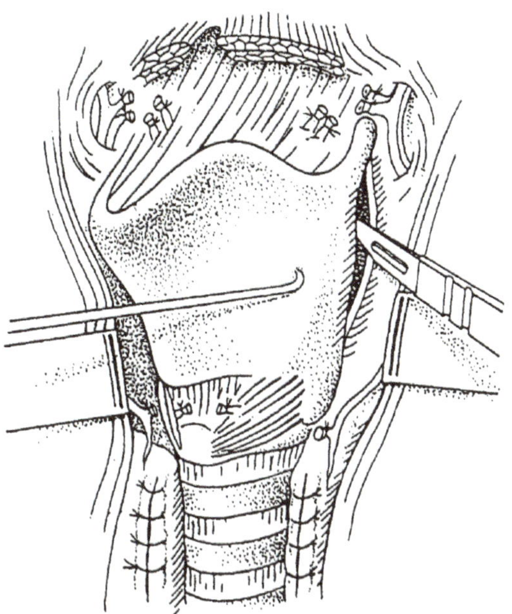

Abb. 2.3 Abtrennung des Larynx. (Aus Kleinsasser 1987)

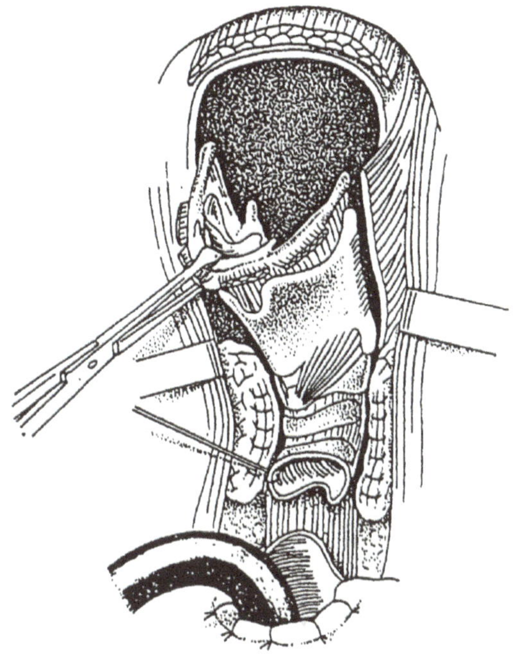

Abb. 2.4 Entfernung des Kehlkopfes. (Aus Kleinsasser 1987)

(Abb. 2.3). Einnähen der Trachea an den unteren Hautrand. Das hintere Gewebe wird später mit dem Schürzenlappen vernäht,

- Intubation durch das Tracheostoma. Die Sinus piriformes sind ausgelöst; der Kehlkopf kann nun entfernt werden (Abb. 2.4),
- Eine nasogastrale Sonde wird eingelegt (Abb. 2.5),
- Beginn der Pharynxnaht (Abb. 2.6),
- Nach Anlegen von Saugdrainagen wird das Tracheostoma komplettiert. Der untere Teil des Schürzenlappens bildet den Oberteil des Luftröhrenschnittes (Abb. 2.7),
- Dieses dargestellte Operationsverfahren stellt ein Standardverfahren dar, welches in Abhängigkeit des Operateurs modifiziert wird. So wird beispielsweise die Anlage des Tracheostomas getrennt vom Schürzenlappenschnitt durchgeführt, damit es durch die Narbenbildung nicht zu unerwünschten narbigen Verziehungen am Tracheostoma kommt (stimmprothese.com 2018).

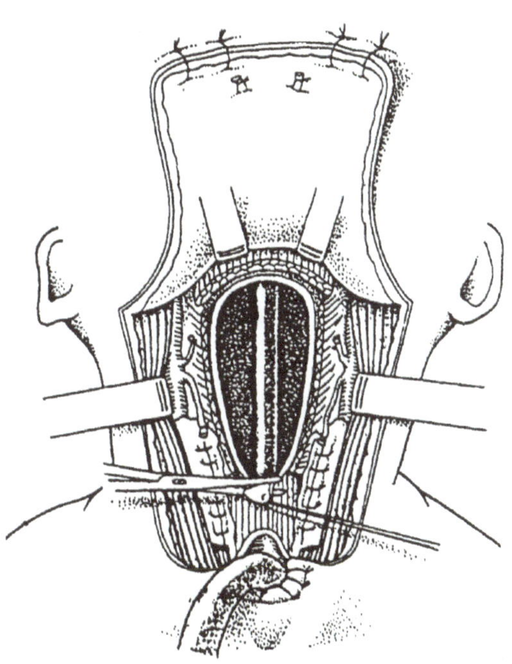

Abb. 2.5 Nährsonde. (Aus Kleinsasser 1987)

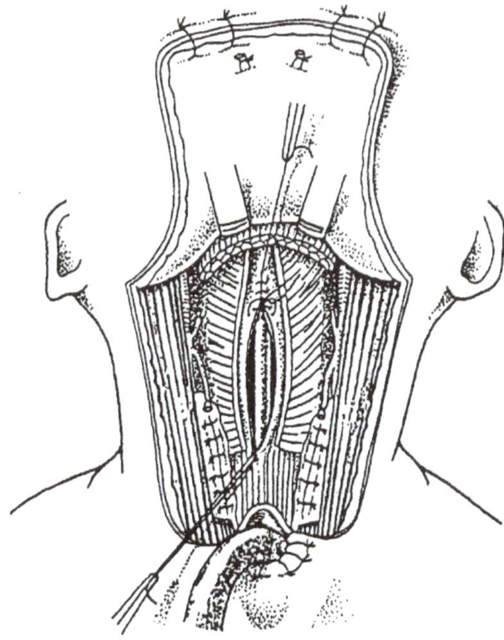

Abb. 2.6 Pharynxnaht. (Aus Kleinsasser 1987)

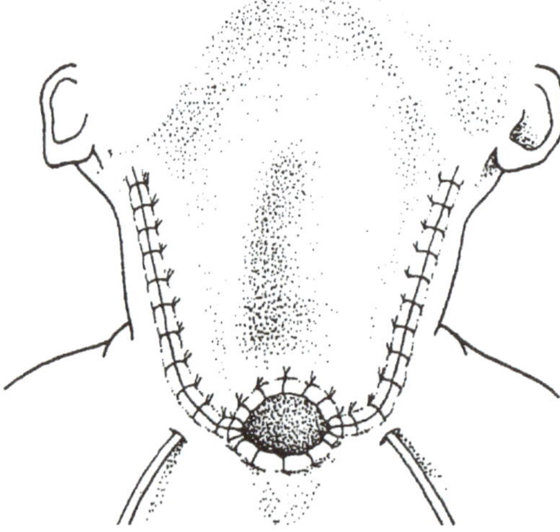

Abb. 2.7 Komplettierung des Tracheostomas/Abschluss der Operation. (Aus Kleinsasser 1987)

Operationsbedingte Schädigungen

Beim Hypopharynxkarzinom werden zusätzlich zur Entfernung des Kehlkopfes auch Teile des Pharynx reseziert. Dadurch kann es postoperativ aufgrund von Narbenbildung und Substanzverlust zu Verengungen des Pharynxlumens kommen. Dies kann sich in einer Dysphagie und in Problemen mit dem Erlernen der Ösophagusstimme äußern. Solche Probleme sind bei der pharynxerhaltenden reinen Laryngektomie seltener. Aber sie kommen auch vor und sind eher durch eine Hypertonie oder Spastik der Pharynxmuskulatur bedingt. Aus diesem Grund führen viele Operateure zusätzlich zu den oben aufgeführten Schritten der Kehlkopfentfernung eine Myotomie/Neurektomie durch.

Myotomie/Neurektomie

Bei der Myotomie handelt es sich um eine Spaltung des M. constrictor pharyngeus inferior. Bei optimaler Durchführung sind die Spannungsverhältnisse einerseits locker genug, um gute Voraussetzungen für die anschließende Anbahnung der Ersatzstimmtechnik zu schaffen, andererseits hoch genug, um eine Refluxproblematik zu vermeiden. Bei der Neurektomie werden Teile des innervierenden Nervengeflechtes durchtrennt. Hierbei kommt es zu einem ähnlichen Ergebnis.

Tipp

Bereits anamnestisch sollte abgeklärt werden, ob eine Myotomie/Neurektomie durchgeführt wurde. Meistens können Patienten zu dieser Frage keine Stellung nehmen. In diesem Fall sollte der Operationsbericht eingesehen werden. Häufig ist bei fehlender Myotomie/Neurektomie zu beobachten, dass die Probleme bei der Speiseröhrenstimmanbahnung mit einer Schluckstörung einhergehen. Sind beide Problemfälle durch unterstützende logopädische Maßnahmen (► Abschn. 6.2) nicht oder kaum zu beeinflussen, kann eine Myotomie/Neurektomie nachträglich durchgeführt werden.

Für die Stimmrehabilitation ist die Durchführung einer Myotomie/Neurektomie aus logopädischer Sicht immer sinnvoll.

Komplikationen der totalen Laryngektomie

▪ Pharynxfistel

Die häufigste Komplikation stellt die Pharynxfistel dar. Hierbei handelt es sich um eine Wundheilungsstörung, d. h. eine nicht abgeschlossene Heilung im Bereich der Operationsnähte, wodurch eine Verbindung vom Pharynx an die Hautoberfläche des Halses bestehen bleibt. Hierdurch können Speichel und flüssige Nahrung nach außen treten. Zur Kontrolle, ob sich eine Fistel gebildet hat, wird vor dem Entfernen der nasogastralen Sonde, ca. am 10. postoperativen Tag, ein Schluckversuch mit gefärbtem Wasser durchgeführt. Bei kleineren Fisteln genügt es, die Nährsonde zu belassen, bis sie sich spontan verschlossen hat. Persistierende und größere Fisteln erfordern eine operative Halsrevision: Die Öffnung im Pharynx muss übernäht werden und größere Hautdefekte an der Halsvorderseite werden durch Hautschwenklappen, z. B. meist aus der Brustgegend entnommen, sog. Pectoralislappen, geschlossen.

▪ Postoperatives Delirium

Bei Alkoholikern ist ein postoperatives Delirium tremens möglich. Zur Vermeidung können mit der Sondennahrung auch Alkoholika gegeben werden. Darüber hinaus stehen pharmakologische Wirkstoffe (z. B. Clomethiazol) zur Verfügung, deren Gabe über die nasogastrale Sonde erfolgt.

Exkurs

Historie der Laryngektomien

- Durchführung erster Tracheotomien schon im alten Ägypten,
- 1866 Durchführung der ersten Laryngektomie durch Watson in den USA an einer Syphilisleiche,
- 1870 Durchführung von Kehlkopfentfernungen an Hunden durch Czerny mit dem Versuch, durch den Einsatz von Kanülen eine tönende Stimme wiederzugeben,
- 1873 erste Kehlkopfentfernung bei einer Tumorerkrankung durch Billroth in Wien, ebenfalls mit dem Versuch, über eine speziell angefertigte Kanüle Stimmgebung zu ermöglichen,
- Nach der Operation von Billroth versuchen z. B. Gussenbauer und Irvine-Fould mit Hilfe von modifizierten Trachealkanülen „künstliche Kehlköpfe" herzustellen, die eine Stimmgebung ermöglichen sollen. Aufgrund der Aspirationsgefahr, der erhöhten Sekretbildung und/oder anderer technischer Probleme setzen sich diese nicht durch,
- In der Zeit von 1958 bis in die späten 70er-Jahre des 20. Jahrhunderts versuchen Operateure wie Conley, Asai, Komorn, Amatsu u. a. durch Bildung einer Verbindung zwischen Luft- und Speiseröhre körpereigene Stimmgebung zu ermöglichen (Hautschlauchprinzip). Hierbei kann die Lungenluft genutzt werden, um den Eingangsmuskel der Speiseröhre in Schwingung zu versetzen und somit zur Phonation nutzbar zu machen. Die Stimmergebnisse sind zumeist gut, jedoch kommt es ebenso häufig zu Aspirationen von Speichel, Flüssigkeit und Nahrung und zu Verwachsungen,
- 1977 versuchen Staffieri und seine Mitarbeiter durch Bildung einer Fistel zwischen Luft- und Speiseröhre ebenfalls körpereigene Stimmgebung zu ermöglichen. Die Fistel hat Ventilfunktion, wodurch Aspiration verhindert werden soll. Bei Verschluss des Tracheostomas während der Ausatmung wird sie durch Überdruck geöffnet. Die Luft gelangt in den Hypopharynx und den Ösophagussphinkter. Tongebung wird so möglich. Trotz der guten stimmlichen Ergebnisse setzt sich diese Operationsmethode bis auf wenige Ausnahmen wegen der häufig auftretenden Aspiration nicht durch,
- 1979/80 Einsetzen von gewebeverträglichen Einwegventilen (Shunt-Ventilen) durch Blom und Singer. Dieses Ventil wird in die Verbindung zwischen Luft- und Speiseröhre eingesetzt und ermöglicht einerseits das Umlenken der Lungenluft in die Speiseröhre und verhindert andererseits den Übertritt von Flüssigkeit und Nahrung in die Luftröhre. Hierbei zeigen sich gute stimmliche Ergebnisse. Gleichzeitig ist auch das Problem der Aspiration eingeschränkt,
- Heute werden Kehlkopfentfernungen mit oder ohne Einsatz eines Shunt-Ventils durchgeführt, wobei der Anteil der mit Shunt-Ventil versorgten Patienten zunimmt. Bis in die heutige Zeit wird an der Verbesserung der Shunt-Ventil-Technik gearbeitet.

2

Fazit

Indikation zur Laryngektomie

- Wachstum in den Zungengrund,
- Befall beider Aryknorpel,
- Einbruch in die umgebenden Strukturen,
- Durchwachsung des Knorpelskeletts,
- Übergreifen eines Hypopharynxkarzinoms,
- Resttumoren nach strahlentherapeutischer oder chirurgischer Behandlung,
- funktioneller Misserfolg bei Kehlkopfteilresektionen mit Aspiration und
- selten nach traumatischen Ereignissen.

Komplikationen

- Pharynxfistel,
- postoperatives Delirium tremens und
- Operationsmortalität.

Myotomie/Neurektomie schaffen gute Voraussetzungen für die anschließende Ösophagusstimmanbahnung.

2.2.6 Chirurgische Stimmrehabilitation

Seit den ersten Kehlkopfentfernungen wurde versucht, mit chirurgischen Maßnahmen Stimmgebung zu ermöglichen. Alle Versuche, apparativ auf Basis von Trachealkanülen mit zur Tonerzeugung eingebautem Membransystem eine Ersatzstimme zu erzeugen, waren nicht erfolgreich. Die phonatorischen Ergebnisse waren unbefriedigend. Es kam zu erhöhter Sekretbildung und hygienischen Problemen aufgrund der schlechten Reinigungsmöglichkeiten. Darauf folgten Infektionen. Daher hat sich die chirurgische Stimmrehabilitation im Laufe des 20. Jahrhunderts dahingehend entwickelt, dass unter Verzicht auf eine aufwändige Apparatur eine Verbindung (Shunt, Punktion, Fistel) zwischen Trachea und Hypopharynx (oder Ösophagus) geschaffen wurde. Unter Verschluss des Tracheostomas wird Lungenluft zu den stimmgebenden Segmenten umgelenkt.

Schwerpunktmäßig wurden in den 70er- und 80er-Jahren die Verfahren modifiziert.

In ◘ Abb. 2.8 werden das gemeinsame Funktionsprinzip und die Unterschiede zwischen den wichtigsten Operationstechniken deutlich.

Die phonatorischen Ergebnisse waren oft zufrieden stellend. Aufgrund häufig auftretender Problematik setzten sich diese Techniken jedoch nicht durch.

Primäre chirurgische Stimmrehabilitation

Erst durch die Entwicklung von Shunt-Ventilen konnten die Probleme des Verschluckens weitgehend gelöst werden. Diese Einwegventile sorgen dafür, dass die Lungenluft durch das Ventil in die Speiseröhre gelangen kann, um dort die stimmgebenden Segmente in Schwingung zu versetzen. Umgekehrt wird ein Durchdringen von Flüssigkeit und Nahrung während des Schluckens bei gut sitzendem Ventil verhindert.

> **Bei der chirurgischen Stimmrehabilitation wird zwischen primärer und sekundärer Punktion unterschieden.**

Bei der primären Technik wird bereits während der Laryngektomie, nach dem Herauslösen des Kehlkopfes, mit einem speziellen Punktionsinstrumentarium eine Verbindung zwischen Luft- und Speiseröhre (tracheoösophagealer Shunt) geschaffen. In diese wird ein Ventil eingesetzt. Die Punktion zwischen Trachea und Ösophagus sollte in einem 45°-Winkel gegenüberliegend der Tracheostomaöffnung erfolgen, damit die erforderlichen hygienischen Maßnahmen vonseiten des Patienten leichter durchgeführt werden können und auch der Shunt-Ventil-Wechsel problemlos verlaufen kann. Einhergehend mit der primären Punktion sollte eine Myotomie oder Neurektomie (► Abschn. 2.2.5) zur Verbesserung des Stimmerfolges durchgeführt werden.

Nach guter Wundheilung und Ziehen der nasogastralen Sonde kann der Patient ca. am 10. postoperativen Tag die ersten Stimmversuche vornehmen: Hierbei wird das Tracheostoma bei der Ausatmung meist mit dem Daumen verschlossen. So nimmt die Luft aus der

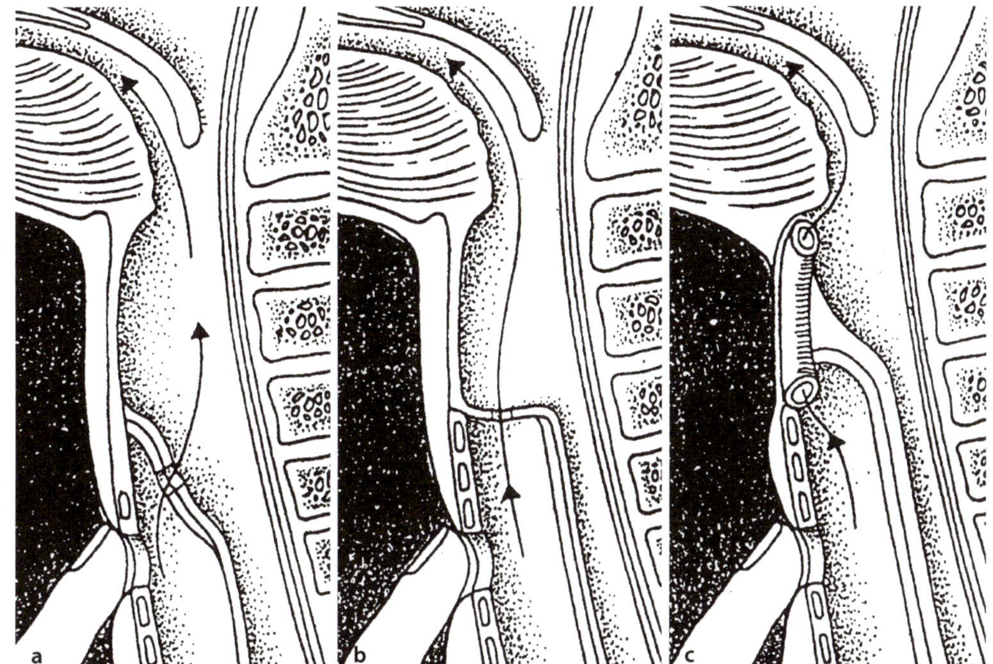

Abb. 2.8 Stimmrehabilitation ohne Ventil. **a** Operationstechnik nach Amatsu, **b** Operationstechnik nach Staffieri, **c** Operationstechnik nach Asai (Aus Kleinsasser 1987)

Lunge den Weg durch die Luftröhre und das Ventil in die Speiseröhre. Dort versetzt sie den oberen Ösophagussphinkter und die umgebende Schleimhaut in Schwingung.

> **Der Tongenerator ist bei der Shunt-Ventil-Methode derselbe wie bei der Klassischen Speiseröhrenstimme, nur die Luftquelle ist eine andere.**

Hermann (1998) und andere unterstützen zusätzlich die stimmlichen Ergebnisse durch operatives Anlegen eines stimmgebenden Segmentes (Neoglottis). Bei der sog. Laryngoplastik nach Hagen wird unter Einsatz eines mikrovaskularisierten Unterarmlappens eine Neoglottis konstruiert.

Die Entscheidung für eine Anlage des Shunts wird in den meisten Fällen gemeinsam von Arzt und Patient getroffen. Folgende notwendige Voraussetzungen sollten erfüllt sein:

- Einwilligung (Compliance) des Patienten,
- guter Allgemeinzustand,
- gute Herz-Kreislauffunktion,
- ausreichende motorische und visuelle Fähigkeiten (▶ Abschn. 9.2) und
- keine ausgedehnten Bestrahlungsfolgen.

Sekundäre chirurgische Stimmrehabilitation

Jede Punktion, die in einem zeitlichen Abstand zur Kehlkopfentfernung erfolgt, wird als sekundäre Punktion bezeichnet. Sie kann bei Erfüllen bestimmter Voraussetzungen jederzeit durchgeführt werden. Die meisten Patienten entscheiden sich zu diesem Schritt, wenn sie aus unterschiedlichen Gründen die Klassische Ösophagusstimme nicht in ausreichender Qualität oder gar nicht erlernen konnten (z. B. bei Zungengrundtumor). Hierbei muss genau beobachtet werden, welche Gründe zu diesem „Misserfolg" geführt haben, da genau diese Gründe für die Shunt-Ventil-Ösophagusstimme ebenfalls hinderlich sein können. Die häufigste Ursache sind hypertone Verhältnisse in der Schlundmuskulatur (M. constrictor pharyngeus inferior). In diesem Falle könnte eine Myotomie/Neurektomie durchgeführt werden. Um die Indikation zur Myotomie/Neurektomie abzuklären, sollten folgende Untersuchungen durchgeführt werden:

- Ösophagusbreischluck und
- Blom-Singer-Insufflationstest.

Heutzutage wird eher eine Tonussenkung mittels Botulinumtoxin-Injektion bevorzugt (▶ Abschn. 9.3.1)

Blom-Singer-Insufflationstest

Um die Spannungsverhältnisse im Sphinkter zu messen, wird ein Gummischlauch über die Nase und den Pharynx in die Speiseröhre eingeführt, sodass sich die Öffnung des dorsalen Endes unterhalb des Sphinkters befindet.

Am anderen Ende befindet sich ein Ring, der auf das Tracheostoma aufgeklebt und mit dem Daumen verschlossen wird, sodass die Lungenluft durch das Schlauchsystem in die Speiseröhre geleitet wird (Insufflation). Der Patient ist aufgefordert, einen Vokal zu phonieren. Bei einer Tonhaltedauer über 8 Sekunden ist keine Myotomie/Neurektomie notwendig, da die Muskulatur sich als entsprechend schwingungsfähig erweist.

Bei der Durchführung der sekundären Punktion unter Vollnarkose wird mit einem Punktionsinstrument und einem in der Speiseröhre liegenden Ösophaguskop ein tracheoösophagealer Shunt geschaffen, in das ein Shunt-Ventil gesetzt wird. Ein erster Stimmversuch (▶ Abschn. 9.5) erfolgt analog der primären Punktion nach ca. 10 Tagen.

2.2.7 Halsweichteilausräumung (Neck dissection)

Um die Gefahr der weiteren Tumorausbreitung zu verhindern, wird je nach Befund neben der totalen Kehlkopfentfernung eine Halsweichteilausräumung (Neck dissection) durchgeführt. Hier wird unterschieden zwischen funktioneller (konservativer, selektiver) und radikaler Neck dissection sowie verschiedenen Modifikationen beider Vorgehensweisen.

Funktionelle Neck dissection

Entfernt wird im Lymphabflussgebiet das Fett- und Bindegewebe unter Einschluss des lymphatischen Gewebes bei Erhalt sämtlicher anderer Strukturen wie Nerven, Gefäße und Muskulatur. Bei nicht vorhandenen Metastasen in den Halslymphknoten dient die funktionelle Neck dissection dem Staging, um eventuelle Mikrometastasen zu erfassen. Bei präoperativ nachgewiesenen Lymphknotenmetastasen werden diese entfernt.

Radikale Neck dissection

Die radikale Neck dissection wird heute nur noch in Ausnahmefällen bei Lymphknotenmetastasen mit Kapsel überschreitendem Wachstum in die angrenzenden Weichteile durchgeführt. Die angrenzenden infiltrierten Strukturen werden mit entfernt: am häufigsten sind Teile des M. sternocleidomastoideus oder digastricus, des N. accessorius oder N. hypolossus betroffen. In Abhängigkeit von den entfernten Strukturen (◘ Tab. 2.1) zeigen sich neben funktionellen dann auch ästhetische Folgen:

- eine nach vorne innen rotierte, hängende Schulter,
- asymmetrische, verkleinerte Halskontur auf der betroffenen Seite sowie,
- eingeschränkte Kopfbeweglichkeit.

Die radikale Neck dissection mit Entfernung der V. jugularis kann nur auf einer Halsseite durchgeführt werden. Dabei ist die Kombination mit einer funktionellen Halsweichteilausräumung auf der anderen Seite möglich.

Tab. 2.1 Funktionelle Auswirkungen der radikalen Neck dissection

Entfernte(s) Struktur/Organ	Funktionelle Auswirkungen
M. sternocleidomastoideus	Eingeschränkte bis aufgehobene Drehung des Kopfes zur Gegenseite, eingeschränkte bis aufgehobene Neigung zur gleichen Seite
Speicheldrüsen	Mundtrockenheit
N. accessorius	Hebung des Armes über die Schulterlinie ist eingeschränkt bis nicht möglich
Schilddrüse	Wesens- und Verhaltensänderungen durch veränderten Hormonspiegel möglich
V. jugularis	Keine Auswirkungen. Blutversorgung erfolgt durch die Gegenseite
N. hypoglossus	Zunge weicht zur gelähmten Seite ab, Nahrungsreste verbleiben im Vestibulum oris (Mundvorhof)

Fazit

Zur optimalen Behandlung wird vorausgesetzt, dass der Patient durch den Arzt und den Logopäden über die zu erfolgenden medizinischen Schritte aufgeklärt wird. Die möglichen Behandlungsverfahren und ihre Kombinationen (primäre Bestrahlung, Radiochemotherapie, Teilresektion, totale Laryngektomie) werden nach Indikationslage angewendet. Häufig kommt es bei der totalen Laryngektomie zum Einsatz eines Shunt-Ventils (chirurgische Stimmrehabilitation). Hierbei wird zwischen primärer und sekundärer Punktion unterschieden.

Literatur

Dietz A, Keilholz U, Flentje M (2007) Organerhalt bei Larynx- und Hypopharynx-Karzinomen. Onkologe 13:118–128

Fengler J (1993) Strategien der Beratung. Paper zum Vortrag, Jahresfortbildungstagung des Deutschen Bundesverbandes für Logopädie

Freudenberg E (1990) Der Krebskranke und seine Familie. TRIAS-Thieme Hippokrates-Enke, Stuttgart

Hermann IF (1998) Chirurgische Stimmrehabilitation nach Laryngektomie. In: Panje W, Herberhold C (Hrsg) Kopf- und Hals-Chirurgie, Bd 3. Thieme, Stuttgart/New York

Kleinsasser O (1987) Tumoren des Larynx und des Hypopharynx. Thieme, Stuttgart

Kuschnik L (1999) Lebensmut in schwerer Krankheit. Kösel, München

Marek A (2002) Die Bedeutung der Partnerschaft für die Bewältigung der Laryngektomie. Vortrag auf dem Intensiv-Stimmrehabilitationsseminar des Institutes für Rehabilitation Laryngektomierter, Olpe

Milanovic D, Lohr F, Götte K, Dobler B, Hermann B, Hörmann K, Wenz F (2004) Intensitätsmodulierte Bestrahlung (IMRT) von Kopf-Hals-Tumoren. HNO 52:729–736

Schmidt H (1986) Ängste des Krebspatienten – Ängste des Therapeuten. In: Kattenbeck G, Springer L (Hrsg) Laryngektomie-Krebsangst, Therapie, Selbsthilfe, Bd 3. tuduv, München, S 29–46

Spiecker-Henke M (1997) Kehlkopflosigkeit: Ein Schicksal mit tiefen Einschnitten in die Lebenswelt des Betroffenen. Sprache Stimme Gehör 21:2–6

Stimmprothese.com (2018) Die Laryngektomie. http://www.stimmprothese.com/chirurgie/kehlkopfentfernung/. Zugegriffen am 01.02.2018

Postoperative Phase

Mechthild Glunz, Cornelia Reuß, Eugen Schmitz und Hanne Stappert

Unter Mitarbeit von Imke Becker.

M. Glunz et al., *Laryngektomie*, Praxiswissen Logopädie,
https://doi.org/10.1007/978-3-662-57840-7_3

3.1 Postoperative Funktionsveränderungen

Die veränderte Lebenssituation ergibt sich nicht nur aus der Stimmlosigkeit, sondern auch aus vielen sich durch veränderte Körperstrukturen ergebenden physiologischen Funktionsveränderungen, die nur teilweise kompensierbar sind. Im Folgenden werden die veränderten Körperfunktionen beschrieben und Kompensationen dargestellt.

Durch die Operation kommt es zu einer kompletten Trennung von Speise- und Luftweg. Die nach außen verlegte Luftröhre mündet als Tracheostoma an der Halsaußenseite, über das der Patient ausschließlich ein- und ausatmet (■ Abb. 3.1).

3.1.1 Funktionsbereich Nase

■ Nasenatmung

Die Funktionen der Nase wie Anfeuchten, Anwärmen und Filtern der Atemluft entfallen nach einer Laryngektomie komplett. Durch den verkürzten Atemweg verringert sich der Atemwiderstand. Demzufolge kommt es zu einer geringeren Inanspruchnahme der Atemhilfsmuskulatur, wodurch die körperliche Leistungsfähigkeit abnimmt (▶ Abschn. 3.1.4).

■ Riechen

Durch den veränderten Atemweg kommt es zu einer Stilllegung der Nasenluftpassage und damit verbunden zu einer stark eingeschränkten bis zur völligen Aufhebung der Geruchswahrnehmung (Hyposmie/Anosmie). Somit entfällt die Funktion des Sinnes vor Gefahren zu warnen. Das gustatorische Riechen (wichtig für die Geschmacksempfindung) ist intakt. Am ehesten können leicht flüchtige Düfte (z. B. Benzin) wahrgenommen werden.

Kompensatorisch bewirkt ein übertriebenes Kauen ein Hin- und Herschaukeln der Luft zwischen Mund und Nase („Mümmeln"), wodurch eine Kaminwirkung entsteht. Ein besonders guter Trainingseffekt wird durch intensive Düfte (z. B. ätherische Öle oder Rasier-

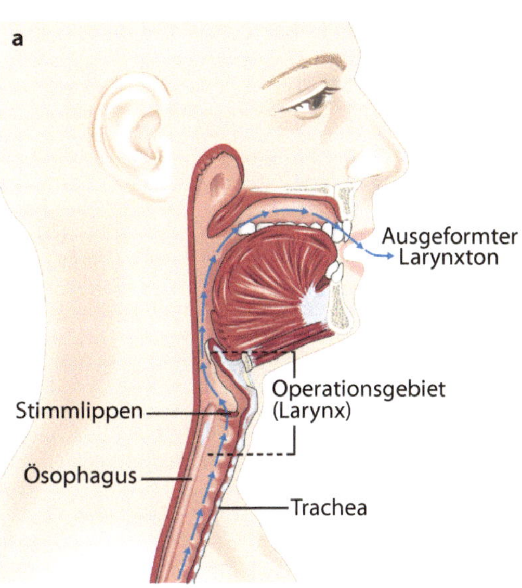

■ **Abb. 3.1a** anatomische Struktur präoperativ

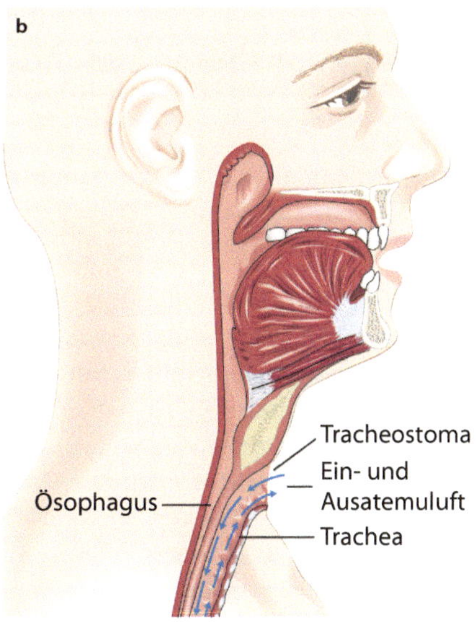

■ **Abb. 3.1b** anatomische Struktur postoperativ

3

wasser) erzielt. Mit Hilfe eines Riechtrainers, im Sinne eines Biofeedbackverfahrens, kann die Funktion des Riechens verbessert werden. Das Riechen bleibt aber oft eingeschränkt.

Tipp

Mit Hilfe eines über Hilfsmittelfirmen zu beziehenden Nasenriechschlauches besteht die Möglichkeit, Düfte wieder wahrnehmen zu können. Ein Faltenschlauch verbindet Tracheostoma und Mund im Sinne einer Umleitung, sodass die Einatmung über die Nase kurzzeitig ermöglicht wird.

Niesreiz

Bei Erkältung kann das Nasensekret nicht mehr „hochgezogen" werden. Betroffene empfinden das Laufen der Nase oft als sehr lästig und unangenehm. Bei einem Niesreiz erfolgt der Reflex wie vorher, doch entweicht der Luftstoß durch das Tracheostoma und der „erlösende Nieser" durch die Nase entfällt.

3.1.2 Funktionsbereich Mund

Mundatmung

Operationsbedingt ist eine Mundatmung nicht mehr möglich. Die Atmung erfolgt über das operativ angelegte Tracheostoma.

Das Wegfallen der Mundatmung ist ein weiteres Argument für das konsequente Tragen eines Tracheostomaschutzes. Dies bedeutet, dass ein Tuch vor oder ein Filter auf dem Tracheostoma getragen werden sollte. Hierdurch wird versucht, die ausgefallenen Funktionen der Nase (Filtern, Vorwärmen und Anfeuchten der Atemluft) annähernd zu ersetzen.

Tipp

- Zur Pflege der Trachealschleimhaut und der damit verbesserten Lungenfunktion sollte 1- bis 2-mal täglich inhaliert werden. Mit einem über Hilfsmittelfirmen zu beziehenden Inhalationsgerät wird die Schleimhaut optimal befeuchtet, zäher Schleim verflüssigt und einer Borkenbildung vorgebeugt,
- Für die Inhalationen eignen sich schleimlösende Medikamente oder Kochsalzlösungen (ca. 1 Messerspitze Kochsalz in einem Glas Wasser auflösen); sie pflegen die Atemwege und helfen, einer Tracheitis oder Bronchitis vorzubeugen,
- Mit ätherischen Zusätzen (z. B. Kamille oder Pfefferminz) sollte nicht inhaliert werden, da sie die Schleimhaut austrocknen. Im Winter sollte evtl. mit einem medizinischen Atemluftbefeuchter die Luftfeuchtigkeit in den Räumen mindestens über 55 % gehalten werden.

Artikulation

Grundsätzlich ist die Lautbildung nicht eingeschränkt (mit Ausnahme bereits präoperativ bestehender Artikulationsstörungen). Operations- und Bestrahlungsfolgen können Veränderungen der Artikulatoren bewirken (z. B. durch Schwellungen und Zahnverlust).

Tipp

Übungen zur Verbesserung in den Bereichen Pseudoflüstern und Artikulation sind therapeutisch indiziert (► Abschn. 5.1.2 und 6.4).

Nahrungsaufnahme

Das Schmecken kann aufgrund des eingeschränkten Riechens verändert sein. Die während der Bestrahlung geschädigten Geschmacksknospen können zu einer starken Irritation des Schmeckens führen. Durch Operations- und Bestrahlungsfolgen ist das Kauen zeitweise beeinträchtigt. Eine operativ bedingte Einengung durch Narbenbildung sowie Materialverlust des Pharynx (z. B. durch eine Stenose) führt in vielen Fällen vorübergehend zu einer starken Beeinträchtigung des Schluckens.

Eine Auswahl adäquater Nahrungsmittel, bewusstes Kauen, Weichkochen der Nahrung und notfalls passierte Kost erleichtern das Kauen und Schlucken. Extreme Stenosen können eine Weitung durch regelmäßiges Bougieren (Aufdehnen) erforderlich machen. Hierbei ist allerdings zu beachten, dass es im Einzelfall zu einer Verletzung der Speiseröhre und im schlimmsten Fall zu einer Mediastinitis kommen kann.

Tipp

Die o. g. Tipps zum Riechen führen zu einer Verbesserung der Geschmackswahrnehmung.

Schlürfen

Aufgrund der fehlenden Verbindung zwischen Atemwegen und Mundraum ist diese Funktion nicht mehr möglich. Dadurch besteht die Gefahr des Verbrühens.

Saugen/Pusten/Pfeifen

Wie beim Schlürfen fehlt die Verbindung der tieferen Atemwege zum Mundraum. Daher können Sog und Überdruck nicht aufgebaut werden. Die Funktionen des Saugens, Pustens und Pfeifens entfallen. Sie sind nur noch kompensatorisch mit der Restmundluft möglich.

Tipp

- Pusten. Es kann mit restlicher Mundluft durch Verschluss und dem darauf folgenden Sprengen der Lippen (wie bei /p/) trainiert werden (z. B. Kerze ausblasen).
- Gähnen. Bei erhaltenem Reflex erfolgt die Luftströmung tracheal.
- Gurgeln. Die Funktion ist aufgehoben, eine Kompensation ist jedoch ansatzweise trainierbar, indem mit der im Mundraum befindlichen Luft eine Luftsäule aufgebaut wird. Mit dieser kann Flüssigkeit im Sinne eines Gurgelns bewegt werden.
- Resonanz. Als wichtiger Bestandteil des Ansatzrohres bleibt die Mundresonanz erhalten.

3.1.3 Funktionsbereich Kehlkopf

Atmung

Die Atmung ist dadurch sichergestellt, dass das Ende der Luftröhre in die Halshaut eingenäht wurde (Abb. 3.2).

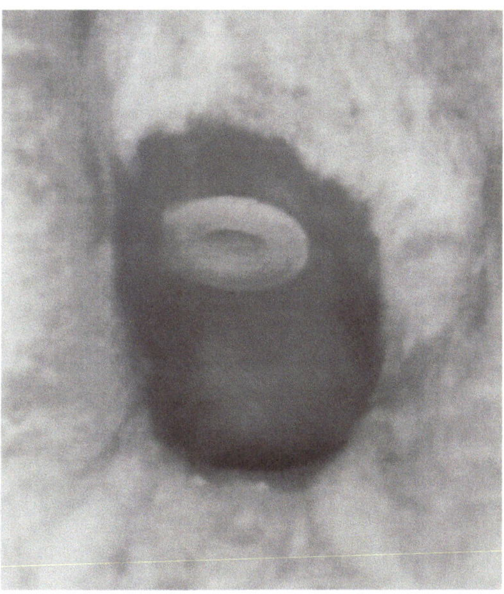

Abb. 3.2 Tracheostoma (hier mit Shunt-Ventil). (Aus IRL-Institut Köln 2003)

- **Stimmgebung**

Der zunächst beeinträchtigendste Einschnitt nach einer Laryngektomie ist der Verlust der Stimme. Das Sprach- und Sprechvermögen bleibt selbstverständlich erhalten.

- **Schutz der tiefen Atemwege beim Schlucken**

Durch die Operation erfolgt eine Trennung von Speise- und Luftweg (Ausnahme beim Shunt-Ventil), sodass ein Verschlucken nicht mehr möglich ist. Bei Eindringen von Fremdkörpern über das Tracheostoma in die Luftröhre sorgt ein trachealer Hustenreiz für den Abtransport des Fremdkörpers. Ein bewusstes Abhusten von Trachealschleim ist wegen des fehlenden Druckaufbaues der Glottis nur durch Kompensation möglich.

Tipp

Kompensation: Nach der Einatmungsphase wird mit Daumen und Taschentuch das Tracheostoma verschlossen. Der intrathorakale Druckaufbau und das plötzliche Lösen des Verschlusses führen zum Abhusten.
Apparatives Absaugen sollte nur bei hartnäckigen Atembeeinträchtigungen genutzt werden.

- **Thorakaler Druckaufbau mittels Glottisschluss**

Der Druckaufbau zum Heben und Pressen erfolgt normalerweise durch Schließen der Stimmlippen. Nach einer Laryngektomie entfällt diese wichtige Funktion für körperliche Tätigkeiten (z. B. schweres Heben, Darmausscheidung).

Tipp

Damit sich ein intrathorakaler Druck aufbauen kann, ist eine Kompensation durch kurzzeitigen Fingerverschluss des Tracheostomas möglich.

- **Lachen**

Das Lachen ist aphon (stimmlos).

3.1.4 Funktionsbereich Lunge

Durch die veränderte Atemführung (kürzerer Atemweg) verändert sich die Lungenfunktion. Die Veränderung tritt durch folgende Faktoren hervor:

- geringere Temperierung der Atemluft,
- geringere Befeuchtung der Atemluft,
- verschlechterte Filterung,
- verminderter Atemwiderstand und
- verringerte Keimabwehr.

Die ersten drei genannten Punkte führen dazu, dass die Zilien (Flimmerepithel) ihre Funktion des Sekretabtransportes nicht optimal erfüllen. Hieraus resultiert vermehrte Schleimbildung mit Husten.

Durch den kürzeren Atemweg, via Tracheostoma, und den dadurch geringeren Atemwiderstand kommt es zu einer geringeren Entfaltung der Alveolen und somit zu einer Verminderung des Gasaustausches. Für den Patienten hat dies eine geringere körperliche Leistungsfähigkeit zur Folge. Zudem wird die Atemmuskulatur nicht ausreichend trainiert. Hierdurch können die Funktionen von Husten und Bauchpresse nur eingeschränkt genutzt werden.

Tipp

Durch konsequentes Tragen eines Tracheostomaschutzes (wie z. B. HME-Filter, ► Abschn. 3.4.4) kann die Einschränkung der Lungenfunktion zumindest verlangsamt werden.

3.1.5 Weitere Veränderungen

- **Hören**

Bestrahlungen in der Kopf-Hals-Region können Schwellungen im Bereich der Eustachischen Röhre und des umliegenden Gewebes verursachen, sodass es mitunter zu Schallleitungsstörungen (z. B. Paukenhöhlenergüssen) kommt.

Tipp

Eine HNO-ärztliche Untersuchung und Beratung ist bei Auffälligkeiten angezeigt.

▪ Sensibilität

Durch die Operation, Neck dissection und Bestrahlung kann es im Mund-, Unterkiefer- und Halsbereich zu Sensibilitätsstörungen kommen, die sich im Laufe der Zeit leicht bis deutlich bessern.

▪ Bewegung

Eine radikale Neck dissection kann zu einer Schädigung des N. accessorius führen. Der Arm kann nicht mehr über die Horizontale in die Höhe gehoben werden. Die betroffene Schulterlinie hängt, durch Schon- und Schiefhaltung kommt es häufig zu schmerzhaften Muskelverspannungen im Schulter-, Hals-, Nacken- und Kopfbereich.

Tipp

Regelmäßige Lockerungsübungen und Massagen lösen oder vermindern die Verspannungen. Dies kann im Rahmen der logopädischen Therapie stattfinden. Grundsätzlich empfiehlt sich eine physiotherapeutische Behandlung.

▪ Lymphabfluss

Wenn Lymphdrüsen entfernt wurden, staut sich die Lymphe meist unterhalb des Kinns. Wangen und Hals können von diesen Lymphstauungen betroffen sein und schwellen an. Diese Ödeme führen zu Missempfindungen, Spannungs- und Taubheitsgefühlen und einem veränderten Körperbild. Gegebenenfalls kann es auch zu einer Schluckstörung kommen.

Tipp

Nach ärztlicher Absprache kann eine frühzeitige und regelmäßige Lymphdrainage erfolgen.

Fazit

Nach einer Kehlkopfentfernung können in folgenden Bereichen Funktionsveränderungen auftreten, die nicht oder durch apparative und/oder physiologische Möglichkeiten kompensiert werden können:

NASE:

- Nasenatmung	Atmen, Anfeuchten, Erwärmen und Filtern der Nasenluft entfällt (Tracheostomaschutz!)
- Riechen	Stark eingeschränkt, physiologisches Training, Nasenriechschlauch
- Niesreiz	Erhalten, Luftstoß aus Tracheostoma
- Schneuzen	Entfällt
- Resonanz	Eingeschränkt

MUND:

- Mundatmung	Nicht möglich
- Artikulation	Möglich, ggf. eingeschränkt
- Nahrungsaufnahme	I. d. R. möglich
- Schmecken	Ggf. eingeschränkt
- Schlürfen	Nicht möglich
- Pusten/Pfeifen	Mit Mundluft möglich
- Saugen	Evtl. eingeschränkt
- Lachen	Aphon
- Gähnen	Reflex erhalten, Luftaustritt aus dem Stoma
- Resonanz	Erhalten

PHARYNX:

- Stimmgebung	Entfällt, aber trainierbar (vgl. Teil II)
- Schlucken	Verschlucken durch operationsbedingte Trennung von Atem- und Speiseweg nicht möglich. Ausnahme: Shunt-Ventil-Träger. Schlucken kann ggf. wegen Lymphstauungen erschwert sein
- Gurgeln	Nicht möglich
- Resonanz	Eingeschränkt

SONSTIGES:

- Thorakaler Druckaufbau für Husten und Bauchpresse	Mittels Fingerverschluss des Tracheostomas
- Mobilität des Kopfes, des Schultergürtels und der oberen Extremitäten	Physiotherapie
- Lymphabfluss	Lymphdrainage

3.2 Aufwachen aus der Narkose

Ein operativer Eingriff ist meistens mit Gefühlen des Ausgeliefertseins, der Verletzlichkeit und der Angst verbunden. Eine umfassende Information kann den Umgang mit diesen Gefühlen erleichtern.

Viele Patienten berichten über die Eindrücke, die sie unmittelbar nach der Operation empfinden. Die eingeschränkte Kommunikationsfähigkeit, das Tracheostoma und der Anschluss an medizinische Geräte werden als bedrückend empfunden. Das psychische und physische Belastungsempfinden nach einer Laryngektomie ist im Vorfeld beeinflussbar durch eine möglichst umfassende Aufklärung über Art und Dauer des Eingriffs und speziell über die Situation des Aufwachens.

Bedeutung der präoperativen Aufklärung für den Patienten in der Aufwachphase Durch Ärzte, Pflegepersonal und/oder Logopäden sollten die Patienten auf die Situation beim Aufwachen aus der Narkose vorbereitet werden. Speziell den Anästhesisten obliegt es, den Betroffenen in einem einfühlsamen Gespräch über die Narkose, ihre Wirkung und die Situation beim Aufwachen umfassend zu informieren. Das Wissen, u. a. über den veränderten Atemweg und die Trachealkanüle, die Nährsonde durch die Nase, die Redondrainage (Absaugvorrichtung), den Infusionszugang und den Urinkatheter reduziert Ängste und Befürchtungen.

Die zeitliche Ausdehnung der Operation stellt sich oftmals erst während dieser heraus. Deshalb geht der Patient mit einer gewissen Unsicherheit in die Narkose. Eine Aufklärung über den Verlauf des Eingriffs sollte möglichst bald nach dem Eingriff erfolgen.

Wurde der Patient in einem präoperativen Gespräch über die anatomischen und funktionellen Veränderungen aufgeklärt, so fühlt er jetzt ganz real die Auswirkungen der Operation. Die Stimmlosigkeit wird als besonders einschränkend empfunden. Die Angst vor der Einschränkung der verbalen Kommunikationsfähigkeit wird durch die frühe Nutzung des Pseudoflüsterns etwas abgemildert. Daher sollte vor dem Eingriff diese Möglichkeit erläutert werden (► Abschn. 5.1.2).

Tipp

Die Angehörigen sowie das Pflegepersonal sollten wissen, dass sie dem Betroffenen die Kommunikation in dieser Phase erleichtern, wenn sie eindeutige Ja-Nein-Fragen stellen, z. B. „Möchtest Du Tee", statt offener Fragen oder Alternativfragen: „... möchtest Du Tee oder Kaffee?" Von Anfang an sollte immer Papier und Bleistift bzw. eine „Zaubertafel" für den Patienten bereitliegen, um schriftlich Bedürfnisse mitteilen zu können. Für Analphabeten und nicht der Landessprache Mächtiger sollten Kommunikationskarten mit Symbolen bereitliegen.

Exkurs

Erfahrungsbericht
Der Bericht eines Betroffenen über seine Erfahrungen zur Mitteilung der Diagnose, des familiären Erlebens, der Operation und auch der Situation des Aufwachens aus der Narkose erlaubt einen tieferen Einblick (Arnold Meyer, Hamburg).

„Nach der Entnahme der Gewebeprobe sagte mir die Oberärztin, ein Kehlkopftumor liege vor. Sie werde das Gewebe zwar zur Untersuchung senden, aber aufgrund ihrer Erfahrung könne sie mit Bestimmtheit sagen, dass es sich um einen bösartigen Tumor handele. Der Ausdruck „Tumor" war wie ein Keulenschlag; die weiteren Erklärungen wurden von mir nur noch teilweise erfasst. Ich sagte der Oberärztin, meine Frau hole mich gleich ab und bat sie, die Ausführungen dann noch einmal zu wiederholen. Obwohl ich nach langer Heiserkeit eigentlich mit einer schlechten Diagnose rechnen musste, war das Ergebnis nur schlecht fassbar. Als dann meine Frau eintraf, wiederholte die Oberärztin die Diagnose: bösartiger Kehlkopftumor, ziemlich weit fortgeschritten, deshalb sollte sofort operiert und nicht erst das Ergebnis der Gewebeuntersuchung abgewartet werden. Zu 90 % würden die Stimmbänder entfernt, die letzte Entscheidung träfe aber der Chefarzt während der Operation. Sie fügte noch an, wenn ich möchte, könnte ich mit einem Betroffenen sprechen, was sich als genialer Schachzug erweisen sollte – aber dazu später mehr.

Still in uns gekehrt verließen wir das Krankenhaus. Ich konnte keinen vernünftigen Gedanken fassen; meiner Frau ging es vermutlich ebenso. Nach einer gewissen Zeit sagte meine Frau nur, „wenn mit 90 %iger Wahrscheinlichkeit die Stimmbänder entfernt werden müssen, dann können wir davon ausgehen, dass sie entfernt werden." Zu Hause angekommen, saß meine Frau in der Ecke der Couch und kämpfte mit den Tränen. Ich saß drei Meter entfernt am Tisch und grübelte, was nun zu tun wäre. Aber vernünftige Gedanken ließen sich nicht fassen. Als mein erwachsener Sohn nach Hause kam, legten sich die Beklemmungen, denn bis dahin waren wir quasi erstarrt und hatten kein Wort gesprochen. Ich stand zu sehr unter dem Eindruck, ich würde die Krankheit nicht überleben. Meine Familie und private Dinge gingen mir am Abend und in der Nacht durch den Kopf. Am nächsten Tag war die Anspannung unerträglich geworden, sodass ich mich am Abend entschloss, den von der Oberärztin empfohlenen Betroffenen anzurufen. Es meldete sich ein Herr mit einer elektronischen Sprechhilfe. Ruhig und gelassen erklärte er, dass man nach der Operation wieder alles machen könne – nur nicht rauchen! Zunächst war ich über die Ausführungen verwundert: nur nicht mehr rauchen? Wenn das alles ist, was man aufgeben muss! Das war plötzlich eine Wende der Situation. Auch am nächsten Tag konnte ich die Lage noch nicht verinnerlichen und entschloss mich, den Betroffenen, der – wie sich später herausstellte – ehrenamtlicher Patientenbetreuer war, wieder anzurufen, um ein persönliches Treffen zu vereinbaren. Das fand am nächsten Nachmittag statt. Ich war erstaunt, welch lebendigen Herrn ich vorfand, der von Reisen nach Amerika sprach. Er sagte zu meiner Frau, die mich zu dem Treffen begleitete, sie solle sich beim ersten Krankenhausbesuch nicht über mein Gesicht erschrecken. Es sei stark geschwollen. Als wir gingen, hatten wir einen Herrn verlassen, dessen Operation schon 16 Jahre zurücklag und der sich in guter Verfassung befand. Unterwegs sagte ich zu meiner Frau wörtlich: „Wenn der das geschafft hat, dann schaffe ich das auch." Mein Gemütszustand hatte sich schlagartig gebessert. Die Stunden bis zum nächsten Tag – der Krankenhauseinweisung – verliefen gelassen.

Ich fand Aufnahme in einem Dreibettzimmer. Die anderen Zimmergenossen hatten Ohren- und Nasenprobleme. Wir hatten uns zu Dritt noch lange über die einzelnen Erkrankungen unterhalten. Mittwoch wurde die Operation durchgeführt. Anschließend lag ich in einer Art „Wachkoma" auf der Intensivstation. In weiter Ferne hörte ich immer nur für einen kurzen Moment die Fragen der Schwestern, ob es mir nicht gut ginge. Ich schüttelte nur kurz den Kopf, denn zum Sprechen war ich zu schlapp. Sprechen war nach der Kehlkopfresektion auch nicht mehr möglich, aber das war mir zu diesem Zeitpunkt noch nicht bewusst. 24 Stunden später wurde ich zurück auf das Zimmer verlegt. Ich wurde kurz wach und sah für einen kurzen Augenblick meine Frau mit einer roten Rose in der Hand. Danach fiel ich sofort wieder in den Schlaf. Später, als ich längere Zeit wach war, fragten mich meine Zimmergenossen, wie es mir ginge. Jetzt, als ich antworten wollte, stellte ich fest, dass ich nicht mehr antworten konnte. Die anderen Beiden waren entsetzt, aber mich bewegte das im Moment nicht so sehr, denn ich war aufgrund der Schmerzen erst einmal damit beschäftigt, eine

3

günstige Lage zu finden. Dies führte in den folgenden Nächten zu einigen schlaflosen Stunden. Das Nachdenken begann wieder. Aber es war ein Grübeln über andere Themen als direkt nach der Diagnose, denn es galt das Motto „Wenn der Patientenbetreuer das geschafft hat, dann schaffe ich das auch". Das Selbstbewusstsein wurde stärker. Von Tag zu Tag ging es besser. Nach ungefähr 2 Wochen wurde von der künstlichen auf die natürliche Nahrung umgestellt. Inzwischen durfte ich wieder aufstehen. Im Spiegel sah ich eine Person, die durch starke Blut- und Lymphstauungen keine Identität mit mir hatte. Der ungepflegte Gesichtsausdruck, der durch das Verbot des Haarewaschens und des Rasierens entstand, trug noch dazu bei. Aber der frühe Hinweis des Patientenbetreuers auf diesen Zustand hielt die Verwunderung in Grenzen."

Fazit

Die Situation nach dem Aufwachen aus der Narkose bedarf einer

- einfühlsamen Vorbereitung des Patienten,
- fachgerechten Betreuung durch entsprechendes Personal,
- Vorbereitung bezüglich der neuen kommunikativen Situation.

3.3 Stationäre logopädische Betreuung

Nach der Operation werden die Veränderungen deutlich, die vor dem Eingriff besprochen, aber in ihrem Umfang oft nicht erfasst werden konnten. Umso wichtiger ist die postoperative Beratung des Patienten und der Angehörigen.

3.3.1 Postoperativer Kontakt zwischen Logopäde und Patient

Es ist empfehlenswert, mit dem behandelnden Arzt nach der Operation den optimalen Behandlungsbeginn gemeinsam abzustimmen sowie Informationen über den operativen Verlauf zu erhalten.

Nach diesem großen Eingriff sollte grundsätzlich auf die seelische wie körperliche Befindlichkeit des Patienten Rücksicht genommen werden.

Je nach körperlicher Befindlichkeit des Patienten ist ein frühzeitiger Kontakt wünschenswert. ▶ Übersicht 3.1 fasst die möglichen Gesprächsinhalte zusammen.

» Die Stimme als elementarstes Ausdruckselement von Basisemotionen, situativen Befindlichkeiten, Stimmungen oder Affekten steht diesen Menschen nicht mehr so wie früher zur Verfügung. Kein befreiendes Lachen, kein erlösender Ausbruch von Trauer, Wut oder Angst. Der Gesprächspartner kann in der zwischenmenschlichen Kommunikation aus der Äußerung des Kehlkopflosen nicht den Stimmausdruck wahrnehmen, der den Beziehungsaspekt vermittelt und der Anmutsqualitäten im Sinne von Sympathie, Indifferenz oder Ablehnung auslöst. Die Seele, die über Stimmklang, Stimmfarbe, Dynamik und über eine facettenreiche Sprechmelodie ihren Ausdruck findet, kann sich nicht mehr richtig Gehör verschaffen. Diese Einschränkungen lassen den Kehlkopflosen in oft unerträglicher Weise sein Unvermögen empfinden, sein psychisches Erleben nicht adäquat mitteilen zu können (Spiecker-Henke 1997, S. 5).

Übersicht 3.1

Inhalte des postoperativen Kontaktes:

- Wiederholung und Vertiefung der im präoperativen Gespräch genannten Inhalte (▶ Abschn. 2.2.2),
- Ergänzung der Daten aus dem präoperativen logopädischen Anamnese- und Befundgespräch (▶ Abschn. 5.2),
- Informationen zu den funktionellen Veränderungen (▶ Abschn. 3.1),
- Vorstellung medizinisch-technischer Hilfsmittel (▶ Abschn. 3.4.4),
- Bereitstellung einer elektronischen Sprechhilfe als erste Kommunikationshilfe sowie Vermittlung der Handhabung (▶ Kap. 7),
- Beratungsangebot für Angehörige allein und/oder gemeinsam mit dem Betroffenen (▶ Abschn. 3.3.2),
- Kontakt zu einem gut rehabilitierten Patientenbetreuer des Kehlkopflosenverbandes (▶ Abschn. 3.4.5),
- Bereitstellung verschiedener Informationsbroschüren.

Möglicherweise kommen die psychischen Beeinträchtigungen nach der Kehlkopfentfernung verstärkt zum Tragen (z. B. depressive Reaktionen) und verhindern einen frühzeitigen Therapiebeginn oder machen einen solchen besonders nötig, indem der Betroffene durch erste stimmliche Fortschritte wieder Mut zur weiteren Rehabilitation fasst.

» Alle Bemühungen des Logopäden müssen darauf abzielen, den Patienten in seiner psychischen Situation zu stützen, ihm wieder Lebensmut zu geben und ihn zu motivieren, sich in den Therapieprozess einzulassen. … Hilfreich ist es Fernziele und Nahziele festzulegen, die aus den speziellen Gegebenheiten und Bedürfnissen des Patienten heraus erwachsen. Dadurch wird der Therapieweg für den Patienten durchsichtig und nachvollziehbar. Seine Eigenaktivität und Eigenverantwortlichkeit im Therapieprozess wird angeregt und führt zu Erfolgserlebnissen. Das Aufspüren von bisher verborgenen Ressourcen stimuliert seine Selbstständigkeit und hilft, das erschütterte Selbstbild zu stabilisieren, wozu auch die Akzeptanz des neuen Stimmklanges gehört …. (Spiecker-Henke 1997, S. 5).

3.3.2 Angehörigenberatung

» Eine chronische Erkrankung ist für jede Beziehung eine starke Belastung. Sie stellt zentrale Lebensbereiche in Frage und berührt vor allem die Zukunft der Beziehung. Will der Partner den Betroffenen im Kampf gegen die Krebserkrankung unterstützen, sollten die Paare beginnen, über lebenswichtige Bereiche und Sinnfragen gemeinsam zu sprechen. Vor allem geht es darum zu verhindern, dass sich jeder einzeln in seinem Schmerz einschließt und der Betroffene nur noch in seiner Patientenrolle gesehen wird. Von der chronischen Erkrankung sind beide Lebenspartner betroffen und beide müssen einen Weg finden, die Sprachlosigkeit aufzulösen (Waltz und Schneider 1993, S. 15).

Situation der Angehörigen

Für den kehlkopflosen Patienten ist das gesamte private Umfeld von Familie über Freundeskreis und Kollegen für seine Rückkehr in den Alltag von großer Wichtigkeit. Wünschenswert wäre, wenn das Umfeld im Sinne fördernder Kontextfaktoren (Akzeptanz der Erkrankung, Einbeziehen in gesellige Aktivitäten, etc.) agiert. Nachfolgend wird schwerpunktmäßig auf die Situation innerhalb der Lebensgemeinschaft eingegangen, wobei die Inhalte größtenteils auch auf das gesamte Umfeld „Familie" übertragbar sind.

Der Partner ist durch das Auftreten der Erkrankung oft geschockt. Zur Bewältigung und Verarbeitung von Ängsten benötigt er Informationen und Gespräche, welche die neue Situation erleichtern. Bedenkenswert ist, dass eine zu große Informationsfülle eine Überforderung darstellen kann (► Abschn. 5.1.1).

Tipp

Gesprächs- und Informationsangebote sollten zu einem späteren Zeitpunkt bei Bedarf wiederholt werden.

Mögliche Beratungsinhalte im prozesshaften Verlauf der Therapie

- **Umgang mit den konkreten Folgen der Laryngektomie**

Erleichternde Kommunikationsstrategien, der Umgang mit den Hilfsmitteln, die Aufklärung über die Folgen der Operation etc. (► Abschn. 2.2.2 und 3.3.1) sind für die Angehörigen von Bedeutung.

- **Rückkehr des kranken Partners aus der Klinik**

Bei Bedarf kann der Angehörige bereits vor der Rückkehr des Partners aus dem Krankenhaus nötige vorbereitende Maßnahmen wie häusliche Pflegedienste oder Hausbesuche durch den Hausarzt sicherstellen.

- **Gefühlsschwankungen des erkrankten Partners verstehen**

Manchmal sind aus Sicht der Angehörigen die starken Gefühlsschwankungen des Partners (z. B. weinerlich, ängstlich, müde, gereizt, abweisend, ruhebedürftig, aufbrausend) nur schwer nachvollziehbar. Sie sind für beide Seiten (Patient und Angehörigen) Ausdruck der belastenden Situation. Ausgelebte Gefühlsschwankungen bieten oftmals eine neue Ausgangssituation für konstruktive Gespräche.

- **Suchterkrankung**

Bestand prämorbid eine Suchterkrankung wie Alkoholismus, erschwert dies die Rückkehr in den Alltag und die Rehabilitation erheblich. Zum Beispiel trinken einige Betroffene durch den Eindruck der Diagnosestellung nicht mehr, bleiben aber alkoholkrank und damit gefährdet. Angehörige sollten spätestens zu diesem Zeitpunkt das eigene Verhalten dazu reflektieren und eine Teilnahme an einer Angehörigengruppe der Anonymen Alkoholiker (AlAnon) erwägen (► Anhang A5).

- **Ernstnehmen der eigenen Befindlichkeit**

Wut, Verzweiflung, Trauer oder eine herabgesetzte Toleranzgrenze sollten die Angehörigen an sich selbst ernst nehmen. Diese Empfindungen sind in dieser Situation „normal“. Aufgrund der Belastungssituation hat man eine geringere Toleranzgrenze. Auch Gefühle wie Ohnmacht, Erschöpfung und ein schlechtes Gewissen dem Partner gegenüber können auftreten. Wenn möglich, sollten die Angehörigen Gespräche mit Betroffenen suchen, sich an eine Angehörigengruppe (Kehlkopflosenverband) wenden oder professionelle Hilfe in Anspruch nehmen (psychotherapeutische Beratung).

Konflikte, die schon vorher in der Beziehung unterschwellig auftraten, brechen manchmal in der belastenden Situation aus oder treten in dieser Schocksituation in den Hintergrund. Wenn die Schwierigkeiten in der Beziehung das „normale Maß“ für die Partner übersteigen, kann es hilfreich sein, an einer psychotherapeutischen Paarberatung teilzunehmen. Zu bedenken ist, dass die Grenze der Kompetenz und Befugnis des Logopäden diesbezüglich schnell erreicht sein kann („Bericht eines Partners“).

„Im gesamten Prozess der Diagnostik und Therapie sollten in der teilhabeorientierten Rehabilitation die Angehörigen mit Einverständnis der Patienten mit einbezogen werden.“ (Glunz et al. 2014, S. 270). Dies erweitert das Denkmodell des ICF in eine systemische Betrachtungsweise (► Abschn. 4.1).

Exkurs

Bericht eines Partners
(aus Förtsch und Weiße-Albrecht 2002)

„Was ich lange befürchtete, ja ahnte, war eingetroffen. Mein Mann hatte Kehlkopfkrebs. Hilflos, betroffen stand ich vor dieser Tatsache. Worte wirken leer und überflüssig in einer solchen Situation. Unvorstellbar waren die Konsequenzen. Und doch schafft die Bestätigung der Ahnung Erleichterung. Das mag widersprüchlich scheinen. Jedoch fanden mit der Diagnose all die quälenden Vermutungen um die fortwährend heiserer werdende Stimme ihr Ende. Nun konnte und musste etwas getan werden. Wie weit hatte sich der Krebs ausgebreitet? Diese Frage ließ sich erst nach der Operation beantworten. Es galt also, nicht in Panik zu geraten, sondern Hoffnung aufzubauen und Vertrauen darauf, dass auch dieses Geschick zu einem tragbaren Ende geführt werden könnte. In einem Gespräch mit dem Chirurgen und dem Phoniater wurde über alles Geschehende informiert. Besonders hoffnungsvoll war der Hinweis auf die Möglichkeit, das stimmhafte Sprechen wieder lernen zu können. Ich zweifelte keinen Augenblick daran, dass mein Mann es wieder lernen würde. Ich wollte alles tun, um dabei zu helfen. Wir beschafften uns einige Bücher über diese Krankheit, so dass wir zumindest theoretisch gewappnet waren.

Am Tage vor der Operation brachte ich meinen Mann ins Krankenhaus. Wie sehen wir uns wieder? Unruhe und der Wunsch, noch einmal die gewohnte Stimme zu hören, ließen mich am Abend erneut in die Klinik fahren. Die Gelassenheit meines Mannes, seine Art, das ihm Bestimmte anzunehmen, waren mir und unseren Kindern Hilfe. Ich meine, wir alle hatten den Gedanken: Jetzt kommt es auf uns an. In diesen Tagen müssen wir besonders zusammenhalten und einander beistehen. Nun muss sich die Gemeinschaft der Familie beweisen. Dieses selbstverständliche, wortlose Zusammenrücken trug uns durch alles Bangen hindurch und wurde zum bleibenden Geschenk, das beglückte.

Der Tag der Operation war angefüllt mit der Frage nach dem Ergebnis. Wird es gelingen, den Krebs zu beseitigen? So schwankte ich zwischen Hoffnung und Sorge. Dann durfte ich meinen Mann wiedersehen, im Aufwachraum, versehen mit Schläuchen und angestrengt atmend. Aber wir hatten uns wieder und ich konnte die Nacht über an seinem Bett sitzen, seine Hand halten, ihm den Schweiß von der Stirn wischen, den Schleim aus seinem Mund entfernen. Ich sah ihn vor mir, ich konnte etwas für ihn tun. Auch für mich war dieses Dabei sein eine Hilfe. Den Kindern konnte ich das Befinden des Vaters mitteilen. Ihre intensive Anteilnahme gab uns Stärke.

In den Tagen der Anteilnahme gab es nun kein Gespräch. Mein Mann vermochte seine Gedanken und Wünsche nur aufzuschreiben. Schmerz und Trauer um den Verlust der Stimme mussten nach jedem Besuch neu bewältigt werden. Noch konnte ich mir den Klang seiner Stimme vergegenwärtigen. Würde ich ihn eines Tages vergessen? Werde ich meinen Mann verstehen, wenn er wieder sprechen kann? Wie lange werden wir uns gedulden müssen? Aber die Zuversicht des Professors, seine Aussage, der Krebs wäre beseitigt, stärkten die Hoffnung.

Auf einer Kassette hatten wir gehört, wie ein Kehlkopfloser sprach. Erstes Erschrecken über die raue, angestrengte Stimme musste überwunden werden. Dann die ersten Übungen mit einer Logopädin. Ich konnte stets dabei sein, sodass ich erfuhr, wie sie vorging. Wir konnten also auch gemeinsam üben. Schmerzlich berührte mich stets die Anstrengung, um erste Töne zu artikulieren und die Erschöpfung, die darauf folgte. Aber jeder Ton, jede Silbe ließen die Hoffnung wachsen.

Während einer 4-wöchigen Kur nahm ich an den zweimal täglich stattfindenden logopädischen Übungen teil. Ich wusste nun, wie ein Mensch ohne Kehlkopf das stimmhafte Sprechen erneut lernen kann. Ich erlebte jedoch auch, welcher Anstrengung und Willenskraft dieses Lernen bedurfte. Zuspruch und Mutmachen konnten dabei eine Hilfe sein. Zweimal täglich übten wir außerhalb der Logopädiestunden. Jeder kleine Fortschritt wurde freudig begrüßt, kurze Gespräche waren wieder möglich. Damit ließ in mir die Anspannung nach.

Dazu verhalf das Dabei sein und die Gemeinsamkeit des Übens. Nun begann ich mehr und mehr, die veränderte Stimme zu registrieren. Damit trat erneut die Traurigkeit um den Verlust seiner ursprünglichen Stimme auf und die Gewissheit, dass ein Stück von ihm unwiederbringlich verloren ging.

Doch nach allem Erlebten zählt jetzt ausschließlich die glücklich erreichte Fähigkeit zu sprechen. Voller Dankbarkeit über den Erfolg aller Bemühungen können wir wieder im Gespräch miteinander sein."

3

Fazit

- Patienten und Angehörige haben einen hohen Informationsbedarf, der sich inhaltlich unterschiedlich gestalten kann,
- In der Regel benötigen beide sowohl sachliche Informationen als auch Gesprächsangebote im Sinne der Krankheitsverarbeitung.

3.4 Interdisziplinäre Betreuung

Die Rehabilitation laryngektomierter Patienten kann nicht von einer Berufsgruppe allein geleistet werden. Im Sinne eines ICF-orientierten Vorgehens ist ein gemeinsames Hintergrundwissen über den Patienten unter Einbezug seiner Biografie, Lebenssituation und -perspektive von besonderer Bedeutung (◘ Abb. 3.3) Die Teilhabeziele sollten im Verlauf der Rehabilitation vom gesamten Team ständig reflektiert, formuliert und an die veränderten Lebensumstände angepasst werden. Hierbei sollte der Patient stetig mit einbezogen werden (► Abschn. 4.1.2). Es ist jedoch zu beachten, dass einige Patienten in dieser psychisch und physisch sehr beanspruchenden Zeit überfordert sein könnten – was einen sensiblen Umgang mit ihnen erfordert. Die unterschiedliche Länge der folgenden Beiträge soll nicht deren Stellenwert im Rahmen der Rehabilitation gewichten.

3.4.1 Logopäde

In der interdisziplinären Begleitung von kehlkopflosen Menschen fällt dem Logopäden, neben der Stimmtherapie, eine zentrale Rolle zu. Im Optimalfall arbeiten die in den folgenden Kapiteln beschriebenen Berufsgruppen (Ärzte, Pflegepersonal, Medizinprodukteberater, Pati-

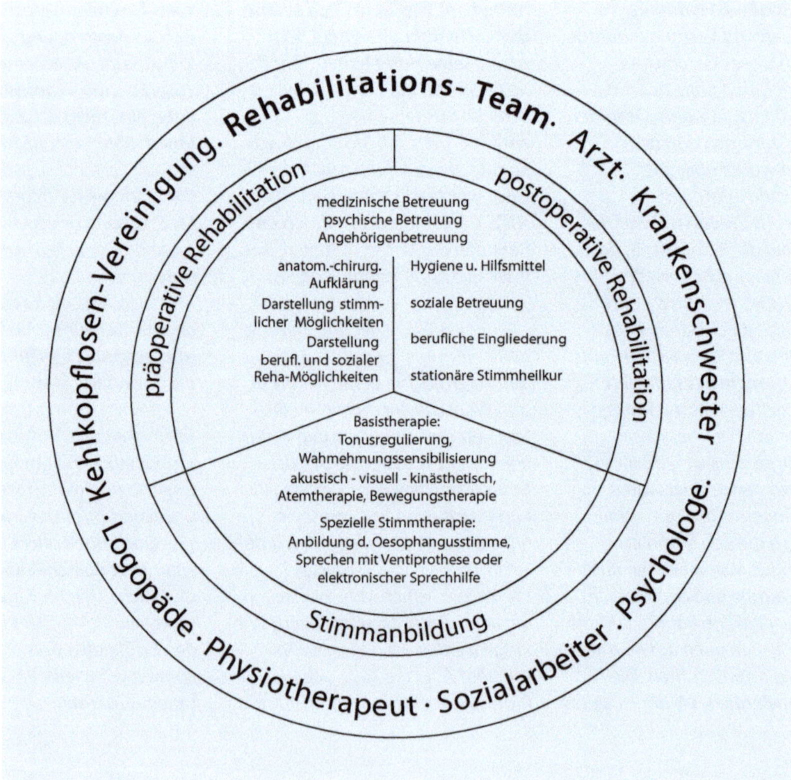

◘ **Abb. 3.3** An der interdisziplinären Betreuung beteiligte Berufsgruppen und deren Therapieschwerpunkte. (Spiecker-Henke 1997)

entenbetreuer, Sozialarbeiter, Psychologen, Seelsorger) Hand in Hand in der stationären Betreuung. Durch den längsten und intensivsten Kontakt der Berufsgruppe der Logopäden zu den Patienten fällt ihr eine koordinierende Funktion zu. Sie kann Beratungsbedarf erkennen und zum gegebenen Zeitpunkt entsprechend (in Abstimmung mit dem Patienten) weiter vermitteln. In der Realität sind nicht immer alle Berufsgruppen des interdisziplinären Teams an den Kliniken vertreten. Es ist möglich, dass Logopäden z. T. über ihr Fach hinausgehende Aufgaben übernehmen, wie z. B. Erläuterung sozialrechtlicher Belange oder den Umgang mit Hilfsmitteln.

3.4.2 Arzt

Die Art und Weise des Arzt-Patient-Verhältnisses in Bezug auf Diagnoseübermittlung, Gesprächsbegleitung vor und nach der Operation und einfühlsame Betreuung in der Nachsorge sind von immenser Bedeutung für den Umgang des Betroffenen in den einzelnen Stadien der Erkrankung. Ein Teil des Ver- oder Misstrauens, mit dem Patienten in die Operation gehen, beruht u. a. darauf, ob Ärzte einen verantwortungsvollen und empathischen Umgang im Patientenkontakt aufweisen. In der Ohnmachtssituation des Betroffenen wird dem eine entscheidende Rolle in Bezug auf Heilung zugesprochen und dementsprechend viel Hoffnung mit dem Mediziner verbunden (▶ Abschn. 2.2.1).

3.4.3 Pflegepersonal

Imke Becker

Das Pflegepersonal ist für den kehlkopflosen Patienten ein wichtiger Begleiter während seines Krankenhausaufenthaltes. Sowohl vor als auch nach der Operation hat er mit Krankenschwestern und Pflegern den kontinuierlich intensivsten und unumgänglich auch den intimsten Kontakt.

Aufgaben vor der Operation

Bei den präoperativen Gesprächen zum Eingriff, zur Narkose oder anderen notwendigen Vorbereitungen scheinen Patienten zum Teil wie gelähmt.

Andere Betroffene sind vor dem Eingriff nervös, voller Angst und Sorge. Sie suchen das Gespräch mit dem Pflegepersonal. Fragen bezüglich der Operation oder des Aufwachens aus der Narkose und dem „Danach“ werden gestellt.

Das Pflegepersonal erfüllt sehr wichtige Funktionen:

- Anteilnehmen an der lebensbedrohenden, alles verändernden Situation des Patienten,
- Zusprechen von Mut, Unterstützung und
- Vermitteln von Erfahrungswerten.

Diese Maßnahmen bewirken, dass Betroffene Hoffnung und Kraft schöpfen und das Bevorstehende annehmen können.

Häufig ist in dieser Situation das Pflegepersonal der wichtigste Ansprechpartner.

Oftmals haben die Patienten die Ausführungen der Ärzte aufgrund der Fachbegriffe nicht verstanden oder sind in ihrer Aufnahmefähigkeit so blockiert, dass sie wiederholt Informationen benötigen. So werden die Ausführungen des Arztes oft durch das Pflegepersonal „übersetzt“ und verständlich gemacht.

Manchmal bleiben Fragen offen, weil eventuell für Gespräche nur wenig Zeit zur Verfügung stand oder wichtige Fragen sich erst danach ergeben haben.

Hier ist es sehr wichtig, dem Patienten zuzuhören, seine Sorgen und Bedenken ernst zu nehmen und zu helfen, sie zu klären.

Es ist jedoch oftmals eine Gratwanderung für das Pflegepersonal, hier seine eigene Kompetenz nicht zu überschreiten. Dieses muss den behandelnden Arzt auf weiteren Aufklärungsbedarf des Patienten hinweisen, denn eine umfassende und kompetente Aufklärung über den Eingriff, das Aufwachen aus der Narkose und die anschließende postoperative Phase erleichtert dem Patienten die Situation erheblich und ermöglicht ihm eine gute Vorbereitung.

Der Patient erwacht aus der Narkose, ungewiss über den Verlauf des Eingriffs, umgeben von piepsenden Monitoren, angeschlossen an Kabel und Schläuche. Er hat Schmerzen und keine Stimme. Er ist eingeschränkt in der Lage, Schmerzen oder Bedürfnisse mitzuteilen. Das Pflegepersonal trifft in dieser akuten Situation wieder auf den Patienten. Es hat jetzt nicht nur die Aufgabe, medizinische Erstversorgung, engmaschige Vitalzeichenkontrolle und Beobachtung zu leisten. Es soll auch den kehlkopflosen Patienten in dieser schwierigen Situation begleiten, ihn beruhigen, Ängste nehmen, medizinische und pflegerische Maßnahmen erklären. Gleichzeitig muss es dafür sorgen, dass so schnell wie möglich eine Aufklärung über den Verlauf des Eingriffs durch den behandelnden Arzt erfolgt.

Aufgaben nach der Operation

In der postoperativen Phase des Patienten ist es wichtig, die Hilflosigkeit über seine eingeschränkte Mitteilungsfähigkeit zu erkennen und aufzufangen. Die Klingel ist für den Kehlkopflosen am Anfang die einzige Möglichkeit, sich bemerkbar zu machen. Das Pflegepersonal muss deshalb besonders aufmerksam darauf achten, für den Patienten immer erreichbar zu sein.

Die anfänglichen Unsicherheiten des Patienten können gemindert werden, indem er durch sprachbegleitendes Handeln über Tätigkeiten an und um ihn herum Informationen erhält. So wird er darüber aufgeklärt, dass

- die laufende Infusion ihn vorerst mit Flüssigkeit versorgt,
- er durch eine Sonde ernährt wird,
- der Urin zur Zeit durch einen bei der Operation gelegten Katheter abfließt,
- er durch das Tracheostoma genug Luft bekommt und
- er aber jederzeit zusätzlich mit Sauerstoff versorgt werden kann.

Die erste postoperative Phase ist für den Kehlkopflosen besonders schwer. Bei jeder Lageveränderung, vor allem aber bei der Körperpflege, dem Bedürfnis abzuführen oder (nach Entfernung des Katheters) Wasser zu lassen, braucht er die Unterstützung des Pflegepersonals.

3.4.4 Medizinprodukteberater/ Hilfsmittel

Wie in ► Abschn. 3.1 beschrieben, kommt es zu operationsbedingten Funktionsveränderungen, die z. T. den Einsatz von medizinischen Hilfsmitteln erforderlich machen. Aus Gründen der Patientensouveränität sollte ein früher kompetenter Umgang mit den Hilfsmitteln erlernt werden. Diese Befähigung ermöglicht eine Unabhängigkeit von Pflegepersonal oder Angehörigen, die pflegerische Aufgaben übernommen haben. Die neu gewonnene Handlungsfähigkeit und -kompetenz stärken den Betroffenen im Umgang mit seiner Erkrankung. Dies stellt eine Unterstützung im Rahmen der Krankheitsverarbeitung dar.

Trachealkanülen

Je nach Indikation stehen unterschiedliche Trachealkanülen zur Verfügung, die sich u. a. in Material, der Größe des Innen- und Außendurchmessers, der Längenausführung, der Möglichkeit der Blockung und der Luftstromumlenkung Richtung Kehlkopf und der Möglichkeit der subglottischen Absaugung unterscheiden. Für kehlkopflose Menschen werden ausschließlich Trachealkanülen ohne Block genutzt. Die Funktion der Trachealkanülen besteht darin, das während der Operation angelegte Tracheostoma mittelfristig stabil zu halten. Die meisten Patienten sind nach einigen Monaten fähig, nach einer Entwöhnungsphase komplett auf die Trachealkanüle zu verzichten. Erwähnt sei, dass es Operationstechniken gibt, die das Tragen einer Kanüle erübrigen. Diese finden in Deutschland derzeit keine Anwendung. Ein Patient sollte zwei Trachealkanülen zur Verfügung haben. Bei starken Reizungen durch das untere Kanülenende empfiehlt es sich, eine zweite um 10–15 mm gekürzte Kanüle zu nutzen. Der Wechsel sollte jeweils morgens und abends erfolgen. Der Halt der Kanüle in der Luftröhre wird durch ihre Größe, Länge und ihren Sitz in der Trachea sowie durch ein Kanülentrageband, das um den Hals herumführt, gewährleistet. Die Wahl des Kanülendurchmessers richtet sich nach der Größe des Tracheostomas. Tracheokompressen beugen Druckstellen vor und fangen Trachealsekret auf.

Cave
Während der Zeit der Radiatio ist zur Vermeidung ungewollter Reflexionen im Bestrahlungsfeld darauf zu achten, dass eine Kunststoffkanüle getragen wird.

Kunststoffkanülen werden gern wegen des geringen Gewichtes sowie der Thermoplastizität (passen sich bei Körpertemperatur an) genutzt. Bei Shunt-Ventil-Trägern ist darauf zu achten, dass sie eine Trachealkanüle erhalten, die am Kanülenbogen eine Siebung aufweist. So ist bei Tracheostomaverschluss eine Umlenkung der Luft zum Shunt-Ventil möglich.

Reinigung der Trachealkanüle. Bei allen Kanülenarten ist im häuslichen Bereich eine Sterilisation nicht notwendig. Es genügt eine Reinigung mit einer Bürste und ggf. speziellem wasserlöslichem Pulver.

Viele Patienten sind bei entsprechender Anleitung durch das Pflegepersonal schon kurz nach der Operation in der Lage, eigenständig Trachealkanülen zu wechseln.

Tracheostomaschutz

Durch die veränderte Atemführung wird ein besonderer Schutz der Atemöffnung im Hals notwendig. Der Tracheostomaschutz muss folgenden Anforderungen gerecht werden:

- Filterung, Anfeuchtung und Anwärmung der Atemluft sowie,
- Erhöhung des Atemwiderstandes.

Zudem hat er eine schützende und ästhetische Aufgabe, indem er das Tracheostoma abdeckt und bei Hustenattacken den Gesprächspartner vor Sputum schützt. Die einfachste Form, um diese Funktionen zu erfüllen, sind Schutztücher bzw. -lätzchen oder -rollis. Diese werden in verschiedenen Stärken angeboten, um je nach Witterung und Temperatur das Tracheostoma adäquat zu schützen. Die gleiche Funktion erfüllt auch eine über dem Tracheostoma fixierbare Schaumstoffabdeckung. Falls noch eine Trachealkanüle getragen werden muss, kann eine so genannte künstliche Nase auf diese aufgesteckt werden. In den letzten Jahren haben sog. HME-Filter (**H**umid **M**oisture **E**xchanger) an Bedeutung gewonnen. Die Fixierung erfolgt durch ein rundes Klebepflaster, in dessen Mitte eine Filterkassette eingesetzt werden kann. Somit ist ein häufiges Wechseln der Kassette, z. B. bei erhöhter Sekretabsonderung, bei verbleibendem Pflaster möglich. Diese Filtersysteme können nachweislich die Funktionsausfälle der Nase kompensieren und beugen Verborkungen vor. Falls es zur Borkenbildung kommen sollte, können Patienten oder Angehörige mit Hilfe einer sog. Borkenpinzette vor dem Spiegel die Verkrustung vorsichtig entfernen.

Cave
Patienten sollten sich von Beginn an das Tragen eines Tracheostomaschutzes gewöhnen, da er zu einem späteren Zeitpunkt eher als Atembehinderung empfunden wird.

Duscheschutz

Um Eindringen von Wasser beim Duschen in das Tracheostoma zu verhindern, gibt es zwei Formen von Duscheschutz, die über Hilfsmittelfirmen bezogen werden können. Bei beiden Systemen ist eine ungehinderte Atmung möglich, ohne dass Wasser von oben in das Tracheostoma gelangen kann.

Die ungeschützte Atemöffnung stellt den Patienten bei Wassersport vor größere Probleme. Das Wassertherapiegerät (▣ Abb. 3.4) ermöglicht den längeren Aufenthalt im Wasser.

Durch eine Kombination von geblockter Kanüle, Faltenschlauch und Mundstück kann der Patient bei geschütztem Tracheostoma über die Nase atmen (▣ Abb. 3.4). Offiziell ist dieses Gerät allerdings ausschließlich für die Wassertherapie zugelassen. In leicht modifizierter Form lässt sich das Wassertherapiegerät auch als Riechschlauch nutzen.

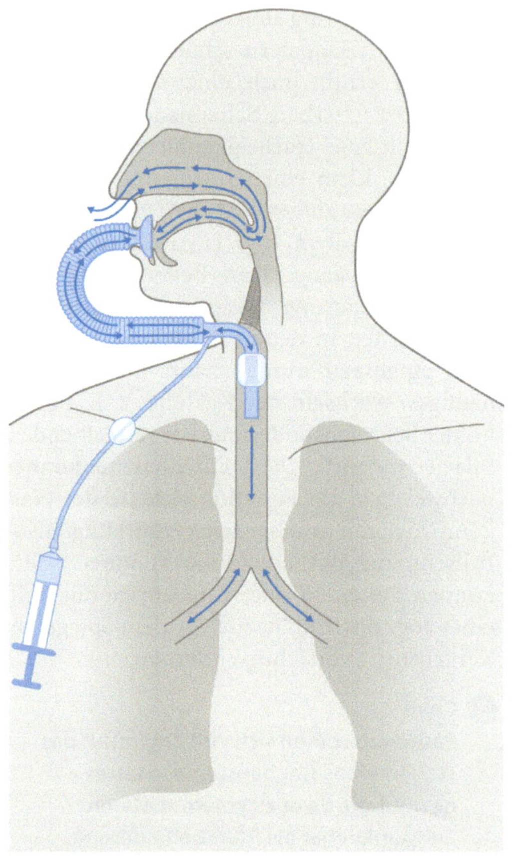

Abb. 3.4 Wassertherapiegerät. (Aus Springer-Verlag 2003)

Absauggerät

Häufig bildet sich nach der Operation verstärkt Trachealschleim, welcher die Atmung behindert. Aufgrund des fehlenden Kehlkopfes lässt sich dieses oft sehr zähe Sekret nur schwer abhusten. Somit kann ein maschinelles Absaugen unumgänglich sein. Ein entsprechendes Absauggerät mit sterilen Kathetern sollte nach der Entlassung auch im häuslichen Bereich zur Verfügung stehen.

Atemluftbefeuchter

Das verstärkte Trachealsekret ist u. a. eine Folge des Wegfalls der Anfeuchtung durch die Nase. Als Kompensation der Trachealschleimhaut kommt es zu einer erhöhten Sekretbildung. Ein regelmäßiges Inhalieren, i. d. R. mit NaCl (Natriumchlorid), verringert diesen Effekt. In diesem Zusammenhang ist auch zu erwähnen, dass die Atemluft in geschlossenen Räumen ein Minimum von 55 % Luftfeuchtigkeit haben sollte. Besonders in der winterlichen Heizperiode kommt es zu einer Unterschreitung dieses Wertes. Mit einem medizinischen Atemluftbefeuchter kann die optimale Luftfeuchtigkeit eingehalten werden.

Erstausstattungsset

Üblicherweise wird dem Patienten während des stationären Aufenthaltes ein so genanntes Erstausstattungsset (Abb. 3.5) mit den wichtigsten Hilfsmitteln auch für die weitere Nutzung zuhause zur Verfügung gestellt. Zum Service der liefernden Hilfsmittelfirma gehört eine umfangreiche Erläuterung, die durch einen Medizinprodukteberater geleistet wird. Im Rahmen der Qualitätssicherung verlangen einige Krankenkassen, dass es sich hierbei um eine examinierte Pflegekraft handelt. Oft sind Patienten in dieser Situation durch die Fülle der Informationen überfordert. Die Fortführung der Hilfsmittelberatung kann daher auch Inhalt der logopädischen Therapie sein.

Der Inhalt eines Erstausstattungssets variiert von Klinik zu Klinik und wird oft mitbestimmt durch den Umfang der Kostenübernahme der Krankenkassen. Eine optimale Zusammenstellung zeigt ▶ Übersicht 3.2.

Übersicht 3.2

Beispiel für ein Erstausstattungsset

- Zwei verschieden lange Trachealkanülen,
- Tracheokompressen,
- Kanülentragebänder,
- Borkenpinzette,
- Stomareinigungstücher,
- Reinigungsbürsten, -pulver, -dose,
- Larynxschutzlätzchen, -tücher, -rollis,
- HME-Filter,
- Duscheschutz,
- Absauggerät und -katheter,
- Inhaliergerät,
- Schreibtafel.

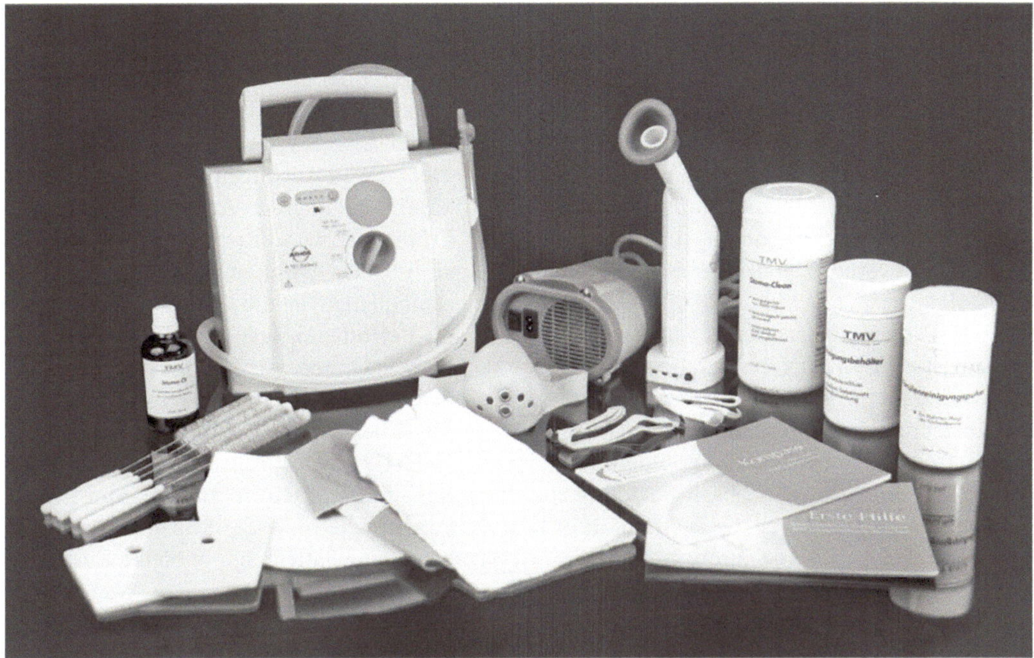

Abb. 3.5 Beispiel für Erstausstattungsset. (Aus Atos Medical 2010)

Nutzer eines Shunt-Ventils benötigen weitere spezielle Hilfsmittel wie sie in ► Übersicht 3.3 dargestellt sind.

Übersicht 3.3

Hilfsmittel für Shunt-Ventilnutzer

- Gesiebte Trachealkanülen,
- Shunt-Ventil-Reinigungsbürsten, -pipetten, -absaugkatheter,
- Verschlussstopfen für das Shunt-Ventil (Plug),
- HME-Filter (zum Fingerverschluss),
- Tracheostomaventil.

Weitere nützliche Hilfsmittel (► Übersicht 3.4) unterstützen den Patienten in der Pflege.

Übersicht 3.4

Weitere Hilfsmittel

Erläuterungen zu sämtlichen im Folgenden genannten Medizinprodukten finden sich in den Hilfsmittelkatalogen der beliefernden Firmen (► Anhang A5):

- Medizinischer Atemluftbefeuchter,
- Wassertherapiegerät,
- Tracheofix,
- Stimmverstärker,
- Notrufgerät,
- Riechschlauch,
- Beatmungstrichter für Notfälle.

3.4.5 Selbsthilfegruppe und Patientenbetreuer

Die Arbeit der Selbsthilfegruppen des Verbandes der Kehlkopfoperierten spielt bei der Rehabilitation laryngektomierter Menschen eine wichtige Rolle in der psychosozialen und rechtlichen Unterstützung. In Deutschland ist die Selbsthilfegruppe des Bundesverbandes der Kehlkopfoperierten e.V. in fast allen Kliniken in die Patientenbetreuung integriert. 1974 wurde der Bundesverband der Kehlkopfoperierten gegründet. 15 Landesverbände, aufgeteilt in Bezirks-, Orts-, Selbsthilfevereine, Sektionen und Selbsthilfegruppen, bestehen zurzeit in Deutschland. Die Arbeit der einzelnen Gruppen geschieht ehrenamtlich in eigener Regie. Sie hängt davon ab, ob sich genügend Betroffene und Interessierte zusammenfinden und einbringen.

Die Schwerpunkte der Arbeit stellen sich wie folgt dar:

1. Die Patientenbetreuer des Vereins, die meist auf ihre Aufgabe durch Seminare vorbereitet sind, unterstützen Kehlkopflose und Angehörige durch Besuche und Betreuung vor und nach der Operation. Wenn eine verbindliche Entscheidung zur Operation gefallen ist, benachrichtigt in der Regel die HNO-Station, wenn vom Patienten gewünscht, die örtliche Selbsthilfegruppe. Der Patientenbetreuer kommt zu dem Patienten nach Hause oder in die Klinik (► Abschn. 3.2 „Exkurs: Erfahrungsbericht eines Patienten“). Er wird von den Patienten in der Regel als gleichwertig anerkannt. Dieser Mensch hat die gleichen Probleme durchgestanden und kann so Optimismus und Lebenswillen vermitteln. In Abstimmung mit dem Patienten können schon bei diesem ersten Besuch weitere Treffen in der Klinik oder in der häuslichen Umgebung vereinbart werden. Im weiteren Verlauf steht die Stärkung der stimmlichen, medizinischen, gesundheitlichen und gegebenenfalls der beruflichen Rehabilitation im Vordergrund,
2. Der Verband möchte über gesetzlich zustehende Rechte und Ansprüche informieren und die Betroffenen unterstützen, diese geltend zu machen. Der Bundesverband der Kehlkopfoperierten e.V. vertritt die Interessen der Betroffenen gegenüber der Öffentlichkeit, der Bundes- und Landesregierung, den Spitzenverbänden und nachgeordneten Stellen der Kranken- und Rentenversicherungsträger. Alle Mitglieder erhalten 4-mal jährlich die Verbandszeitschrift „Sprachrohr“ sowie z. T. monatliche Rundschreiben der Ortsverbände,
3. Manche Kehlkopflose sind gefährdet, sich wegen ihrer Kommunikationseinschränkungen oder der Andersartigkeit der Ersatzstimmen zu isolieren. Indem sich Schicksalsgefährten bei regelmäßigen Treffen und Ausflügen zusammenfinden, kommt es zu einem Austausch von Erfahrungen und Kontakten, die sich oft als hilfreich erweisen. Um diese Arbeit zu ermöglichen, ist es wünschenswert, wenn die Betroffenen sich dem Verein als Mitglieder anschließen, sobald sie sich dazu in der Lage fühlen, selbst wenn sie die Arbeit nur ideell durch ihren Mitgliedsbeitrag mittragen wollen. Auch in Rehabilitationseinrichtungen informieren Patientenbetreuer der Selbsthilfegruppe betroffene Patienten und bieten Zusammenkünfte und Beratung an. Wenn das vor der OP noch nicht möglich war, können im Laufe der Zeit nach der Laryngektomie, z. B. durch Gruppengespräche beängstigende Vorstellungen über die Erkrankung möglicherweise korrigiert und ein Zurechtkommen im Alltag in Gang gebracht sowie psychischen Reaktionen auf Diagnose und Behandlung nachhaltig vorgebeugt werden. Literatur zum Download zu den o. g. Themenbereichen finden sich auf der Internetseite des Bundesverbandes (► www.kehlkopfoperiert-bv.de). Auch die Begegnungen mit den Partnern der kehlkopflosen Menschen untereinander wird vom Bundesverband u. a. in Form von speziellen Seminarangeboten, einem Arbeitskreis für Angehörige (► http://kehlkopfoperiert-bv.de/arbeitskreis-angehoerige/) sowie der Facebook Seite des Bundesverbandes unterstützt.

3.4.6 Sozialarbeiter

Der Sozialdienst großer Krankenhäuser steht dem Patienten als Ansprechpartner für sozialrechtliche Fragen und für die Lösung anderer krankheitsbedingter Krisen und den Alltag betreffender Probleme zur Verfügung.

Dieser soziale Dienst arbeitet in der Regel eng mit Institutionen aller gesundheitlich-sozialen Versorgungssysteme zusammen.

Wenn möglich, sollte schon vor der Operation Kontakt zu dieser Abteilung aufgenommen werden, um die noch vorhandenen stimmlichen Möglichkeiten nutzen zu können. Auch in den Monaten und Jahren nach der Laryngektomie ist es möglich, die Hilfe der Sozialarbeiter in Anspruch zu nehmen, sofern die Patienten in ärztlicher Nachbetreuung der entsprechenden Klinik stehen.

Im Hinblick auf eine länger aufgehobene Erwerbsfähigkeit müssen Patienten über die ihnen zustehenden Sozialleistungen informiert werden. Zu berücksichtigen sind dabei folgende Themen:

- Krankengeld,
- Rentenzahlungen,
- Zuzahlungen bei Arznei-, Heil- und Hilfsmitteln,
- Härtefallregelungen (Befreiung von Zuzahlungen),
- Fahrtkosten,
- Pflegekosten (häusliche Krankenpflege, Haushaltshilfe),
- Antrag an den Härtefonds der Deutschen Krebshilfe,
- Schwerbehindertenausweis,
- Rehabilitationsmaßnahmen und
- Kündigungsschutz.

Weiter stehen Fachleute diverser Institutionen für die psychosoziale Betreuung von Krebspatienten zur Verfügung:

- Krankenkassen,
- Arbeitsamt,
- Sozialamt,
- Gesundheitsamt,
- Rentenversicherungsträger,
- Verbände der freien Wohlfahrtspflege (Deutsches Rotes Kreuz, Deutscher Paritätischer Wohlfahrtsverband, Arbeiterwohlfahrt AWO, Caritas und diakonische Werke) und
- Deutsche Krebshilfe.

3.4.7 Psychologe

Aus therapeutischer Sicht kommt dem Psychologen eine große Bedeutung zu. Jedoch kann dieses Angebot selten in Anspruch genommen werden. In Krankenhäusern stehen zu wenige Fachkräfte zur Verfügung. Zum Teil trifft das Angebot der Psychologen bei Patienten auf Widerstände. Leider wird Psychologie meist mit der Behandlung psychiatrischer Auffälligkeiten in Verbindung gebracht und nur selten mit dem Angebot, Krisen mit professioneller Hilfe zu bewältigen („Ich hab's ja im Hals, nicht im Kopf!").

Während der Anschlussheilbehandlung und der Rehabilitationsmaßnahmen werden psychologische Hilfestellungen mehr genutzt. Das Angebot erstreckt sich über das Erlernen von Entspannungstechniken (Progressive Muskelrelaxation nach Jacobson, Autogenes Training, Hypnoseverfahren etc.) bis hin zu zielgerichteten Krisenbewältigungsstrategien in der Einzeltherapie (z. B. Simonton et al. 2002). Einen hohen Stellenwert kann psychotherapeutische Begleitung gerade im Umgang mit Sucht (speziell Nikotin und Alkohol) darstellen.

3.4.8 Seelsorger

Eine Lebenskrise wie die Krebserkrankung löst Ängste und Verzweiflung aus. Gerade die Furcht, der Krebserkrankung ohnmächtig ausgeliefert zu sein, veranlasst viele Patienten, den Glaubens- und Gebetsfaden wieder aufzunehmen oder erstmals in die Hand zu nehmen.

Im Gebet wird gestammelt, geweint, gewünscht und geklagt. Hier leitet die Hoffnung, sich an der Macht des Glaubens zu orientieren, die größer ist als Angst und Krankheit. Auch das Anklagen Gottes selbst kann Erleichterung bringen.

Doch auch das Gegenteil ist möglich: Betroffene, die lange Kraft im Glauben fanden und darin einen Schutz vor Gefährdung sahen, fühlen sich durch die Erkrankung gestraft. Die „Warum-gerade-ich-Frage" findet keine Antwort und die Verzweiflung wird stärker als der Glaube.

In dieser Situation ist es wichtig, dem Patienten offen zuzuhören und herauszufinden, was er braucht, um für sich zu einer befriedigenden Antwort zu kommen. Der Umgang mit dem Krebspatienten erfordert von dem Gesprächspartner Unvoreingenommenheit bezüglich des Glaubens und den Ausdrucksformen des Glaubens.

Glaube mobilisiert eine Bündelung der inneren Kräfte, die in der Krankheitsbewältigung von großem Wert sein kann.

Häufig bleibt in der Rehabilitation laryngektomierter Patienten eine Unterstützung durch einen Seelsorger unbeachtet oder ungenutzt. Gespräche dieser Art und Segenshandlungen bieten jedoch eine Unterstützung, den enormen psychischen Druck zu mindern. Das Gebet kann gerade in der Trauer um den Stimmverlust eine Ausdrucksform für die „innere Stimme" werden.

Fazit

- Ein Netz aus verschiedenen Disziplinen mit Ärzten und Fachtherapeuten sorgt für die Umsetzung einer teilhabeorientierten Zielfindung, indem der Patient, entsprechend seiner medizinischen und psychischen Voraussetzungen, mit einbezogen und begleitet wird,
- Im Vordergrund stehen Maßnahmen zur Gesundung, der Prophylaxe weiterer tumoröser Prozesse und der Partizipation im Alltag.

3.5 Entlassung aus dem Krankenhaus

Nach der Entlassung aus dem Krankenhaus muss sich der Patient mit einer Reihe von möglichen Veränderungen, die sich auf seinen Alltag auswirken, auseinandersetzen. Dazu gehören Rollenveränderungen, Einschränkungen in der körperlichen Belastbarkeit und der Mobilität sowie einem möglichen veränderten Umgang mit Intimität.

> Gerade nach Ende der stationären Behandlung geraten viele Betroffene in eine psychische Krise. Ob ein Laryngektomierter die Strategie „Sozialer Rückzug" oder „Stabilisierung sozialer Kontakte" wählt, entscheidet sich in der Regel nicht in der Klinik, sondern erst im häuslichen Umfeld …. (De Maddalena 1997, S. 37).

3.5.1 Adaptation im Alltag

Im Optimalfall dauert der stationäre Aufenthalt ca. 2–3 Wochen. Der Patient wird mit einer Vielzahl von neuen Eindrücken in die häusliche Umgebung entlassen: Umgang mit der Erstausstattung, erste Erfahrungen mit dem Tracheostoma, erste Tonproduktion mit den neuen Stimmtechniken oder einer eventuellen Stimmlosigkeit. Eine Radiatio steht eventuell noch bevor. Die Reaktionen der Patienten auf die Entlassung sind sehr unterschiedlich.

Für Manche bedeutet die Rückkehr in die häusliche Situation eine erneute bedrohliche Umstellung. Im Krankenhaus kann sich der Patient mit den operationsbedingten körperlichen Funktionsveränderungen durch die Betreuung des Pflegepersonals aufgehoben und sicher fühlen. Der Umgang mit den Folgen der Erkrankung, Stimmlosigkeit, Hustenanfälle, Schleimabsonderungen und Absaugen können zu Hause jedoch von Unsicherheit geprägt sein. Andere Patienten wiederum sind froh, aus der für sie bedrohlichen Krankenhausatmosphäre in die gewohnte Situation wechseln zu können.

Das Erleben einer Belastung oder einer Unterstützung beim Zurückkehren in die häusliche Situation hängt davon ab, ob der Patient einen Partner, Angehörige und/oder Freunde hat, die ihm bei der Krankheitsverarbeitung zur Seite stehen und mit seinen körperlichen Veränderungen und den damit verbundenen sozialen Folgen umgehen können.

Die Laryngektomie kann zu einem Verlust der Orientierung für Betroffene, Angehörige und das weitere soziale Umfeld führen. Der Patient ist seinen krankheitsspezifischen Belastungen, Problemen und Anforderungen ausgesetzt, mit denen alle Beteiligten umgehen lernen müssen. Diese Anforderungen beziehen sich auf folgende Bereiche:

- Körper,
- Emotion,
- Familie,
- Beruf und
- Gesellschaft.

Körper

Um eine Orientierung in der häuslichen Situation schneller zu ermöglichen, ist es für die Patienten hilfreich, sich bereits in der Klinik mit den Hilfsmitteln so gut wie möglich vertraut zu machen. Dazu gehört unbedingt das selbstständige Wechseln der Kanüle, das Inhalieren und – wenn notwendig – Absaugen. Hilfreich ist das Einrichten eines Platzes mit guter Lichtquelle, worauf die notwendigen Hilfsmittel leicht zu finden sind (inklusive Spiegel und Mülleimer mit Einwegbeutel). Ebenso sollte dem Patienten bekannt sein, welcher Arzt oder welcher Logopäde in der näheren Umgebung mit der Situation eines kehlkopflosen Menschen vertraut ist (ggf. Möglichkeit des Hausbesuches eruieren). Angehörige sollten mit den Notfallmaßnahmen (Stimmprothese.com) für den laryngektomierten Partner vertraut sein. Auch Schmerzen und Schlafstörungen sowie Übelkeit, Müdigkeit („Strahlenkater") und schnelle Erschöpfung als Reaktion auf die Erlebnisse der letzten Wochen können das körperliche Befinden der Patienten einschränken.

Cave

Essenziell wichtig ist das Wissen um die Halsatmung. Im Falle einer notwendigen Beatmung bei Bewusstlosigkeit ist es überlebensnotwendig, die Ventilation über das Tracheostoma auszuführen.

Emotion

Um eine emotionale Entlastung innerhalb dieser Lebenssituation schaffen zu können, ist es notwendig, die Gefühlsschwankungen (Traurigkeit, Verzweiflung) der einzelnen Personen erst einmal zu akzeptieren. Auch wenn Gespräche vorübergehend deutlich erschwert sind, sollte aus der Stimmlosigkeit keine Sprachlosigkeit entstehen. Angst und Depressionen können auch psychosomatische Störungen wie z. B. Schmerzen, Befindlichkeitsstörungen, Übelkeit oder Schlafstörungen auslösen. ► Übersicht 3.5 führt mögliche Ängste laryngektomierter Patienten auf.

Übersicht 3.5

Psychische Beeinträchtigungen als Folge einer Kehlkopfentfernung (Spiecker-Henke 1997)

- Rezidiv-Ängste,
- allgemeine Lebensängste: partnerschaftlich- familiär, wirtschaftlich-beruflich,
- Erschütterung des Selbstbildes, Minderwertigkeitsgefühle,
- Beeinträchtigung der körperlichen Intaktheit,
- Disposition zur Depression,
- Ablehnung des neuen Stimmklanges,
- Aufhebung der stimmlichen emotionalen Äußerung.

Familie

Die Erkrankung führt häufig innerhalb der Familie oder der Partnerschaft zu einer temporären oder bleibenden Veränderung der Rollen. In der Auflösung der gewohnten Rollenverteilung liegt manchmal die Chance für einzelne Familienmitglieder, neue Rollen auszuprobieren und neu zu besetzen. Alleinstehende Betroffene können ihre Rolle nicht ohne weiteres aufgeben und müssen zwangsläufig ihre Aufgaben schneller wieder wahrnehmen oder wählen unter Umständen die soziale Isolation.

3

Beruf

Das Ausüben einer beruflichen Tätigkeit ist in unserer Gesellschaft von großer Bedeutung. Es sichert vor allem die finanzielle Situation eines Menschen. Darüber hinaus erfährt die Person in der Regel eine Wertschätzung durch ihr berufliches Handeln. Für manche Patienten ist das Ausscheiden aus dem beruflichen Umfeld eine Bedrohung der Existenz durch den Verlust eines regelmäßigen Einkommens und ein Infragestellen ihres persönlichen Selbstwertgefühls. Andere Patienten nutzen die Krankheit, um sich von der beruflichen Verantwortung zu verabschieden und sich den persönlichen Interessen zu widmen. Nach einer Genesungszeit – die individuell unterschiedlich ist – sollte über eine Wiedereingliederung am Arbeitsplatz nachgedacht werden. Eine besondere Bedeutung kommt bei dieser Entscheidung dem Sozialarbeiter in der Rehabilitationsklinik, dem Arbeitsamt und dem Arbeitgeber zu (► Abschn. 3.4.6).

Gesellschaft

Schwer erkrankte Personen kennen Erlebnisse der Stigmatisierung. Besonders Beeinträchtigungen in der Kommunikation haben zur Folge, dass die Betroffenen als hilfsbedürftig und unselbstständig eingeschätzt werden. Ihre prämorbide Persönlichkeit sowie der bisher gemeisterte Lebensweg werden schnell vergessen.

Im Optimalfall erhält der Patient durch die bereits vor der Erkrankung bestehenden gesellschaftlichen Kontakte Unterstützung in der schwierigen Lebensphase nach der Operation. Dies wäre i. S. eines fördernden Kontextfaktors zu sehen. Nicht immer finden Freunde und Nachbarn den Mut, auf den kehlkopfoperierten Menschen zuzugehen. Unsicherheit, Schamgefühl, Angst und Unwissenheit halten sie vor einer ersten Begegnung zurück. Gerade sie brauchen ebenso ausreichend Informationen über die Erkrankung und den Umgang mit den Folgen wie der Betroffene selbst, um adäquat auf die schwierige Situation eingehen zu können. Diese Hilfe können einerseits die Patienten den verunsicherten Mitmenschen selber geben, indem sie auf andere zugehen, über Folgen der Operation offen sprechen bzw. von ihren Problemen berichten. Andererseits hilft es, wenn die unmittelbaren Angehörigen die Nachbarn und Freunde auf die neue Situation vorbereiten, sodass ambivalente Gefühle gemildert oder überwunden werden können.

3.5.2 Körperliche Betätigung und Mobilität

Die körperliche Belastbarkeit der Patienten nach der Operation und während der Rehabilitation hängt von mehreren Faktoren ab:

- körperlicher Allgemeinzustand,
- Alter des Patienten,
- Ausmaß der Operation,
- Radiatio (Bestrahlung), Chemotherapie,
- psychischer Zustand und
- Kondition.

Erholungsphase nach dem Eingriff

Nach einer individuell unterschiedlich langen Erholungsphase vom Eingriff und ggf. der Bestrahlung können körperliche Betätigungen und sportliche Aktivitäten wieder aufgenommen werden. Da immer jüngere Patienten betroffen sind, spielt dieser Bereich auch im Vergleich zu früher eine größere Rolle in der Krankheitsbewältigung.

Frühzeitige und regelmäßige Lockerungsübungen speziell für den Halswirbelsäulenbereich und das Ansatzrohr sind sogar erwünscht und hilfreich beim Abbau von Muskelverspannungen und Schmerzen infolge einer Neck dissection und Schonhaltungen durch Narbenzüge. Ebenso erleichtern sie die Tongebung bei der Anbahnung der Stimmtechnik(en).

Sportliche Aktivitäten

Zum Wiederaufbau der körperlichen Leistungsfähigkeit können viele sportliche Aktivitäten genutzt werden. Eine Verbesserung der Körperfunktionen kann sich positiv auf die Aktivität und Partizipation des Patienten auswirken.

Sportarten wie Wandern, Radfahren und Tennis sind grundsätzlich möglich. Sportarten wie Segeln sind durch den veränderten Atemweg nur mit erhöhtem Risiko auszuüben. Andere Wassersportarten wie Tauchen oder Wasserski sind unmöglich. Bei Kraftsportarten kann der Druckaufbau nur bedingt von der Thorax- und Bauchmuskulatur kompensiert werden.

Aufgrund der eingeschränkten Leistungsfähigkeit sollten körperliche Aktivitäten in Maßen und angemessene Leistungssteigerungen in Absprache mit dem Arzt erfolgen.

Öffentliche Veranstaltungen

Der Besuch öffentlicher Veranstaltungen wie Theater oder Kino wird nur dann als einschränkend empfunden, wenn Patienten unter starken Hustenanfällen oder Sekretabsonderungen leiden. Manche setzen sich ganz an den Rand, um ggf. den Raum verlassen zu können. Andere verzichten ganz auf eine Teilnahme.

Reisen

Auch Reisen ist vielen Patienten unbenommen und trägt zu einer positiven Lebensgestaltung bei. Zu beachten ist, dass die benötigten Hilfsmittel mitgenommen werden.

Tipp

Auf Flugreisen sollte aufgrund der geringen Luftfeuchtigkeit in der Kabine ein Trachealhandinhalator mitgeführt werden, um ggf. eine starke Reizung der Trachealschleimhaut durch die trockene Luft zu mindern. Das Kabinenpersonal sollte für den Notfall auf die Halsatmung hingewiesen werden. Im Falle eines Luftdruckabfalls in der Kabine, kann die Beatmungsmaske ohne Adapter auf das Tracheostoma aufgesetzt werden.

Wünschenswert für den Patienten ist die weitgehende Wiederaufnahme der vor der Operation bestehenden Interessen bzw. eine Neuorientierung. Dies trägt zur Normalisierung des Allgemeinbefindens und somit zur Genesung bei.

3.5.3 Intimität

Jede chronische Erkrankung und Behinderung bedeutet für den Betroffenen zunächst eine Zeit der Orientierungslosigkeit. Der Bereich der Intimität mit all seinen Aspekten wie Nähe, Berührung und Zärtlichkeit bis hin zur Sexualität kann hiervon auch betroffen sein. Tritt die Sexualität angesichts einer lebensbedrohlichen Erkrankung oft in den Hintergrund, kann dieses Thema spätestens in der psychischen und physischen Stabilisierungsphase wieder an Wichtigkeit zunehmen. Die Veränderung des Selbstbildes durch die veränderte Atemführung (Tracheostoma) und die daraus resultierenden Atemgeräusche, der Umgang mit Sputum, die beeinträchtigte körperliche Leistungsfähigkeit und der Verlust bzw. die Veränderung der Stimme wirken sich nachhaltig auf die Selbstwahrnehmung aus. Strahlen- und Chemotherapie verursachen durch Übelkeit und Müdigkeit einen Abfall der sexuellen Aktivität. In Partnerschaften sind die angeführten Punkte ebenfalls Thema der Auseinandersetzung. Gefühle der Distanz, Fremdheit und auch Ekel können auftreten. Wichtig ist in diesem Fall, sich dieser Gefühle nicht zu schämen. Häufig wird aus Angst vor Ablehnung jegliche körperliche Nähe mit dem Partner vermieden; dieser fühlt sich wiederum zurückgewiesen, wodurch es zu Missverständnissen kommen kann. Zu einem Gespräch über Sexualität bedarf es häufig des Übertritts einer Hemmschwelle. Möglicherweise steigt diese noch mit der Thematik der Kehlkopflosigkeit. Gelingt dennoch ein Gespräch über die jeweiligen Gefühle und Bedürfnisse, können Missverständnisse vermieden bzw. geklärt werden. Wann Nähe, Berührung, Zärtlichkeit und Zuwendung wieder möglich sind, sollten beide Partner zusammen entscheiden, da die Bedürfnisse in dieser Zeit unterschiedlich stark ausgeprägt sein können.

Tipp

Erfahrungsgemäß wird diese Thematik innerhalb der logopädischen Therapie selten angesprochen. Wird der Gesprächsbedarf erkannt, sollte die Therapeut entscheiden, ob sie dieses Thema aufgreift oder weitere professionelle Hilfe vermittelt.

Fazit

Bei der Rückkehr in den Alltag besteht das langfristige Ziel darin, einen weitgehend von der Hilfe anderer Menschen unabhängigen Umgang mit der Erkrankung und ihren Auswirkungen in möglichst vielen Lebensbereichen zu erlangen.

3.6 Logopädische Therapie – Kurzüberblick

Aufgrund der Konzeption dieses Buches (Konzeptidee) finden sich detaillierte Beschreibungen über die Inhalte der logopädischen Therapie in Teil II. Aus chronologischen Gründen wird hier ein kurzer Überblick vorangestellt.

Logopädischer Therapiebeginn

Im optimalen Fall beginnt die logopädische Begleitung vor der Operation und setzt sich während des gesamten Krankenhausaufenthaltes kontinuierlich fort (► Abschn. 2.2.2 und 3.3.1).

Die Schwerpunkte der Stimmrehabilitation finden nach der Entlassung

- während der Anschlussheilbehandlungen,
- innerhalb der Rehabilitationsaufenthalte,
- in der logopädischen Praxis und
- im Rahmen von Therapien im häuslichen Bereich statt.

Bislang war das allgemein erklärte logopädische Ziel das Erlangen der optimalen kommunikativen/stimmlichen Kompetenz im Alltag. Durch die Einführung u. a. der ICF hat sich der Schwerpunkt der Zielsetzung vom logopädisch-fachlichen Standpunkt aus mehr in Richtung Patientenzentriertheit verlagert (► Abschn. 4.1). So wird die Zielformulierung auch in Bezug auf die Stimmrehabilitation gemeinsam mit dem Patienten vorgenommen. Letztlich entscheidet er welche Stimmtechnik er wann in welchem Zusammenhang einsetzen möchte.

Die grundsätzliche Motivation, eine Stimmtechnik zu erlernen, ist bei fast allen Patienten sehr hoch. Der Weg dorthin kann in Abhängigkeit von den individuellen Bedürfnissen und den medizinischen Gegebenheiten sehr verschieden sein. Seitdem Kehlkopfentfernungen durchgeführt werden, wird versucht, Stimmmöglichkeiten zu vermitteln oder operativ zu schaffen. Hieraus haben sich bis in die Gegenwart drei Möglichkeiten entwickelt:

- artifiziell erzeugte Tongebung (elektronische Sprechhilfe),
- körpereigene Stimmtechnik (Klassische Ösophagusstimme) und
- operativ unterstützte körpereigene Stimmtechnik (Shunt-Ventil-Ösophagusstimme).

Akzeptanz der Stimmtechniken

Bei der Auswahl der Stimmmöglichkeiten sollte der Logopäde auf eine neutrale Darstellung achten. Dies kann er nur bei entsprechender Fachkompetenz und im Rahmen seiner Möglichkeiten, die Bedürfnisse des Patienten einschätzen zu können. So ist die Akzeptanz des Umfeldes gegenüber der neu zu erlernenden Stimme von großer Bedeutung für die Motivation des Patienten, diese auch anzuwenden. Wird z. B. die Speiseröhrenstimme als „vulgäres Rülpsen" wahrgenommen und dies dem Betroffenen vermittelt, ist fast jede therapeutische Mühe vergeblich. Im Umkehrschluss kann sich die Unterstützung vonseiten des Umfeldes sehr förderlich auf den Erfolg auswirken.

Interdisziplinäres Team

Im Hinblick auf alle professionellen Kontakte während der Behandlung (Ärzte, Pflegepersonal, Psychologen, Seelsorger, Sozialarbeiter,

Selbsthilfegruppe) fällt dem Logopäden, der häufig als einzige professionelle Kontaktperson den Patienten langfristig begleitet, eine exponierte Stellung zu. Somit gehören zumindest teilweise auch Aufgaben der zuvor genannten Berufsgruppen in den Arbeitsbereich des Logopäden. Neben der Vermittlung der Stimmtechniken beinhaltet die Beratung und Begleitung von kehlkopflosen Menschen, die sich in einer ungeheuren Lebenskrise befinden, auch Mittel der Gesprächsführung, Unterstützung im sozialrechtlichen Bereich (Kurantrag, Schwerbehindertenausweis) und Kontaktvermittlung zu Ärzten bzw. zu anderen Therapeuten zusammen. „Rehabiltation setzt interdisziplinäre Teamarbeit voraus." (BAR 2016).

Fazit

Es bestehen drei Möglichkeiten der Stimmrehabilitation:

- Stimmgebung mittels elektronischer Sprechhilfe,
- Klassische Ösophagusstimme und
- Shunt-Ventil-Ösophagusstimme.

3.7 Interdisziplinäre Nachbehandlung

Im Anschluss an eine Laryngektomie ergibt sich je nach Patient die Notwendigkeit weiterer Nachbehandlungen. Diese nach der Operation stattfindenden Maßnahmen sind notwendig, um einen optimalen Heilungs- und Rehabilitationsverlauf zu erreichen. Eine gute interdisziplinäre Zusammenarbeit ist dabei von besonderer Wichtigkeit.

3.7.1 Postoperative Bestrahlung (Radiatio/Radiochemotherapie)

Bereits in ▶ Abschn. 2.2.3 wurde das Thema „Radiatio/Radiochemotherapie" erläutert. Im Folgenden wird die postoperative Strahlentherapie beschrieben.

▪ Ziel

Das Ziel der postoperativen Radiatio (Nachbestrahlung) oder Radiochemotherapie unterscheidet sich nicht von dem der präoperativen. Postoperativ verbliebene Tumorzellen (z. B. an den Schnitträndern) sollen erfasst, an weiteren Zellteilungen gehindert und zerstört werden.

▪ Indikation

Nach Angaben von Kleinsasser (1987) gibt es keine einheitliche Indikation zur Nachbestrahlung. Folgende Karzinome werden in der Regel im Anschluss an eine Laryngektomie nachbestrahlt:

- Hypopharynxkarzinome,
- supra- und subglottische Karzinome,
- fortgeschrittene Stimmlippenkarzinome (T_3/T_4),
- Larynxkarzinome mit Lymphknotenmetastasen und
- Lymphknotenmetastasen mit Kapseldurchbruch.

Die alleinige Strahlen(chemo)therapie (Radiatio oder Radiochemotherapie) ist indiziert, wenn Patienten nicht operationswillig oder aufgrund eines stark erhöhten Narkoserisikos nicht operationsfähig sind. Letzteres besteht zum Beispiel bei multimorbiden älteren Patienten. In seltenen Fällen kann die Operationsindikation überschritten sein, z. B. bei Durchbruch des Karzinoms in die Halsweichteile oder großen Halslymphknotenmetastasen mit kapselüberschreitendem Tumorwachstum. Eine totale Laryngektomie mit Neck dissection wäre in solchen Fällen zwar technisch prinzipiell möglich, würde jedoch nicht lebensverlängernd wirken, sodass die Einschränkung der Lebensqualität durch die Kehlkopfentfernung dagegen steht. In diesem Fall ist eine primäre Strahlentherapie bzw. Radiochemotherapie indiziert.

▪ Durchführung

Eine postoperative Radiatio findet direkt im Anschluss an den Abschluss der Wundheilung statt. In der Regel erfolgt noch während des stationären Aufenthaltes des Patienten eine Vorstellung in der Radioonkologie. Die Strahlendosis (40–70 Gray) wird in Abhängigkeit individueller Faktoren auf eine bestimmte Anzahl an Einzelsitzungen verteilt (Fraktionierung). Daher erstreckt sich der Bestrahlungszeitraum meist über ca. 6 Wochen bei täglicher Therapie. Um den durch die Bestrahlung geschwächten Tumorzellen keine Möglichkeit zur Regeneration zu geben, muss die Therapie kontinuierlich durchgeführt werden. Damit verbunden sind Allgemeinreaktionen des Körpers wie z. B. Abgeschlagenheit und Appetitlosigkeit, die individuell unterschiedlich stark empfunden werden. Ein Gewichtsverlust von etwa 5 kg ist die Regel.

Hautpflegehinweis

» Obwohl das Waschen und Trocknen von Haut und Haaren im Bestrahlungsfeld bei den meisten Krebspatienten möglich ist, empfehlen Fachleute aber dennoch, vorsichtig zu sein:

- Sich im Strahlenfeld möglichst nur kurz waschen oder nur kurz abduschen, damit die Haut nicht aufweicht; dabei sollte man auch an den entstehenden Wasserdampf denken,
- Haut und Haare im Strahlenfeld nur mit lauwarmem Wasser waschen; die Haut reagiert unter Umständen empfindlicher als sonst auf kalte und warme Temperaturen,
- zum Reinigen von Haut und Haaren im Strahlenfeld entweder gar keine oder milde Seifen und Shampoos verwenden; die Haut sollte nicht unnötig gereizt werden,
- die Haut im Strahlenfeld zum Abtrocknen mit einem weichen Handtuch nur abtupfen anstatt abrubbeln; so wird die gereizte Haut nicht verletzt. Fachleute raten, die Haut insbesondere in Hautfalten wie im Halsbereich, in der Achselhöhle oder in der Bauch- und Leistengegend, gut abzutrocknen,
- zum Haare trocknen die Haare nicht zu heiß föhnen; frisch bestrahlte Haut reagiert empfindlich auf Temperaturreize. (Krebsinformationsdienst 2013).

Nebenwirkungen

Eine Bestrahlung belastet die Patienten sowohl physisch als auch psychisch. Die strahleninduzierten Symptome sind unterschiedlich stark ausgeprägt. Ängste („Strahlentherapie löse Krebs aus, der eigene Körper gebe die Strahlen ab.“) spielen bei der Behandlung eine Rolle, sodass Informationen vor Therapiebeginn den Patienten beruhigen können.

Nachfolgend werden die für die logopädische Therapie relevanten Veränderungen ausführlicher beschrieben und allgemeine strahlenbedingte Nebenwirkungen genannt.

Veränderungen an Kiefer und Zähnen

Vor einer radiologischen Behandlung steht in der Regel eine gründliche Zahnsanierung, um potenziellen Entzündungen sowie Wundheilungsstörungen bei notwendigen zahnärztlichen Eingriffen während der Bestrahlung vorzubeugen. Eine zahnprothetische Versorgung erfolgt häufig erst nach Abklingen der Bestrahlungsfolgen, d. h. 6–12 Monate nach Ende der Bestrahlung. Dadurch können über einen längeren Zeitraum die Kau- und Artikulationsfunktionen beeinträchtigt sein. Zahnprothesen, die präoperativ getragen wurden, passen häufig aufgrund der Kieferveränderungen nach der Radiatio nicht mehr. Die nachhaltigste Strahlenspätfolge ist die sogenannte Osteoradionekrose, die zu einer Zerstörung des gesamten Kieferknochens führen kann.

Mundtrockenheit und Schleimhautentzündungen

Die ionisierenden Strahlen bewirken eine Schädigung der Speicheldrüsen. Die dadurch verminderte Speichelproduktion und/oder Speicheleindickung hat eine erschwerte Kau- und Schluckfunktion zur Folge, was für Patienten die Nahrungsaufnahme erheblich einschränkt. Eine Speichelveränderung führt außerdem zur Verschlechterung der Selbstreinigung des Mundes und bedingt eine Schädigung gesunder Zähne sowie, bei schlechter Mundhygiene, eine Vermehrung schädlicher

Bakterien. Mukositis, Soorbefall und Ulzerationen (nicht ausheilende Gewebsdefekte) der Mundschleimhaut treten häufig auf. Im Rahmen des chirurgischen Eingriffes kann die Entfernung der Speicheldrüsen notwendig sein, sodass eine Mundtrockenheit zusätzlich durch das Fehlen der Glandula parotis sowie Glandulae submandibuläres und sublinguales entsteht.

Tipp

Bei **radiogen bedingten Störungen** der Mundschleimhaut lassen sich Symptome lindern durch

- Getränke wie z. B. stilles Wasser oder Kräutertees,
- Mundspülungen mit Salbeitee oder Wasser nach den Mahlzeiten,
- eine gute Zahnpflege mit minzfreien Zahnpasten,
- Lutschen von Eis; konzentrierte Obstsäfte oder Alkohol bewirken hingegen eine starke Reizung der Schleimhaut,
- Einsatz von künstlichen Speichelsprays.

Veränderungen im Mundbereich führen teilweise zu einer Einschränkung der Artikulationsfähigkeit.

Geschmacksstörungen

Liegen während der Bestrahlung ein Teil der auf der Zunge befindlichen Geschmacksrezeptoren innerhalb des Bestrahlungsfeldes, treten neben der oben beschriebenen Speichelveränderung zusätzlich Schmeckstörungen (Dysgeusie) auf. Der eingeschränkte Geschmack sowie das eingeschränkte Riechvermögen durch die Laryngektomie können zu einer latenten Appetitlosigkeit führen (Achtung: Gewichtsreduktion). Hinweise auf Ursachen für erschwerte Nahrungsaufnahme finden sich in ► Abschn. 3.7.6.

Tubenventilationsstörungen

Eine eingeschränkte Belüftung des Mittelohres aufgrund der radiogenen Schwellungen führt u. U. zu einer Schallleitungsschwerhörigkeit.

Schallleitungsschwerhörigkeiten beeinträchtigen den Patienten in seinem Hörvermögen u. a. auch in der logopädischen Therapie. Daher ist es sinnvoll, vor Therapiebeginn die Ergebnisse der audiologischen Untersuchungen (Audiogramm) zu berücksichtigen.

Akute Strahlenreaktionen beginnen ca. 2 Wochen nach Beginn der Radiatio und dauern die ersten drei Monate nach Abschluss der Strahlentherapie an. So kann sich die Bestrahlung gerade auf den Beginn der logopädischen Therapie auswirken. Die Auswirkungen möglicher auftretender Spätfolgen einer Bestrahlung finden sich in der ► Übersicht 3.6.

Übersicht 3.6

Mögliche auftretende Spätfolgen einer Radiatio:

- Appetitlosigkeit,
- Müdigkeit/Kraftlosigkeit,
- Pigmentveränderungen der Haut,
- Wundheilungsstörungen, Nekrosen, Fisteln und Verbrennungen der Haut,
- Ödeme der laryngealen Weichteile/der Halsweichteile,
- Mundtrockenheit (Xerostomie) und Schleimhautentzündungen (Mukositis),
- Tubenventilationsstörungen sowie,
- Verhärtungen (Fibrose) des Bindegewebes und dadurch der Halsweichteile.

3.7.2 Chemotherapie

▪ Ziel

Eine Chemotherapie zielt darauf ab, durch medikamentös verabreichte Zellgifte (Zytostatika) auf die Zellteilung der Krebszellen hemmenden Einfluss zu nehmen.

▪ Indikation

Die alleinige Chemotherapie spielt in der Primär-Behandlung von Kehlkopfmalignomen eine untergeordnete Rolle. Eine bessere Heilungschance nach alleinigem Einsatz von

Zytostatika konnte statistisch nicht nachgewiesen werden (Strutz und Mann 2009). Zytostatika werden bei Tumoren in Mundhöhle, Rachen und Kehlkopf jedoch in Verbindung mit einer Strahlentherapie als Radiochemotherapie eingesetzt. Der Stellenwert der Chemotherapie besteht in diesem Fall in einer Potenzierung der Strahlenwirkung zur Verhinderung bzw. Behandlung der Metastasen.

Durchführung

In der Regel wird die Chemotherapie in Intervallen durchgeführt. Die Medikamentengabe erfolgt entweder in Form von Tabletten oder Injektionen bzw. Infusionen. Dabei kann es sich um eine Monotherapie (einzelne Substanzen) oder Polychemotherapie (Kombination verschiedener Zytostatika) handeln. Beim Auftreten starker Nebenwirkungen zieht der behandelnde Arzt gegebenenfalls einen stationären Aufenthalt in Erwägung.

Präoperativ

Die Größe eines Tumors kann präoperativ durch die Gabe von Zytostatika verkleinert werden. Hiermit wird versucht, die Chance auf Heilung durch eine nachfolgende Operation zu erhöhen.

Postoperativ

Wurde aufgrund der Größe oder Lage des Malignoms nicht im gesunden Gewebe operiert (non in sano, R1- oder R2-Resektion), kann eine Radiochemotherapie die verbliebenen Tumorreste zerstören.

Palliative Chemotherapie

Als palliative Behandlung bei Rezidiven spielt die Chemotherapie vor allem bei Patienten, die nicht mehr bestrahlt werden können, eine wichtige Rolle im Sinne der Tumorkontrolle.

Nebenwirkungen

Für die Patienten kann eine Chemotherapie mit ihren Begleiterscheinungen eine erhebliche Beeinträchtigung der Lebensqualität darstellen (▶ Übersicht 3.7).

Übersicht 3.7

Mögliche auftretende Nebenwirkungen bei Chemotherapie

- Appetitlosigkeit,
- Übelkeit,
- Erbrechen,
- Haarausfall,
- Entzündungen der Mundschleimhaut (Mukositis),
- Schwindel,
- Verminderung der Blutplättchen (Thrombozytopenie),
- Verminderung der weißen Blutzellen (Leukopenie),
- Infektanfälligkeit,
- Lungen- und Nierenkomplikationen.

Das Abklingen der Begleiterscheinungen einer Chemotherapie dauert mehrere Wochen bis hin zu Monaten. Ärztlicherseits besteht das Bemühen, die Nebenwirkungen so gering wie möglich zu halten.

3.7.3 Onkologische Nachsorge

Besondere Wichtigkeit bei der Krebsbehandlung haben die onkologischen Kontrolltermine, die vom Patienten unbedingt eingehalten werden sollten. Sie dienen

- dem frühzeitigen Erkennen von Tumorrezidiven,
- der Feststellung und gezielten Behandlung aller Begleit- und Folgeerkrankungen,
- der psychischen und physischen Unterstützung des Patienten sowie,
- der ärztlichen Nachbetreuung eines Shunt-Ventils.

Eine Tumornachsorge erfolgt in der Regel durch die Chirurgen der operierenden Klinik innerhalb einer onkologischen Sprechstunde oder durch einen onkologisch kompetenten niedergelassenen HNO-Arzt.

Tumorrezidive treten meistens innerhalb der ersten zwei Jahre auf, sodass anfängliche engmaschige Kontrollen sinnvoll sind. Die nachstehend genannten Zeiträume in ▶ Übersicht 3.8 dürfen jedoch nur als Richtwerte gelten, da der zuständige Arzt aufgrund der individuellen Krankengeschichte des Patienten über zusätzliche Kontrollen entscheiden muss.

Im Mittelpunkt der Nachsorge steht zunächst die Frage nach der allgemeinen Befindlichkeit des Patienten (bisheriger Verlauf und Erfolg der Stimmrehabilitation, psychische oder physische Beschwerden usw.). Die Kontrolle umfasst ebenso eine Reihe ärztlicher Untersuchungen, die in ▶ Übersicht 3.9 dargestellt werden. Je nach Anamnese wird die Diagnostik durch zusätzliche Verfahren erweitert.

Übersicht 3.8

Richtwerte für den Zeitraum der Nachsorgetermine

- 1. Jahr postoperativ	alle 6–8 Wochen
- 2. und 3. Jahr postoperativ	alle drei Monate
- 4. und 5. Jahr postoperativ	alle sechs Monate
- nach dem 5. Jahr postoperativ	alle 12 Monate

Übersicht 3.9

Onkologische Nachsorgeuntersuchungen

- Inspektion einschließlich endoskopischer Untersuchungen,
- Palpation,
- Sonografie der Halslymphknoten,
- CT oder MRT von Primärtumorregion und Lymphabfluss sowie,
- Thorax-Röntgen oder Thorax-CT.

Um den postoperativen Verlauf für den Patienten optimal zu gestalten, hat es sich bewährt, die Kontrolluntersuchungen möglichst immer bei demselben Arzt durchführen zu lassen. Neben dem Vorteil einer kontinuierlichen Befunderfassung entwickelt sich zwischen Arzt und Patient ein Vertrauensverhältnis. Dies kann in der Rehabilitation eines laryngektomierten Menschen von großer Bedeutung sein.

3.7.4 Lymphdrainage

Bei der Lymphdrainage handelt es sich um eine Sonderform der Massage, die von dem Arzt E. Vodder entwickelt wurde. Nicht Muskeln und das Gewebe, sondern die Lymphgefäße stehen im Mittelpunkt der Behandlung (▶ Abschn. 3.7.4 Exkurs „Lymphe“).

Durch den operativen Eingriff im Halsbereich und die häufig bei Kehlkopfkrebs notwendige Neck dissection (▶ Abschn. 2.2.7) sowie durch die Bestrahlung kommt es zur Unterbrechung der Lymphabflusswege bzw. zu quer verlaufenden Narbenbildungen, die den Rückfluss der Lymphe aus dem Gewebe stark behindern. Staut sich die Gewebsflüssigkeit, treten schmerzhafte Schwellungen (Ödeme) im Gesichts- und Halsbereich auf. Diese lokale Stauung führt zu einer Druckempfindlichkeit der Haut und des gesamten Gewebes. Sie behindert dort u. a. das Schlucken, die Stimmgebung, die Kinästhetik und des Patienten, da häufig auch Ödeme im Mundinneren oder Pharynx entstehen. Die Schallübertragung mittels elektronischer Sprechhilfe kann dadurch eine Beeinträchtigung erfahren. Im Extremfall ist eine extraorale Nutzung der Sprechhilfe vorübergehend nicht möglich (▶ Kap. 7).

▪ Ziel

Das Gleichgewicht zwischen der Lymphmenge und den leistungsfähigen Lymphbahnen wieder herzustellen, ist Ziel der Lymphdrainage. Eine Aktivierung des Immunsystems soll damit unterstützt werden.

Im Normalzustand kann die Lymphflüssigkeit durch permanenten Druck und Peristaltik der Gefäße abfließen. Bei einer Lymphdrainage wird gestaute Flüssigkeit in Richtung des Lymphabflusses massiert. Dadurch werden

- neue Abflusswege gebahnt (Entödemisierung des Gewebes),
- der Lymphfluss um ein Vielfaches gesteigert und für eine Druckentlastung gesorgt.

Durch die Entstauung des ödematösen Gesichtes bzw. der Kopf-Hals-Region kommt es zu einer Reduzierung der extra- und intraoralen lokalen Beschwerden, einer optimierten Schallübertragung bei der Nutzung der elektronischen Sprechhilfe sowie zu einer Verbesserung der kosmetischen Situation des Patienten.

Indikation

Eine Indikation zur Lymphdrainage besteht bei Stauungen

- im Gesichtsbereich,
- im Mundinnenraum,
- im Nacken- und Schulterbereich sowie,
- an Armen und Händen.

Sie sollte erst nach Beendigung der Strahlentherapie und Abklingen der akuten Strahlenreaktion begonnen werden.

Cave

Obwohl die Lymphdrainage in manchen Kliniken zur postoperativen „Standardbehandlung" gehört, existieren differente Ansichten zur Wirkungsweise dieser Methode (Weissleder und Schuchhardt 2011). Die Frage, inwiefern verbliebene Tumorzellen durch eine solche manuelle Therapie erst recht über den gesamten Organismus verteilt werden, scheint nicht geklärt. Es obliegt der Verantwortung des Arztes, ob er diese Therapieform verordnet. Aus der klinischen Arbeit heraus zeigt sich, dass die Lymphdrainage als entlastend empfunden wird und zudem die Stimmgebung erleichtert.

Durchführung

Die Behandlung sollte zu Beginn täglich durch speziell ausgebildetes Fachpersonal nach Beendigung der Radiatio und der Chemotherapie erfolgen. Nach Abklingen der stärksten Symptome wird die Behandlung in der Regel auf 1- bis 2-mal wöchentlich reduziert. Der Abtransport überschüssiger Gewebsflüssigkeit wird durch Druck- und Kreistechniken initiiert. Über die Länge der Behandlung muss der verordnende Arzt entscheiden.

Kontraindikation

Eine sachgerecht ausgeführte Lymphdrainage führt in aller Regel nicht zu Nebenwirkungen. Es wird jedoch zwischen allgemeinen Kontraindikationen und speziellen Kontraindikationen der Halsbehandlung (und der Bauchtiefdrainage) unterschieden. Sämtliche Gegenanzeigen können absoluter oder relativer Natur sein, wobei relative Kontraindikationen in begründeten Fällen vom Arzt aufgehoben werden können, absolute jedoch nicht (Földi und Stößenreuther 2000). Zu den absoluten Kontraindikationen gehören laut Földi und Stößenreuther (2000) eine Schilddrüsenüberfunktion, Überempfindlichkeit des Sinus caroticus und Herzrhythmusstörungen. Höheres Lebensalter mit der Gefahr der Lösung aterisklerotischer Auflagerungen von der Innenwand der Halsarterien gehören zu den relativen Kontraindikatoren. Folgende Anwendungseinschränkungen sind zu beachten:

- akute Entzündungen,
- akute allergische Reaktionen,
- Herzerkrankungen und
- Blutgerinnungsstörungen.

Patienten mit Lymphödemen sollten massive Hitzeeinwirkungen und direkte Sonneneinstrahlung meiden, da es hierdurch zu einer unerwünschten Gefäßerweiterung kommt. Jede Befundverschlechterung macht eine Rücksprache mit dem Arzt erforderlich.

Exkurs

Lymphe
Als Lymphe bezeichnet man das flüssige Zwischenglied zwischen Blut und Gewebe. Sie durchströmt die Lymphknoten und transportiert wichtige Boten- und Abwehrstoffe für das Immunsystem. Dem Lymphsystem kommt eine wichtige Bedeutung zu, da die Lymphknoten Filterstationen zum Abfangen z. B. von Bakterien und Toxinen darstellen.

Ein gut funktionierendes Lymphsystem hat für das körperliche Wohlbefinden des Menschen eine besondere Bedeutung, insbesondere für kehlkopflose Patienten.

3.7.5 Physiotherapie

Der Verlust des Kehlkopfes hat weitreichende funktionelle und psychische Folgen für den Patienten. Dass eine Laryngektomie ebenso bedeutsame Folgen für den gesamten Bewegungsapparat haben kann, wird häufig unterschätzt.

Nach einer Laryngektomie mit Neck dissection kommt es nicht selten zu erheblichen Einschränkungen des Bewegungsapparates – besonders im Schulter-Nacken-Bereich. Durch die operativ bedingte Überstreckung während des chirurgischen Eingriffes sind Muskelverspannungen bis hin zu Wirbelverdrehungen möglich. Sie können den Patienten noch wochenlang durch Kopf-oder Rückenschmerzen beeinträchtigen.

Langanhaltende Beschwerden können durch die Neck dissection entstehen, wenn funktionell bedeutsame Halsweichteile entfernt werden (► Abschn. 2.2.7). Je nach Ausmaß der Neck dissection (ein- oder beidseitig, radikal, funktionell) sind die Funktionsbeeinträchtigungen unterschiedlich.

Eine physiotherapeutische Behandlung kann bei laryngektomierten Patienten die Entwicklung, den Erhalt oder die Wiederherstellung von Funktionen durch passive und aktive Techniken unterstützen.

Ziel

Im Vordergrund steht die Wiederherstellung des möglichst optimalen physiologischen und psychischen Gleichgewichts durch:

- Lösen von hypertoner Muskulatur der Halswirbelsäule durch Fehlkompensationen,
- Kräftigen der Muskulatur, die eine Mehrbelastung übernimmt,
- Atemunterstützung mit Schwerpunkt der costo-abdominalen Atmung,
- Lösen von Gelenkblockaden und
- Narbenentspannung.

Indikation

Treten folgende Beschwerden auf, sollte eine physiotherapeutische Behandlung in Erwägung gezogen werden:

- Bewegungseinschränkung der Arme oder des Kopfes,
- schmerzende Schultermuskulatur,
- Rückenschmerzen durch Fehl-/Schonhaltung,
- extrem ziehende Schmerzen im Narbengewebe,
- Kopfschmerzen oder,
- Herz-Kreislauf-Störungen aufgrund starker Verspannungen des Halteapparates.

Durchführung

Zu unterscheiden sind die passiven und aktiven Techniken.

In der Anfangszeit nach der Operation können passive Maßnahmen wie z. B. Lymphdrainage, Querfriktion (Massage des Muskelansatzes), Bindegewebsmassagen oder Manuelle Therapien den Patienten entlasten. Ziel ist dabei zunächst eine Entspannung bzw. das Ausgleichen von Muskelgruppen.

Aktive Techniken zielen auf eine Bewegungskorrektur und -erweiterung von Kopf, Armen und Rücken ab. Hierzu stehen den Physiotherapeuten u. a. Atemtherapien oder die Rückenschule zur Verfügung.

3

3.7.6 Ernährungsberatung

Inwiefern ursächliche Zusammenhänge zwischen Ernährung und einer Krebserkrankung bestehen, ist auch heute noch Gegenstand der modernen Ernährungsforschung. Die Faktoren einer Krebsentstehung sind jedoch so vielfältig, dass eine eindeutige Beweisführung bisher wissenschaftlich schwer fällt. Wie bereits erwähnt, kann aber ein Zusammenhang zwischen ungünstiger Ernährung (neben anderen Faktoren wie z. B. Noxen, genetischer Disposition, chronischen Entzündungen) und der Krebserkrankung angenommen werden. Die Evidenz für die Erhöhung des Krebsrisikos durch Alkohol ist für verschiedene Tumorlokalisationen überzeugend. Hierzu gehören die malignen Tumoren des Mundes, des Rachens, des Kehlkopfes, der Speiseröhre, des Magens sowie des Dickdarms. Die Annahme, dass so genannte „Krebsdiäten", die meist auf einer einseitigen Ernährung beruhen, eine Krebserkrankung gezielt heilen könnten, kann wissenschaftlich nicht gehalten werden. Einer ausgewogenen Nahrungsaufnahme kommt eine besondere Bedeutung sowohl vor als auch nach der Operation zu:

- Optimale Nährstoffversorgung unterstützt die körpereigenen Abwehrkräfte,
- Ausgewogene Ernährung (i. S. einer Ernährung nach den Empfehlungen der Deutschen Gesellschaft für Ernährung (DGE)) versorgt den Körper mit allen notwendigen Makro- und Mikronährstoffen und Flüssigkeit,
- Eine speziell auf den Patienten abgestimmte Kost bremst die Gewichtsabnahme unter Chemotherapie oder Radiatio, hat aber bereits schon vor dieser Therapie einen großen Stellenwert in der gesamten Rehabilitation,
- Durch die Ernährung kann der Patient aktiv an seiner Rehabilitation teilnehmen und eine erneute Erkrankung vermeiden helfen (Metz 2000).

Die ► Übersicht 3.10 und ► Übersicht 3.11 informieren über Faktoren mit „krebsfördernder" bzw. „schützender" Wirkung.

Ursachen für erschwerte Nahrungsaufnahme

Zu einer erschwerten Nahrungsaufnahme bei kehlkopflosen Menschen kann es kommen bei

- Resektionen anatomischer Strukturen im Mundbereich, die an der Nahrungsverarbeitung beteiligt sind (aufgrund maligner Tumoren), z. B. Zungenteilresektionen,
- Resektionen anatomischer Strukturen des Pharynx bzw. des Ösophagus, evtl. mit einem notwendigen Magenhochzug,
- Vernarbungen im Pharynx und Ösophagus,
- Aussackungen (Hypopharynx- und Ösophagusdivertikel),
- Nebenwirkungen einer Radiatio oder Chemotherapie (► Abschn. 3.7.1 und 3.7.2),
- lebensbedrohlichem Gewichtsverlust bei einem fortgeschrittenen Tumorleiden (Tumorkachexie),
- hypertonen bis spastischen Verhältnissen der Schlundmuskulatur und/oder des Ösophaguseingangs und
- massiven Schmerzen mit Folge der Appetitlosigkeit.

Übersicht 3.10

Faktoren mit „krebsfördernder" Wirkung:

- Übergewicht,
- Alkohol- und Tabakkonsum,
- Verzehr von schadstoffbelasteten Lebensmitteln (z. B. in Form von Schimmel (Aflatoxine), Viren oder Braunfäule bei Äpfeln (Patuline)),
- Pökelsalze,
- Grillen von Fleisch (Benzpyrenentstehung),
- Ballaststoffarme Ernährungsweise z. B. durch den vorwiegenden Verzehr von Weißmehlprodukten und Zucker,
- Diskutiert wird die krebsfördernde Wirkung von Acrylamid, einer Substanz, die bei starker Erhitzung stärkehaltiger Lebensmittel entsteht, z. B. enthalten in Chips, Pommes frites.

Übersicht 3.11

Faktoren mit „schützender" Wirkung (Deutsche Krebshilfe 2014):

- Verzehr laktovegetabiler Kost (reich an Gemüse, Früchten, Vollkorn- und Milchprodukten; sekundäre Pflanzen-Inhaltsstoffe wirken protektiv, Ballaststoffe verringern die Konzentration krebserregender Inhaltsstoffe im Verdauungstrakt, Milchsäurebakterien binden krebserregende Substanzen im Darm),
- Begrenzter Fettverzehr (60–80 g täglich), Verwendung kalt gepresster Öle und Fette möglichst mit mehrfach ungesättigten Fettsäuren,
- Ausgewogene Eiweißaufnahme (0,8–1 g pro kg Körpergewicht),
- Bedarfsgerechte Vitaminversorgung,
- Optimale Flüssigkeitszufuhr (bis 2 Liter täglich).

Bestehen aus den genannten Gründen Ernährungsdefizite, sollte zunächst versucht werden, eine orale Ernährung durch hochkalorische Kost sicherzustellen. Diese wird von Diätassistenten und/oder Diplom-Ökotrophologen erarbeitet und speziell auf den Patienten abgestimmt. Derzeit beschäftigen folgende Institutionen entsprechendes Fachpersonal: Kliniken, Rehabilitationseinrichtungen, Kurkliniken, onkologische Praxen bzw. Versorgungszentren, pharmazeutische Firmen bzw. Hilfsmittelfirmen. Eine ambulante Beratung durch einen Diplom-Ökotrophologen kann in Ausnahmefällen auch durch eine entsprechende Verordnung des Arztes erfolgen. Informationen hierzu erhält der Patient in den Arztpraxen, bei den Krankenkassen oder direkt bei entsprechenden Ernährungsberatern. Reicht diese Form der Nahrungszufuhr nicht aus, bieten sich z. B. eiweißreiche oder vollbilanzierte Ernährungsformen an, die von vielen verschiedenen Firmen vertrieben werden. Hier sollte eine auf die Bedürfnisse des Patienten abgestimmte Trinknahrung ausgewählt werden. Tritt ein großer Gewichtsverlust auf und reicht eine orale Ernährung nicht aus bzw. wird sie unmöglich, ist eine flüssige, nährstoffreiche Zusatznahrung notwendig, die künstlich über eine Magen- oder Darm-Sonde erfolgen muss (enterale Ernährung/PEG (perkutane endoskopische Gastrostomie)). Dieses Verfahren kann ambulant angewendet werden. Demgegenüber steht eine parenterale Versorgung unter Umgehung des Verdauungskanals durch z. B. intravenöse Zufuhr.

3.7.7 Schmerztherapie

Angst vor Schmerzen

Die Diagnose Krebs löst unweigerlich bei den meisten Menschen die Vorstellung von körperlichen Leiden und Ängste vor großen Schmerzen aus. Bei jedem dritten Patienten mit einer Krebserkrankung treten diese befürchteten Schmerzen aber niemals auf. Ein neu auftretender oder sich verstärkender Schmerz kann dabei durchaus seinen Sinn haben, denn nicht selten stellt er ein frühes Warnsignal für eine Tumorerkrankung oder deren Fortschreiten dar.

Frühzeitige Schmerztherapie

Psychische Symptome wie Angst, Verzweiflung und Depression, körperliche Erscheinungen wie Erschöpfung oder Schlaflosigkeit können die Toleranzgrenze für Schmerzen herabsetzen, sodass der Schmerzreiz vorzeitig und stärker empfunden wird. Dieses Erleben ist regelmäßig mit einem ausgeprägten Gefühl des Bedrohtseins verbunden und schwächt die Patienten zusätzlich. Wann immer möglich, wird die Behandlung der jeweiligen Schmerzursache angestrebt. Bei der Vielzahl von Schmerz auslösenden und modifizierenden Mechanismen ist dies oft nicht möglich. Daher ist es meist sinnvoller, die im Rahmen von Tumorerkrankungen auftretenden Schmerzen frühzeitig symptomorientiert, d. h. mit Schmerzmitteln zu behandeln. Dabei ist die Medikamenteneinnahme nach einem festen Zeitschema wichtig, um Schmerzdurchbrüche zu verhindern. Dieses Vorgehen muss den Patienten gut erklärt werden, da diese oft Schmerzmedikamente nur einnehmen möchten, wenn sie auch Schmerzen verspüren. Die Tatsache, dass die Einnahme von Schmerzmitteln nach einem individualisierten und fixen Zeitschema in der Regel einen geringeren Medikamentenverbrauch nach sich zieht, ist bei den Patienten häufig nicht bekannt. Oft sorgen sie sich auch, dass sie stark wirksame Medikamente zu früh bekommen, deren Wirkung nachlassen oder zur Abhängigkeit führen könnte. Diese Sorgen gilt es den Patienten erklärend zu nehmen, denn sie können verhindern, dass die Betroffenen sich auf die Einhaltung wirksamer Therapieschemata einlassen.

▪ Qualifizierte Schmerztherapeuten

Die hausärztlichen Möglichkeiten, eine komplexe Schmerztherapie auch im ambulanten Bereich wirksam durchzuführen, haben sich in den letzten Jahren deutlich verbessert. Bei schlechtem Ansprechen auf Standardtherapien oder beim Auftreten für die Betroffenen inakzeptabler Nebenwirkungen können besonders qualifizierte Schmerztherapeuten, Schmerzambulanzen und Palliativstationen bei nahezu allen Tumorpatienten ein Leben ohne qualvolle Schmerzen ermöglichen. Für Logopäden ist es wichtig, über diese Tatsache informiert zu sein, um sie an Patienten weitergeben zu können.

▪ Grundprinzipien der Schmerztherapie

Starke Schmerzen stellen einen medizinischen Notfall dar, der unverzüglich therapeutisch anzugehen ist. Die Behandlung einer organischen Schmerzursache folgt deshalb in der Regel zeitlich der medikamentösen Akutschmerztherapie und wird durch diese bis zum Behandlungserfolg flankiert.

Ein typisches Beispiel für einen solchen Ablauf ist die Behandlung von durch eine Knochenmetastasierung ausgelösten starken Schmerzen. Die wirksamste und nebenwirkungsärmste Behandlung der Schmerzursache ist oft eine Bestrahlung der Metastasenherde. Diese findet aber in der Regel über einen Zeitraum von mehreren Wochen statt und benötigt entsprechende Zeit, um wirksam zu werden. Dieser Zeitraum wird durch das Etablieren eines medikamentösen Schmerzschemas überbrückt. Oft können danach die Schmerzmittel deutlich reduziert oder ganz pausiert werden. Die Behandlungsmöglichkeiten akuter und chronischer Schmerzen haben sich in den letzten Jahren deutlich verändert und verbessert. In den meisten Fällen folgt die Behandlung einer von der Weltgesundheitsorganisation (WHO) entwickelten Empfehlung zum Einsatz der Schmerzmittel und anderen als Co-Analgetika bezeichneten Arzneimitteln.

Dieses Stufenschema besteht aus:

- Stufe I Nicht-Opioidanalgetika,
- Stufe II Niederpotente Opioidanalgetika + Nicht-Opioidanalgetika und
- Stufe III Hochpotente Opioidanalgetika + Nicht-Opioidanalgetika.

Eine Basistherapie erfolgt in der Regel zu festgelegten Zeiten mit retardierten (lang wirkenden) Präparaten, kurzwirksame Darreichungsformen der jeweiligen Opiate werden bei Durchbruchschmerzen oder Schmerzspitzen verabreicht. Das Stufenschema sieht eine Kombination der Nicht-Opioide mit Opioiden aus der II. und III. Stufe vor, um eine Schmerzabdeckung durch die Kombination verschiedener Wirkmechanismen bei geringstmöglichen Wirkstoffmengen zu erreichen. Die Medikamentengabe sollte bevorzugt oral erfolgen, kann jedoch auch transkutan, sublingual, bukkal, transnasal, über Katheter, rektal, und/oder intravenös erfolgen. Dafür stehen Tabletten, Tropfen, Kapseln, Injektionen, Wirkstoffpumpen, Zäpfchen und Schmerzpflaster u. a. m. zur Verfügung.

▪ Ziel

Die individuell unterschiedlichen Therapieziele des Betroffenen werden bei der Einstellung der Medikamente immer berücksichtigt. Viele Patienten wünschen keine komplette Schmerzfreiheit, sondern eine Schmerzlinderung auf ein für sie gut erträgliches Niveau. Dies erleichtert es, die Nebenwirkungen einer Schmerztherapie so zu minimieren, dass vielfach eine aktivere Teilnahme am Leben mit subjektiv guter oder akzeptabler Lebensqualität möglich wird.

Indikation

- Tumorös bedingte Schmerzen (z. B. durch Druck auf Nerven oder Ausbreitung des Tumors in sensible Weichteilgebiete),
- behandlungsbedingte Schmerzen in Folge der Operation (Narben, Nervenverletzungen etc.) und Strahlentherapie,
- von der Tumorerkrankung unabhängig auftretende Schmerzen (andere Erkrankungen).

Durchführung

Eine effektive Schmerztherapie setzt immer eine detaillierte Schmerzanamnese durch den behandelnden Arzt mit dem Patienten voraus, um die Schmerzursache zu klären und somit das geeignete Medikament oder eine geeignete Kombination von Präparaten einsetzen zu können. Ein vom Patienten geführtes Schmerztagebuch kann bei der Durchführung der Schmerztherapie hilfreich sein, um die individuelle Dosierung anzupassen oder andere, zusätzliche Maßnahmen zu ergreifen.

Medikamentöse Therapie

Folgende Arzneimittelgruppen finden in der Schmerztherapie häufig Anwendung, wobei Haupt- und Begleittherapie zu unterscheiden sind:

Tipp

Therapie der Grunderkrankung

- Nicht-Opioidanalgetika
  entzündungshemmende Analgetika z. B. Acetylsalicylsäure, Ibuprofen, Diclofenac, *gering entzündungshemmende Analgetika* z. B. Paracetamol, Metamizol,
- Opioide
  - Niederpotente Opioidanalgetika
    schwach wirksame Opioide z. B. Codein, Tramadol, Tilidin,
  - Hochpotente Opioidanalgetika
    stark wirksame Opioide z. B. Morphin, Buprenorphin, Fentanyl, Hydromorphon, Oxycodon.

Begleittherapie (Begleitmedikamente (Adjuvantien), die die Behandlung mit Analgetika ergänzen)

- **Corticosteroide** (abschwellend z. B. bei Kompression eines Nervs oder des Rückenmarks),
- **Antidepressiva oder Antikonvulsiva** (bei so genannten neuropathischen Schmerzen),
- **Neuroleptika** (zur Besserung des Allgemeinbefindens bei Tumorerkrankungen und u. a. zur Sedierung und Unterdrückung der durch Opioidanalgetika ausgelösten Übelkeit),
- **Benzodiazepine** (bei Angst und zur Muskelrelaxation bei Schmerzen durch Muskelspasmen),
- **Laxantien** (bei Obstipation durch Opioidanalgetika).

Nebenwirkungen der Medikamente

Das Auftreten von Nebenwirkungen muss besonders in Phasen der Neueinstellung oder Umstellung einer Therapie aufmerksam beobachtet werden. Dabei stellen oft nicht die stark wirksamen Opioide, sondern die begleitenden Medikamente und Adjuvantien ein Problem dar. Mundtrockenheit durch Antidepressiva und Neuroleptika kann gerade für Patienten mit gestörter Funktion der Speicheldrüsen ein großes Problem sein. Kortikosteroide können z. B. den Blutzucker beeinflussen und erfordern bei Diabetikern regelmäßige Kontrollen. Nicht-Opioidanalgetika erfordern bei Patienten mit Nierenerkrankungen besondere Vorsicht.

Die zur Verfügung stehenden Medikamente können bei kontrollierter, korrekter ärztlicher Therapie in fast allen Fällen eingesetzt werden ohne Schläfrigkeit oder Abhängigkeit entstehen zu lassen. In den ersten Tagen auftretende Nebenwirkungen wie z. B. Verstopfung, Müdigkeit oder Übelkeit können durch eine Begleittherapie gelindert werden und verlieren sich i. d. R. nach wenigen Tagen völlig.

Darüber hinaus stehen weitere Möglichkeiten in der Schmerztherapie (▶ Übersicht 3.12) zur Verfügung.

Übersicht 3.12

Weitere Möglichkeiten in der Schmerztherapie:

- Operative Eingriffe,
- Verkleinerung von Tumoren durch Strahlentherapie, sowie Chemo- und Hormontherapie,
- Physikalische Therapien können schmerzlindernd wirken durch Lockerung von Verspannungen aufgrund von Fehl- und Schonhaltungen,
- Krankengymnastik, Kälte- und Wärmeanwendungen, sowie Lymphdrainage,
- Psychoonkologische und psychotherapeutische Medizin bieten Entspannungstechniken sowie Techniken zur Aufmerksamkeitslenkung und Umbewertung im Schmerzerleben an,
- Alternative Heilmethoden, z. B. Akupunktur.

▪ Palliativmedizin

Eine besondere Bedeutung hat die Schmerztherapie in der fortgeschrittenen Phase der Krebserkrankung. Diese medizinische Disziplin richtet ihr therapeutisches Vorgehen nicht an der Grunderkrankung, sondern an den dadurch hervorgerufenen quälenden körperlichen und seelischen Symptomen aus. Sie betreut schwerstkranke Patienten durch individuelle symptomlindernde medizinische Behandlung und einfühlsame mitmenschliche Zuwendung. Palliativmedizin integriert die medizinischen, psychischen, sozialen und seelsorgerischen Bedürfnisse der Patienten sowie deren Angehörigen und des Behandlungsteams während des gesamten Krankheitsverlaufs. Eine palliativmedizinische Behandlung kann einerseits im stationären Bereich in Anbindung an eine Klinik erfolgen (Palliativstation). Andererseits ermöglichen ambulante Palliativdienste (SAPV = spezialisierte ambulante Palliativversorgung) durch ein speziell geschultes Palliativ Care Team ein selbstbestimmtes Leben mit bestmöglicher Lebensqualität und optimaler Versorgung bis zum Tode in vertrauter Umgebung. Das Team ist immer multidisziplinär zusammengesetzt und besteht meist aus Palliativmedizinern, Pflegepersonal mit Palliativ Care Fachweiterbildung, Psychologen und Psychotherapeuten, Physiotherapeuten, Seelsorgern, koordinierenden „Fallmanagern" und speziell geschulten ehrenamtlichen Mitarbeitern. Im Zusammenhang mit Patienten nach Kehlkopfkrebs kommt innerhalb dieses multidisziplinären Teams dem Logopäden eine besondere Rolle aufgrund der Kommunikationseinschränkung zu. Häufig hat sich zwischen dem Patienten und dem Logopäden über die intensive Behandlungszeit eine vertrauensvolle Beziehung entwickelt, die besonders im weit fortgeschrittenen Krankheitsverlauf für den Patienten ein Stück emotionale Sicherheit bedeuten kann. Oftmals ist es der Logopäde, der trotz erschwerter verbaler Kommunikation, den Patienten verstehen und seine Bedürfnisse ermitteln kann. Dies erfordert neben einem fundierten fachlichen Wissen auch ein hohes Maß an Sensibilität und die Bereitschaft, sich mit den Themen in der Finalphase des Lebens auseinandersetzen zu können/wollen (▶ Abschn. 3.7.7 Exkurs „Hospize").

Exkurs

Hospize
Für Patienten in diesen spezialisierten Pflegeeinrichtungen besteht keine „Krankenhausbehandlungsbedürftigkeit". Sie befinden sich in der Endphase ihrer Erkrankung, die zum Tode führen wird. Hospize sind organisatorisch eigenständig, finanzieren sich über die Krankenkasse, die Pflegeversicherung, die Patienten selbst oder über die Sozialhilfeträger und auch aus Spenden. Sie bieten umfassendere Unterstützungsangebote, z. B. Tageseinrichtungen oder ambulante Palliativteams mit professionellen und ehrenamtlichen Helfern und Trauerbegleitung für die Angehörigen nach dem Tod der Patienten und Fortbildungen an.

Behandlung der negativen Folgen der Bestrahlung/Chemotherapie

Wenn eine Bestrahlung und/oder Chemotherapie notwendig ist, leiden eine Reihe von Patienten an Nebenwirkungen wie Müdigkeit, Übelkeit, Abgeschlagenheit und allgemeinem Unwohlsein (▶ Abschn. 3.7.1 und 3.7.2). Diese Therapien schwächen das Immunsystem vorübergehend weiter. Auch deswegen nutzt ein Teil der Betroffenen verschiedene Gesundheitsverfahren und Formen der Gesundheitsförderung.

Durchführung

Die biologischen Therapien werden von Naturheilärzten, anthroposophisch arbeitenden Ärzten und Heilpraktikern sowie in einer Reihe biologisch arbeitender Kliniken und Reha-Einrichtungen angeboten. Bestimmte Präparate gibt es rezeptfrei in Apotheken, andere müssen verordnet und selbst bezahlt werden, wieder andere Therapieformen und Präparate werden (in Deutschland) von den Krankenkassen übernommen.

- **Methoden biologischer Krebsbehandlung**

- Pharmakologische Komplementärmedizin, Naturheilverfahren:
  - Misteltherapie,
  - Organseren, z. B. Thymuspräparate,
  - phytotherapeutische- und Enzym-Präparate, xenogene Peptide,
  - Spurenelemente (z. B. Selen), Mineralstoffe (z. B. Zink), Vitamine (A, C, E),
  - Sauerstofftherapie,
  - allgemeine Abwehrstärkung (z. B. Echinacin).
- Lebensstilveränderungen:
  - Vermeidung ungesunder Lebensweisen,
  - Ernährungsumstellung (▶ Abschn. 3.7.6),
  - Veränderung von Gewohnheiten wie z. B. Rauchen und Alkoholkonsum,
  - Bewegung und sportliche Betätigung (Stressabbau).
- Psychotherapeutische Techniken z. B. zum Abbau von Ängsten – Stimulierung des Immunsystems:
  - psychotherapeutische Intervention,
  - Simonton-Methode,
  - progressive Muskelrelaxation nach Jacobson,
  - autogenes Training,
  - Selbsthypnose,
  - krebsspezifische Ansätze der Gruppentherapie,
  - künstlerische Therapieansätze (Kunst- und Musiktherapie),
  - Yoga/Meditation,
  - Selbsthilfegruppen.

3.7.8 Komplementäre Behandlungsmöglichkeiten

Menschen, die an Krebs erkrankt sind, empfinden es als positiv, wenn sie an ihrem Gesundungsprozess mitarbeiten und die Hilflosigkeit gegenüber dem Krebs durch aktives Handeln vermindern und/oder abbauen können. Ein großes Angebot zusätzlicher Methoden der Gesundheitsförderung kann die evidenzbasierte medizinische Krebstherapie sinnvoll unterstützen und ergänzen sowie ihre Nebenwirkungen abmildern.

Diesen begleitenden Maßnahmen wird häufig zugesprochen, sie behandelten die

Krebserkrankung auf sanftem Wege und seien wenig aggressiv in der Wirkung bzw. sie hätten keine Nebenwirkung. Um eine fachliche Einschätzung der Wirkungsweise der jeweiligen Methode zu erhalten, empfiehlt sich die Rücksprache mit dem behandelnden Arzt.

Komplementäre Behandlungsmethoden lassen sich in verschiedene Bereiche unterteilen:

- pharmakologische Behandlungsverfahren, z. B. Enzymtherapie, Vitamin-D-Therapie, Selentherapie,
- Lebensstilveränderung, z. B. Ernährungsveränderung, körperliche Aktivität sowie,
- psychomodulierende Techniken, z. B. Entspannungsverfahren.

Mittlerweile gibt es Studien zur Wirksamkeit komplementärer Verfahren. Einen guten Überblick bietet die Broschüre „Komplementäre Behandlungsmethoden bei Krebserkrankungen" der Krebsgesellschaft Nordrhein-Westfalen e.V. (2016).

Fazit

Zu den medizinischen Maßnahmen der interdisziplinären Nachbehandlung im Anschluss an eine Kehlkopftotalentfernung gehören die Bestrahlung, Chemotherapie und eine onkologische Nachsorge. Um die Folgen dieser Nachbehandlungen und die Folgen der Funktionsveränderungen nach der Laryngektomie bewältigen zu können, ist der Einsatz von Lymphdrainage, Physiotherapie, Ernährungsberatung und Schmerztherapie hilfreich. Ergänzend können komplementäre Behandlungsmöglichkeiten hinzugezogen werden.

3.8 Anschlussheilbehandlung und Rehabilitationsmaßnahmen

Nachsorgemaßnahmen wie Anschlussheilbehandlung (AHB) und Rehabilitationsmaßnahmen bieten weitere therapeutische Angebote zur Wiedereingliederung in Alltag und Beruf.

Stationäre Rehabilitationsmaßnahmen stellen nach dem Klinikaufenthalt eine weitere Möglichkeit der eigenen Auseinandersetzung mit der Erkrankung dar. Sie geben Angebote, aktiv an der Wiedereingliederung in den Alltag mitzuarbeiten. Die Arbeitsgemeinschaft für Krebsbekämpfung in Nordrhein-Westfalen formuliert das Rehabilitationsziel:

> Das körperliche und seelische Befinden an Krebs erkrankter Menschen soll gebessert oder stabilisiert werden. Funktionsstörungen sollen beseitigt oder ausgeglichen werden. Der Patient erfährt Hilfen, um sein Leben in Familie, Gesellschaft und Beruf auch mit der Krankheit zu bewältigen (Arbeitsgemeinschaft für Krebsbekämpfung 2016, S. 6).

Im optimalen Fall bietet ein interdisziplinäres Rehabilitationsteam einen dem Patienten angepassten Therapieplan an. Für kehlkopflose Menschen sind folgende Bereiche sinnvoll: Logopädie, Physiotherapie und Ergotherapie in Einzel- und/oder Gruppentherapie, Lymphdrainage, Inhalationstherapie, Ernährungsberatung, Wassertherapie, Gesprächs- und Beratungsangebote sowie Informationsveranstaltungen (z. B. von Kehlkopflosenverbänden). Zu Beginn und zum Abschluss der Rehabilitationsmaßnahme wird eine ärztliche Untersuchung und Befundung durchgeführt, die die Behandlungsentwicklungen dokumentiert.

Besonders bei laryngektomierten Menschen ist die Auswahl des Rehabilitationsortes von Bedeutung, da nur an einigen Kliniken spezialisierte logopädische Therapie angeboten wird. Zudem gibt es Rehabilitationsorte, die sich aus klimatischen Gründen besonders eignen. Gerade die frühe Stimmrehabilitation im Rahmen der Anschlussheilbehandlung AHB ermöglicht häufig durch die Intensität der Therapie und durch die dreiwöchige Aufenthaltsdauer (Verlängerung ist möglich) erste wichtige Schritte beim Erlernen der neuen Stimmtechniken.

Im Folgenden werden einige wichtige Fakten zu Rehabilitationsmaßnahmen zusammengefasst:

Voraussetzungen:

- maligne Geschwulst entfernt oder Systemerkrankung erkannt,
- abgeschlossene Akutbehandlung und
- Rehabilitationsfähigkeit.

Beantragungsvorgehen

Über den Sozialdienst des Krankenhauses sollte möglichst frühzeitig der Antrag auf eine Anschlussheilbehandlung erfolgen, um spätestens 14 Tage nach Abschluss der Primärbehandlung die AHB antreten zu können.

Der Antritt einer Anschlussheilbehandlung sollte erst nach Abschluss der Bestrahlung und angemessener Erholungszeit stattfinden.

Tipp

- Ist während des Krankenhausaufenthaltes kein Antrag auf AHB gestellt worden, kann der Patient eigeninitiativ einen solchen stellen. Antragsformulare sind u. a. beim Hausarzt und bei den Krankenkassen erhältlich,
- Wegen der Stimmrehabilitation ist es wichtig, dass der Arzt eine Rehabilitationsklinik mit logopädischem Therapieangebot im Antrag angibt. Die Sozialdienste der Kliniken geben hierzu die notwendige Fachinformation.

Kostenübernahme:

- Übernahme durch die Krankenkassen oder die Deutsche Rentenversicherung,
- für Mitarbeiter im öffentlichen Dienst: Beihilfe,
- für privat Versicherte: private Versicherung (eventuelle Eigenbeteiligung).

Häufigkeit:

- In der Regel steht dem Patienten eine AHB nach Beendigung der Therapie und innerhalb des ersten Jahres eine weitere Rehabilitationsmaßnahme zu. Liegen erhebliche Funktionseinschränkungen vor, kann eine weitere Rehabilitationsmaßnahme bis zu zwei Jahren nach der Primärbehandlung beantragt werden.

Findet bereits vor der Rehabilitationsmaßnahme ambulante logopädische Therapie statt, kann die Logopädie in der Rehabilitation eine hervorragende Ergänzung bieten, vor allem dann, wenn ein kollegialer Austausch über die Therapieinhalte erfolgt.

Bei all den Vorteilen und positiven Effekten von Rehabilitationsmaßnahmen ist zu beachten, dass es Patienten gibt, die aus den unterschiedlichsten Gründen auf eine solche Maßnahme verzichten möchten.

Wird eine Rehabilitationsmaßnahme vonseiten des Patienten abgelehnt, kann dies seitens der Rentenversicherungsanstalten als Rentenantrag gewertet werden.

Fazit

- Ziel der AHB-Maßnahme ist u. a. die Wiedereingliederung in den Beruf,
- Aufgabe des Arztes ist es, die Arbeitsfähigkeit festzustellen.

3.9 Berufliche Rehabilitation

Im Hinblick auf das zunehmend jüngere Erkrankungsalter der Patienten stellt sich die Frage der beruflichen Wiedereingliederung. Die Leistungen zur Teilhabe am Arbeitsleben dienen dazu, trotz Erkrankung oder Behinderung möglichst dauerhaft in das Berufsleben wieder einzusteigen und somit einen vorzeitigen Rentenbezug zu vermeiden. Die Erwerbsfähigkeit soll durch Maßnahmen wie Umschulungen, berufliche Aus- und Weiterbildungen und auch technische Arbeitshilfen (z. B. Stimmverstärker) sowie die behindertengerechte Gestaltung des Arbeitsplatzes verbessert oder wieder hergestellt werden.

Folgende Leistungen stehen den Patienten zur Verfügung:

- Förderung zur Arbeitsaufnahme durch z. B. Beratung und Vermittlung,
- finanzielle Übergangsbeihilfe zur Sicherstellung des Lebensbedarfs,
- Trainings-, Vorbereitungs-, Bildungs- und Ausbildungsmaßnahmen,
- Unterstützung zur Existenzgründung und
- Zuschüsse an Arbeitgeber zur Förderung der Einstellung von schwerbehinderten Menschen.

Des Weiteren stehen kehlkopfoperierten Menschen ergänzende Leistungen zu:

▪ Stufenweise Wiedereingliederung

Eine volle Berufstätigkeit kann nach längerer Erkrankung schrittweise wieder aufgenommen werden, wenn der Arzt die Arbeitsfähigkeit bescheinigt (§ 74 SGB V – § 28, 51 Absatz 5 SGB IX). Beginnend mit einer geringen Arbeitsstundenzahl wird innerhalb von bis zu 6 Monaten auf die komplette Stundenzahl erhöht (Niedersächsische Krebsgesellschaft e.V. 2016).

▪ Rente

Für den Fall, dass eine Wiedereingliederung bzw. die o. g. Wiedereingliederungsmaßnahmen in den alten Beruf nicht erzielt werden können, ist der Bezug einer Erwerbsminderungsrente möglich. Wie hoch diese ausfällt, hängt von der noch leistbaren Arbeitsstundenzahl des Betroffenen und seinem Versicherungsverlauf ab. Die genaue Höhe der Leistung kann bei der Beratung der Rentenversicherung erfragt werden.

▪ Berufsgenossenschaft

Von den 470.000 Krebsneuerkrankungen im Jahr in Deutschland werden nur ca. 2000 Fälle als berufsbedingt erkrankt eingeschätzt und erhalten somit Zahlungen der Berufsgenossenschaft. Obwohl einige berufliche Tätigkeiten in direktem Zusammenhang mit einer Kehlkopfkrebserkrankung gesehen werden, ist die Anerkennung als Berufserkrankung recht selten. Diese wird häufig abgelehnt, wenn der Arbeitnehmer zusätzlich zu der beruflichen Belastung wie z. B. durch giftige Dämpfe auch intensiv geraucht hat. Der Nikotinabusus stellt ein beträchtlich höheres Risiko an Krebs zu erkranken dar. Dennoch macht es im Einzelfall Sinn, ein entsprechendes Anerkennungsverfahren bei extremer karzinogener Belastung am Arbeitsplatz bei der Berufsgenossenschaft anzustreben.

Literatur

Arbeitsgemeinschaft für Krebsbekämpfung (2016) Krebsnachsorge. Rehabilitations-Leistungen und Rehabilitations-Einrichtungen. Bochum

BAR (Bundesarbeitsgemeinschaft für Rehabilitation) (2016) ICF-Praxisleitfaden 2 in medizinischen Rehabilitationseinrichtungen. Bundesarbeitsgemeinschaft für Rehabilitation, Frankfurt

Becker W, Naumann HH, Pfaltz CR (1989) Hals-Nasen-Ohren-Heilkunde. Thieme, Stuttgart

Deutsche Krebshilfe (Hrsg) (2014) Ernährung bei Krebs. Die blauen Ratgeber, Bd 46. Bonn

Deutsche Krebshilfe (Hrsg) (2016) Schmerzen bei Krebs. Die blauen Ratgeber, Bd 50. Bonn

Földi M, Stößenreuther R (2000) Grundlagen der manuellen Lymphdrainage. Elsevier Urban & Fischer, München

Förtsch J, Weiße-Albrecht A (2002) Wegweiser für Kehlkopflose. Institut für Rehabilitation Laryngektomierter, Troisdorf

Glunz M, Schmitz E, Stappert H (2014) ICF in der logopädischen Rehabilitation nach Laryngektomie. In: Grötzbach H, Iven C (Hrsg) ICF in der Sprachtherapie, 2. Aufl. Schulz-Kirchner, Idstein, S 143–152

Krebsgesellschaft NRW, Beuth J (Hrsg) (2016) Komplementäre Behandlungsmethoden bei Krebserkrankungen. www.komplementaermethoden.de. Zugegriffen am 17.12.2018

Krebsinformationsdienst (2013) Aktuelles Thema: Strahlentherapie – Waschen und Duschen erlaubt? http://www.krebsinformationsdienst.de/aktuelles/2013/news25.php. Zugegriffen am 01.02.2018

de Maddalena H (1997) Psychologische Aspekte in der Rehabilitation von Laryngektomierten. Sprache Stimme Gehör 21:35–39

de Maddalena H (2000) Psychologische Betreuung von Tumorpatienten in der Nachsorge. Laryngo- Rhino-Otologie 79:669–670

de Maddalena H, Pfrang H, Zenner HP (1992) Erklärungsmodelle des sozialen Rückzugs bei Krebspatienten. In: Kiese C (Hrsg) Diagnostik und Therapie bei Kommunikationsstörungen. Dtsch Psychologen-Verlag, Bonn, S 73–114

Milanovic D, Lohr F, Götte K, Dobler B, Hermann B, Hörmann K, Wenz F (2004) Intensitätsmodulierte Bestrahlung (IMRT) von Kopf-Hals-Tumoren. HNO 52:729–736

Niedersächsische Krebsgesellschaft e.V. (Hrsg) (2016) Klarheit im Blätterwald-Sozialleistungen bei Krebserkrankungen. www.kehlkopfoperiert-bv.de. Zugegriffen am 17.12.2018

Simonton OC, Matthew-Simonton S, Creighton J (2002) Wieder gesund werden. Rowohlt, Reinbek/Hamburg

Spiecker-Henke M (1997) Kehlkopflosigkeit: Ein Schicksal mit tiefen Einschnitten in die Lebenswelt des Betroffenen. Sprache Stimme Gehör 21:2–6

Stimmprothese.com (2018) Die Laryngektomie. http://www.stimmprothese.com/chirurgie/kehlkopfentfernung/. Zugegriffen am 01.02.2018

Strutz J, Mann W (2009) Praxis der HNO-Heilkunde, Kopf- und Halschirurgie, 2. Aufl. Thieme, Stuttgart/New York

Waltz M, Schneider M (1993) Leben mit Krebs. Schriftenreihe zur Gesundheitsforschung. Brendan Schmittmann Stiftung des NAV-Virchowbundes-Verband der niedergelassenen Ärzte Deutschlands, Köln, S 15

Weissleder H, Schuchhardt C (2011) Erkrankungen des Lymphgefäßsystems, 5. Aufl. Viavital, Köln, S 346

Logopädische Therapie

Inhaltsverzeichnis

Einführende Aspekte

Mechthild Glunz, Cornelia Reuß, Eugen Schmitz und Hanne Stappert

M. Glunz et al., *Laryngektomie*, Praxiswissen Logopädie,
https://doi.org/10.1007/978-3-662-57840-7_4

4

4.1 ICF in der logopädischen Therapie

In den vergangenen Jahren hat die Internationale Klassifikation der Funktionsfähigkeit, Behinderung und Gesundheit (ICF) an Bedeutung gewonnen und wird zunehmend im logopädischen Handeln implementiert.

Das nun folgende einführende Kapitel ist in Teilen dem Buch „Stimmtherapie mit Erwachsenen: Was Stimmtherapeuten wissen sollten" von Sabine S. Hammer entnommen. Darüber hinaus sind die verschiedenen Aspekte auf die besonderen Themen in der Therapie mit laryngektomierten Menschen hin angepasst. Es bietet einen guten Überblick über ICF-relevante Inhalte und deren Begrifflichkeit. Zwischen Stimm- und Laryngektomietherapie besteht eine enge Verwandtschaft. Somit ist es naheliegend, dieses Kapitel hier zu zitieren. Spezielle Aspekte der Laryngektomietherapie werden im darauf folgenden Unterkapitel beschrieben.

4.1.1 ICF in der Stimmdiagnostik

2001 wurde von der Weltgesundheitsorganisation (WHO) als Ergänzung zur Internationalen Klassifikation der Krankheiten (ICD 10) die Internationale Klassifikation der Funktionsfähigkeit, Behinderung und Gesundheit (ICF) entworfen und eingeführt (DIMDI 2005). Sie ersetzt die bis dahin gültige International Classification of Impairments, Disability and Handicaps (ICIDH). Gegenüber der ICIDH fokussiert die ICF die biopsycho- sozialen Rahmenbedingungen einer Erkrankung mit dem Ziel der Entstigmatisierung, Ressourcenorientierung und einer Ausrichtung rehabilitativer Maßnahmen auf die Partizipation (Teilhabe an relevanten Lebensbereichen (Schliehe 2016)).

Der Ansatz der ICIDH betrachtet die funktionale Gesundheit eines Menschen als eine Folge oder Konsequenz einer Störung der Gesundheit (Ewert et al. 2002). Eine kurative Maßnahme zielt darauf ab, diese Gesundheitsstörung zu reduzieren oder Wiederherstellung der funktionalen Gesundheit zu erreichen. Aus der medizinischen Perspektive steht demnach die Gesundheitsstörung in Diagnostik und Behandlung im Vordergrund. Rehabilitation hingegen orientiert sich an der funktionalen Gesundheit, die nicht als eine Folge, sondern in Verbindung mit der Gesundheitsstörung betrachtet wird (ebd.). Um dem zu entsprechen, erfasst die ICF den Gesundheitszustand einer Person auf unterschiedlichen Ebenen. Sie beschreibt

- die Schädigung von Körperfunktionen und -strukturen,
- Beeinträchtigungen der Handlungsfähigkeit des Individuums (Aktivitäten) sowie,
- die Teilhabe des Subjekts an Gemeinschaft und Gesellschaft (Partizipation).

Umweltbedingungen und personbezogene Faktoren (Kontextfaktoren), die mit der funktionalen Gesundheit im Zusammenhang stehen, werden ebenfalls dargestellt.

> **Entsprechend den Richtlinien über Leistungen zur medizinischen Rehabilitation des GBA (Gemeinsamer Bundesausschuss 2015a) hat sich eine Rehabilitationsleistung zur Verbesserung der Funktionsfähigkeit an dem Ziel der Teilhabe an Lebensbereichen zu orientieren.**

Ziele der ICF

Die ICF wurde als ein länder- und fachübergreifend einheitliches Sprach- und Kodiersystem zur Beschreibung

- des funktionalen Gesundheitszustandes,
- der Behinderung,
- der sozialen Einschränkungen sowie,
- der relevanten Umgebungsfaktoren einer Person entwickelt (DIMDI 2005).

Mit ihrer Hilfe soll die Lebenswirklichkeit von Betroffenen bestmöglich erfasst werden. Das bedeutet, dass nicht nur die krankheitsbedingte organische oder funktionelle Schädigung dargestellt wird, sondern gleichermaßen, welche Beeinträchtigungen der täglichen Lebensführung infolge des jeweiligen Gesundheitszustandes auftreten. Damit dient die ICF einer Klassifizierung von Krankheiten und bietet ebenfalls die Ausgangsbasis für eine Formulierung von individuellen patientenbezogenen Therapiezielen und die Planung konkreter Therapieinhalte.

Tipp Literatur

Die ICF kann kostenfrei aus dem Internet heruntergeladen werden unter: ► http://www.dimdi.de.

Bereiche der ICF

Die ICF erfasst die funktionale Gesundheit in zwei Teilen mit jeweils zwei Komponenten:

Teil 1

Er deckt die Bereiche Funktionsfähigkeit und Behinderung mit den Komponenten Körperfunktionen und -strukturen sowie Aktivitäten und Partizipation ab.

Teil 2

Er bezieht sich auf die sogenannten Kontextfaktoren: mit den Komponenten Umweltfaktoren: sowie personbezogene Faktoren (DIMDI 2005).

Die Komponenten sind in Kapitel, Kategorien und einzelne Kodierungen untergliedert, mit Ausnahme der personbezogenen Faktoren, für welche bislang keine Kodierungen entwickelt wurden (Hammer und Teufel-Dietrich 2017).

Im Folgenden werden die Definitionen der einzelnen Komponenten Bezug nehmend auf die Therapie von laryngektomierten Menschen erläutert.

Körperfunktionen

Körperfunktionen beschreiben die physiologischen (einschließlich psychologischen) Funktionen von Körpersystemen. So ist bei Verlust des kompletten Kehlkopfes die Beschreibung des Stimmverlustes und der Atemveränderung kodierbar.

Körperstrukturen

Körperstrukturen bezeichnen den anatomischen Zustand von Organen. Die relevanten Körperstrukturen, die in diesem Zusammenhang beschrieben werden müssen, sind z. B. Mund, Pharynx, Kehlkopf, Luftröhre.

Aktivität und Partizipation

> » Das Konzept der Aktivitäten bezieht sich auf den Menschen als handelndes Subjekt. … Beeinträchtigungen einer Aktivität sind Probleme, die eine Person bei der Durchführung einer Handlung oder Aufgabe hat (BAR 2015).

Das Konzept der Partizipation bezieht sich auf den Menschen als Subjekt in Gesellschaft und Umwelt.

Die Konzepte der Aktivität und der Partizipation werden gemeinsam klassifiziert. Hiermit kann u. a. beschrieben werden, welche Einschränkungen eine Kehlkopfentfernung für den jeweiligen Patienten in seinen einzelnen Lebensbereichen sowohl als handelndes Subjekt als auch als Teil der Gesellschaft darstellt. So können alle kommunikationsbedeutsamen Situationen beeinträchtigt sein. Die Bewegungsfähigkeit kann durch eine Neck dissection oder die Leistungsminderung von Herz und Lungen verändert sein, sodass die Teilnahme an sportlichen Aktivitäten nicht mehr in vollem Umfang möglich ist.

Kontextfaktoren

Die Kontextfaktoren gliedern sich in Umwelt- und personbezogene Faktoren. Umweltfaktoren beschreiben die materielle, soziale und einstellungsbezogene Umwelt. Diese werden als Förderfaktoren oder Barrieren klassifiziert. So kann die Mitgliedschaft in der Kehlkopflosenselbsthilfegruppe als fördernder Faktor verstanden werden, wenn der Betroffene entsprechende Ermutigung erfährt.

Personbezogene Faktoren beschreiben den Hintergrund und die Lebensführung einer Person, z. B. Alter, Charakter, Lebensstil. Diese werden zwar bislang in der ICF nicht klassifiziert, sollten in der Therapie dennoch Beachtung finden (Grötzbach et al. 2013).

4.1.2 Spezielle Aspekte der ICF in der Therapie mit laryngektomierten Menschen

Die therapeutische Antwort auf die besonderen Herausforderungen, mit denen ein Patient mit dieser schwerwiegenden Erkrankung konfrontiert ist, wurde bislang als ganzheitlich beschrieben.

Die Schlüsselfunktion des Therapeuten liegt oft darin, über einen langen Zeitraum hinweg der einzige Ansprechpartner, Vertrauensperson und Mittler zu anderen Berufsgruppen zu sein. Die durch die WHO 2005 eingeführte ICF ermöglicht nun die Einbettung der bisherigen ganzheitlichen Arbeit in eine eindeutige für alle beteiligten Berufsgruppen verständliche Begrifflichkeit.

Die ICF stellt u. a. Werkzeuge zur Beschreibung individueller Ressourcen, Beeinträchtigungen und deren Kompensationsmöglichkeiten unter Einbeziehung fördernder oder hemmender Umweltfaktoren bereit. Das hier formulierte, übergeordnete Ziel einer gleichberechtigten Teilhabe kann damit einheitlich und transparent erfasst, benannt und gemeinsam mit dem Patienten therapeutisch bearbeitet werden.

Begrenzung findet die ICF im Vergleich zur Beschreibung von Patienten mit funktionellen Stimmstörungen u. a. dadurch, dass es (bisher noch) keine Beschreibungsmöglichkeiten für den Organverlust und dessen Kompensationen gibt.

Das gesamte logopädische Handeln sollte vor dem Hintergrund der ICF-Philosophie mit dem Ziel der Teilhabe/Partizipation des Patienten in seinem jeweiligen Umfeld und seiner Lebenssituation stattfinden. Um dies zu verdeutlichen, wird im Folgenden zu jeder Stimmtechnik ein Beispiel aufgeführt.

▪ Elektronische Sprechhilfe

In Bezug auf den Einsatz der elektronischen Sprechhilfe wird teilweise immer noch die Meinung vertreten, die Nutzung derselben würde die Motivation senken, eine körpereigene Stimme zu erlernen. Dies stellt eine einseitige Außensicht auf die Situation des Patienten dar und lässt ihn als Hauptbetroffenen völlig außer Acht. ICF-orientiertes therapeutisches Handeln würde gemeinsam mit dem Patienten eine Nah- und Fernzielformulierung beinhalten. So kann es sich im Austausch mit dem Patienten herausstellen, dass in der Phase der kompletten Stimmlosigkeit und der Auseinandersetzung mit der Erkrankung, die möglichst schnelle Kommunikationsfähigkeit mittels einer elektronischen Sprechhilfe für ihn als primäres Partizipationsziel steht.

▪ Shunt-Ventil-Ösophagusstimme

In der Anbahnung und Stabilisierung der Shunt-Ventil-Ösophagusstimme ist ein umfassendes Wissen über den medizintechnischen Hintergrund Voraussetzung. Hierüber darf aber nicht die stetige Abstimmung der individuellen Therapieschritte und -ziele mit dem Patienten vergessen werden. Diese sollten eine größtmögliche Partizipation des Patienten in seinem Alltag ermöglichen. Die Verwendung eines Tracheostomaventils kann als fördernder Kontextfaktor betrachtet werden, wenn dieses z. B. fingerfreies Sprechen und damit eine berufliche Wiedereingliederung erleichtert.

▪ Klassische Ösophagusstimme

Die Erarbeitung der Klassischen Ösophagusstimme setzt im Vergleich zu den anderen Stimmtechniken den längsten Therapieprozess voraus, der ein hierarchisches, strukturiertes Übungsvorgehen beinhaltet. Gleichzeitig kann in Absprache mit dem Patienten der Einsatz des erlernten Wortmaterials im Alltag geplant werden. Dieses therapeutisch begleitete Vorgehen, z. B. durch In-vivo-Arbeit (▶ Abschn. 11.1.3), ermöglicht das Erkennen und die Einordnung hemmender und fördernder Umweltfaktoren in Bezug auf die Stimmakzeptanz. Die Selbstakzeptanz sowie das Annehmen durch das Umfeld ist eine von mehreren Voraussetzungen, die Klassische Ösophagusstimme im Alltag zu nutzen und so eine Teilhabe im Rahmen der Kommunikation zu ermöglichen.

Fazit

- ICF gibt Werkzeuge und Begrifflichkeiten für eine ganzheitliche, an der jeweiligen, gemeinsam mit dem Patienten abgesteckten Partizipationszielen orientierten Therapie, in der Erarbeitung der einzelnen Stimmtechniken und der Begleitung des Patienten,
- Es wird ein Praxisbezug zwischen der von der WHO eingeführten Internationalen Klassifikation von Funktionsfähigkeit, Behinderung und Gesundheit und dem logopädischen Handeln mit Menschen nach einer Kehlkopfentfernung hergestellt.

4.2 Clinical Reasoning

Clinical Reasoning eröffnet die Möglichkeit, durch eine strukturierte Reflexion auf vielen Ebenen, lösungs- und patientenorientiert diagnostische und therapeutische Prozesse effektiv zu gestalten bzw. Entscheidungsprozesse nachvollziehen zu können. Nicht nur in der Logopädie, sondern auch in der Medizin und den Therapiewissenschaften findet das Clinical Reasoning (CR) zunehmend Beachtung. Wörtlich übersetzt bedeutet CR „klinische Argumentation, Schlussfolgerung, Beweisführung". Dabei handelt es sich zunächst um eine theoretische Konstruktion, welche versucht, die Denk- und Entscheidungsprozesse, die beispielsweise für die Beantwortung der folgenden Fragen notwendig sind, transparent zu machen und zu strukturieren.

Warum benötigen Berufsanfänger in der Regel mehr Zeit, um die Schwierigkeiten beim Anbahnen der Ösophagusstimme mittels Shunt-Ventil korrekt zu erfassen bzw. die Ziele der anstehenden Therapie präzise zu beschreiben? Wodurch ist erklärlich, dass Therapeuten mit identischer Aus- und Fortbildung bzw. vergleichbar langjähriger Berufserfahrung unterschiedliche methodische Wege für Patienten bei der Entscheidung über die geeignete Methode der Klassischen Ösophagusstimme beschreiten? Wie gelangen Logopäden überhaupt zu Entscheidungen über den Einsatz diagnostischer Möglichkeiten, anzuwendenden Therapiemethoden oder interaktiven Interventionen?

Reasoningformen

Sieben verschiedene Formen des CRs sollen dabei dem Therapeuten zu einer schnellen Problemerfassung und einem strukturierten Lösungsweg verhelfen. Dies geschieht beispielsweise unter Berücksichtigung von Fachwissen, ethischen Wertvorstellungen, aber auch didaktischen und pragmatischen Gesichtspunkten. Die Auswahl der zukünftigen Ersatzstimme, die Methodenwahl zur klassischen Ösophagusstimme, aber auch den geeignete Zeitpunkt für In-vivo-Arbeit können mit der Betrachtung des Clinical Reasoning analysiert und transparent gemacht werden. Hierdurch wird ein maßgeblicher Beitrag zur Qualitätssicherung der logopädischen Arbeit geleistet. Es wird zwischen folgenden Reasoningformen unterschieden:

- Prozeduales Reasoning,
- Interaktives Reasoning,
- Ethisches Reasoning,
- Prognostisches Reasoning,
- Didaktisches Reasoning,
- Narratives Reasoning und
- Pragmatisches Reasoning.

◘ Tab. 4.1 stellt anhand der 7 Reasoningformen mehrere Fallbeispiele dar und ermöglicht, die gedanklichen Prozesse transparent zu machen, die Therapeuten zu Entscheidungen und Interventionen bewegen.

Tab. 4.1 Clinical-Reasoning-Formen an Fallbeispielen

Reasoning-form	Beobachtung	Überlegung/Denkprozess	Konsequenz/Entscheidung
Prozedurales Reasoning	Der Patient (versorgt mit einem Shunt-Ventil) klagt über einen Hustenreiz nach dem Trinken von Flüssigkeiten.	Aufgrund einer Undichtigkeit des Shunt-Ventiles kommt es wahrscheinlich zur Penetration von Flüssigkeiten in die Trachea.	Der Logopäde bittet den Patienten, das Tracheostoma frei zu machen und einen Schluck Wasser zu trinken, um den Verdacht der Undichtigkeit des Shunt-Ventils zu verifizieren.
Interaktives Reasoning	Der Patient wirkt nervös und ängstlich. Für das kommende Wochenende ist ein erstmaliger Skype-Kontakt nach der Laryngektomie mit der in den USA lebenden Tochter geplant.	Der Patient hat vermutlich die Sorge, dass seine Tochter ihn mit der neuen Stimme (Shunt-Ventil-Ösophagusstimme) nicht versteht.	Der Therapeut erklärt dem Patienten den Ablauf des Skypens, übt mit ihm in der Therapie und von der Praxis aus (zu ihm nach Hause) das Skypen. Darüber hinaus ermutigt der Logopäde den Patienten, seine Ehefrau zu bitten, während des Telefonates zur Sicherheit in der Nähe zu bleiben.
Ethisches Reasoning	Die Patientin kann nach 10 Therapieeinheiten mehrsilbige Äußerungen mit der klassischen Ösophagusstimme ohne Anstrengung bilden, wendet dies jedoch nur in der Übungssituation an.	Die Zurückhaltung des Einsatzes der ersten stimmhaften Worte im Alltag weist womöglich auf eine Hemmung hin, die Klassische Ösophagusstimme im Alltag langsam einzuführen.	Der Therapeut befragt die Patientin nach einem möglichen Schamgefühl gegenüber einer „tieferen" Stimme an. Er stellt ggf. einen Kontakt zu einer laryngektomierten bzw. gut stimmlich rehabilitierten Dame aus dem Kehlkopflosenverband her (und bespricht mit der Patientin ggf. alternative Ersatzstimmen wie z. B. die Stimmgebung mittels elektronischer Sprechhilfe).
Prognostisches Reasoning	Während des präoperativen Gespräches spricht der Patient offen über seine Sorge, ein Ventil im Körper zu haben. Er stellt sehr viele Fragen zu dem Handling des Shunt-Ventiles, den „Ventil-Liegezeiten" bzw. Komplikationen und der Qualität der Stimme.	Der Einsatz des unbekannten Ventils verunsichert eventuell den Patienten. Er zeigt großes Interesse an den „technischen" Fragen.	Anhand von Anschauungsmaterial (Fotos und Bildern) erklärt der Therapeut detailliert Sitz und Nachsorge des Shunt-Ventils. Ein Kontakt zu einem bereits gut rehabilitierten Herrn mit Shunt-Ventil-Stimme wird angeboten. Aufgrund der langjährigen klinischen Erfahrung kann der Logopäde Aussagen zu durchschnittlichen Verweilzeiten des Shunt-Ventils machen.

Didaktisches Reasoning	Der Patient wendet die Klassische Ösophagusstimme bereits nach 5 Therapien in der Alltagssituation an, wobei jedoch häufig nur die erste Silbe eines Wortes stimmhaft gesprochen werden kann.	Vermutlich reicht die in den Ösophagus injizierte Luft noch nicht für mehrere Silben aus bzw. die Ösophagusluftaufnahme erfolgt noch zu langsam.	Der Therapeut schult die Selbstwahrnehmung in Bezug auf die Tongebung bei unterschiedlichen Wortlängen. Zusätzlich bietet er in Hinblick auf ein bessere Verständlichkeit sowohl Übungen zur beschleunigten Ösophagusluftaufnahme an als auch Übungen zur Ösophagustonverlängerung, um die Stimmgebung zu stabilisieren.
Narratives Reasoning	Beim gemeinsamen Gespräch mit dem Patienten und der Ehefrau stellt sich heraus, dass es im Alltag häufig zu Missverständnissen bei Fragen und Aussagen kommt. Die Ehefrau versteht ihren Mann mit der elektronischen Sprechhilfe im Alltag ausreichend, kann jedoch oft nicht einordnen, ob ihr Mann eine Frage stellt oder eine Aussage trifft.	Die Ehefrau kann aufgrund der fehlenden Intonation bei der Verwendung der elektronischen Sprechhilfe nicht immer die verbale Intention des Ehemannes verstehen.	Der Therapeut bespricht mit dem Ehepaar die Missverständnisse aufgrund mangelnder Intonation. Obwohl der Patient zunächst die Verwendung der Tonhöheneinstellung bei der elektronischen Sprechhilfe ablehnte, informiert der Therapeut erneut über die Möglichkeiten des Gerätes und bietet Übungen auch in Gegenwart der Ehefrau an.
Pragmatisches Reasoning	Nach beendeter Radio-Chemotherapie zeigt der allein lebende Patient einen deutlich besseren Allgemeinzustand. Insgesamt wirkt der Patient während der Therapien motiviert und kontaktfreudig.	Trotz der kommunikativen Einschränkungen hat der Patient offensichtlich wieder den Wunsch nach und die Kraft für soziale Kontakte – auch außerhalb seiner Wohnung.	Um die verbesserte Mobilität des Patienten zu unterstützen und ihm Anlässe der Kommunikation mit der Ersatzstimme zu ermöglichen, bietet der Therapeut die 1-mal wöchentliche Teilnahme an der Selbsthilfegruppe an und motiviert den Patienten, die Stimmtherapien in der Praxis wahrzunehmen.

Fazit
Mit der Beschreibung der 7 Formen des Clinical Reasonings ergibt sich für den Therapeuten die Möglichkeit, therapeutische Entscheidungen einzuleiten und die Gründe hierfür zu überprüfen.

4.3 Auseinandersetzung des Logopäden mit dem Thema Krebs

Die Behandlung schwer kranker Patienten erfordert von jedem Begleiter, sei es Arzt oder Therapeut, Sozialarbeiter oder Seelsorger ein hohes Maß an Einfühlungsvermögen und Bereitschaft, sich auf die individuellen Sorgen und Ängste des jeweiligen Patienten einzulassen. Auch die eigene Auseinandersetzung mit der metaphorischen Bedeutung einer Krankheit wie Krebs spielt eine Rolle, wenn man auf Dauer befriedigend mit Kehlkopfkrebspatienten arbeiten will.

Schmidt weist in seinem Artikel „Ängste des Krebspatienten – Ängste des Therapeuten" (1986) darauf hin, dass der personale Anteil in der therapeutischen Beziehung zum Krebskranken im Vergleich zu vielen anderen Patientengruppen einen wesentlich größeren Raum einnimmt. Die persönlichen Vorstellungen des Therapeuten bezüglich einer Krebserkrankung (Siechtum, Schmerzen, Angst vor Tod) unterscheiden sich grundsätzlich nicht von den Ängsten des Patienten. Sie können sich verstärken, wenn man es mit einem geängstigten Menschen zu tun hat (Schmidt 1986). Die Bereitschaft des Therapeuten, sich mit eigenen Ängsten und Befürchtungen vor schweren Erkrankungen und deren möglichen Folgen auseinanderzusetzen, soll hier als eine wichtige Voraussetzung für die Behandlung genannt sein.

Schon in der logopädischen Ausbildung sieht man sich häufig mit Störungsbildern, die durch schwere Erkrankungen verursacht wurden, konfrontiert. Angst, im Umgang mit diesen Patienten etwas falsch zu machen, Projektion eigener Ängste auf den Betroffenen und/oder persönliche Erfahrungen mit schweren Erkrankungen beeinflussen manchmal den Zugang und/oder die Auseinandersetzung mit dem uns gegenüber befindlichen Menschen. Le Shan (2013) schreibt dazu, dass es keine Patentrezepte gäbe, was der Therapeut in dieser Situation zu sagen hätte. Nach fast 40-jähriger psychotherapeutischer Erfahrung berichtet er, dass ein annehmendes und weiterführendes Gespräch die Grundlage für eine ernsthafte therapeutische Beziehung biete.

Durch die logopädische Therapie entwickelt sich in der Regel ein Vertrauensverhältnis, das es dem Betroffenen erlaubt, seine Ängste und Befürchtungen zu äußern. Wenn der Therapeut sich über die eigenen Ängste und Emotionen nicht im Klaren ist, besteht die Gefahr, die Ängste des Patienten mit den eigenen zu vermischen. Deswegen ist es zur persönlichen Entlastung sinnvoll, im Austausch mit Kollegen, in Fallsupervisionen oder Balint-Gruppen den Therapieprozess zu reflektieren. Die Sorge, dem Gespräch mit dem Patienten nicht gewachsen zu sein, ist verständlich, doch löst sich diese oft auf, wenn man sich der Aufgabe offen annimmt und sich wirklich auf den Betroffenen einlässt. Geisler (2008) nennt 4 Grundvoraussetzungen, um Gespräche hilfreich zu führen:

- ehrliches Interesse,
- die Bereitschaft zuzuhören,
- die Fähigkeit zuzuhören und
- völlige Präsenz.

Dabei muss dem Therapeuten bewusst sein, dass er mit diesen Gesprächen nicht die schwierige Lebenssituation des Patienten auflösen kann, sondern in seiner Funktion als Logopäde und durch aktives Zuhören einen Baustein zur Krankheitsbewältigung beiträgt.

Dazu gehört aber auch ein gewisser Selbstschutz, um nicht mitzu*leiden*, sondern eher mitzu*fühlen*, damit der Therapeut handlungsfähig bleibt. Spiecker-Henke beschreibt dies treffend:

> Wichtig ist hierbei, dass es trotz Empathie und Präsenz als mitfühlender Mensch gelingt, die eigene therapeutische Rolle im Auge zu behalten. Um diese Gratwanderung zu meistern, braucht man die Bereitschaft, eigene Erfahrungen einzuordnen und zu bewerten. Dies kann auf unterschiedliche Weise geschehen z. B. in Seminaren über Krankheit, Sterben und Tod und durch eine Fülle zur Verfügung stehender Literatur. Durch Reflexion der eigenen Gefühle im therapeutischen Prozess in Einzel- oder Gruppensupervision kann man lernen, eigenes Erleben von dem des Patienten abzugrenzen.
>
> Ist man bereit, sich auf diese Art und Weise mit dem Thema „Krankheit – Sterben – Tod" auseinanderzusetzen, kann man erfahren, dass die Arbeit mit kehlkopflosen Patienten sehr bereichernd und erfüllend sein kann. Diese veränderte und erweiterte Sicht und der intensive zwischenmenschliche Kontakt mit diesen Patienten können ein hohes Maß an innerer und beruflicher Zufriedenheit geben und den eigenen Lebensweg bereichern (Spiecker-Henke 1997).

Fazit

Die Bereitschaft des Therapeuten, sich mit eigenen Ängsten und Befürchtungen vor schweren Erkrankungen und deren möglichen Folgen auseinanderzusetzen, ist eine wichtige Voraussetzung für die Behandlung von krebskranken Menschen. Eigene Ängste dürfen dabei nicht mit denen des Patienten vermischt werden.

4.4 Therapeutisches Setting

Eine frühzeitig einsetzende stimmliche Rehabilitation beeinflusst maßgeblich den emotionalen Zustand des Patienten in positiver Weise. Zeit, Ort und Form der logopädischen Therapie hängen dabei von der jeweiligen Rehabilitationsphase des Patienten und vom logopädischen Angebot ab.

4.4.1 Einzeltherapie

Die Einzeltherapie sollte besonders zu Beginn des Rehabilitationsprozesses im Vordergrund stehen. Dadurch wird sowohl eine individuelle stimmliche als auch psychische Begleitung des Patienten sichergestellt. Sämtliche Therapiebereiche bedürfen gezielter Hilfestellungen, die in einer Einzeltherapie optimal gegeben und durchgeführt werden können.

Die aktuell gültigen Richtlinien über die Verordnung von Heil- und Hilfsmitteln (Gemeinsamer Bundesausschuss 2015b) sieht sowohl eine ambulante Behandlung ggf. in einer Klinik oder der logopädischen Praxis als auch in Form eines Hausbesuches vor. Die Wahl des Therapieortes und die Frequenz der Therapie sollten flexibel und individuell auf die aktuelle Situation des Patienten angepasst sein (1- bis 2-mal wöchentlich, 45–60 Minuten).

Die Kosten werden von den Krankenkassen zur Zeit bei einem Eigenanteil der Patienten in Höhe von 10 % übernommen. Unter bestimmten Umständen ist eine Befreiung der Zuzahlung möglich. Im Regelfall sind für die Erstverordnung 10 Behandlungen und für die 1. Folge-Verordnung weitere 10 Behandlungen vorgesehen, die in den seltensten Fällen ausreichen. Daher ist fast immer eine Langfristverordnung notwendig (Behandlung außerhalb des Regelfalles).

4.4.2 Stationäre Therapie

Im Optimalfall findet bereits vor der Operation der erste logopädische Kontakt während des stationären Aufenthaltes statt. Vor den ersten Anbahnungsversuchen einer der Stimmtechniken muss:

- die nasogastrale Sonde entfernt worden sein (ca. 8.–14. postoperativer Tag),

- die Wundheilung weitgehend abgeschlossen und
- ein komplikationsloser Probeschluck mit angefärbtem Wasser erfolgt sein (z. B. zum Ausschluss von Stenosen und Fisteln).

Während des stationären Aufenthaltes erfolgt in der Regel eine tägliche logopädische Therapie.

4

Eine weitere Möglichkeit der stationären Therapie findet im Rahmen der Anschlussheilbehandlung oder einer Rehabilitationsmaßnahme statt. Gerade dort sollte die Therapie täglich erfolgen (▶ Abschn. 3.8).

Intensivtherapien (4- bis 5-mal wöchentlich) sind bei Patienten sinnvoll, die auf eine baldige Kommunikation drängen, wobei andere mit einer täglichen Übungsbehandlung neben den eventuell weiter stattfindenden Behandlungen (Radiatio, Krankengymnastik, Lymphdrainage etc.) überlastet wären.

4.4.3 Ambulante Therapie/Therapie in der logopädischen Praxis

Nach der Entlassung besteht bei einigen Kliniken das Angebot, die Therapie im ambulanten Rahmen fortzuführen. Dies könnte während der Bestrahlungszeit besonders günstig sein, da sich die Termine der logopädischen Therapie und der Bestrahlung entsprechend miteinander kombinieren lassen. Gibt es keine Möglichkeit der ambulanten Therapie, kann die Logopädie an einer ortsnahen Praxis erfolgen.

4.4.4 Hausbesuch

Die logopädische Therapie kann auch im Rahmen eines Hausbesuchs stattfinden. Diese Verordnung ist zulässig, wenn „der Patient aus medizinischen Gründen den Therapeuten nicht aufsuchen kann bzw. wenn sie aus medizinischen Gründen zwingend notwendig ist“ (Gemeinsamer Bundesausschuss 2016). Darunter fallen Patienten mit erheblichen Bewegungseinschränkungen und anderen schweren Beeinträchtigungen. Zusätzlich gibt es Regionen, in denen nur wenige oder gar keine Praxen vor Ort existieren. Hinzu kommt, dass nur relativ wenige die Therapie von laryngektomierten Menschen anbieten. In diesen Fällen sind Patienten auf Therapeuten angewiesen, die bereit sind, die logopädische Therapie im Rahmen eines Hausbesuches durchzuführen (vgl. Therapiekonzept des ITF - Institut für tumorbedingte Stimm- und Funktionsstörungen). Der intensive Einblick in die häusliche Situation ermöglicht dem Therapeuten das Erfassen von fördernden und hemmenden Kontextfaktoren. So könnte sich die Wohnung in der 5. Etage ohne Aufzug für den Patienten als Umweltfaktor erweisen, der sich hemmend auswirkt. Aufgrund der veränderten Atemführung und der sich daraus ergebenden schlechteren Lungenfunktion (▶ Abschn. 3.1.4) sieht der Patient sich dazu gezwungen, die Wohnung selten zu verlassen.

4.4.5 Gruppentherapie

Die Gruppentherapie ist eine sinnvolle Ergänzung zur Einzeltherapie. Sie ermöglicht den Teilnehmern

- einen wertvollen Informationsaustausch mit anderen Betroffenen,
- eine emotionale Unterstützung in der Akzeptanz der eigenen Lebenssituation sowie der individuellen Stimmgebung und der anderer laryngektomierter Menschen,
- die Verbesserung der stimmlichen Fähigkeiten durch gezielte Übungen,
- den „gefahrlosen“ Einsatz der neuen Stimme (Transfermöglichkeit),
- die Steigerung der Motivation zur Einzeltherapie durch Modellfunktion des Anderen, Verstärkung und konstruktive Kritik,
- die Erweiterung der kommunikativen Verhaltensweisen (z. B. ausreden lassen, zuhören, nachfragen bei Nichtverstehen),
- vielfältige Möglichkeiten der Eigen- bzw. Fremdwahrnehmung,
- Partnerübungen mit gegenseitiger Beurteilung.

Anwendungsformen von Gruppentherapie werden in folgenden Institutionen angeboten: Kliniken, Rehabilitationseinrichtungen/Kurkliniken, logopädischen Praxen und in Ortsvereinen des Kehlkopflosenverbandes. Die Größe einer Gruppe kann dabei stark variieren und richtet sich nach den Möglichkeiten und dem inhaltlichen Angebot der Institution. Äußere Umstände wie Größe, Dauer, Zusammensetzung und Verlauf können die Arbeit einer Gruppe beeinflussen. Im Optimalfall wird sie von einem Therapeuten und einem Co-Therapeuten geleitet, die beide Kenntnis über die Operation und deren physische und psychische Folgen für die Patienten haben.

Die Gruppen können unterschiedlich zusammengesetzt sein und demnach verschiedene Inhalte verfolgen:

- Patienten mit gleichem Therapiestand (z. B. alle Patienten in der Stabilisierungsphase der Ösophagusstimme),
- Patienten mit unterschiedlich fortgeschrittener Stimmgebung/Stimmtechnik oder,
- Patienten mit deren Angehörigen.

Nicht für jeden Patienten eignet sich eine Gruppensituation, da er sich nicht zu jedem Zeitpunkt mit den Problemen oder der Stimme anderer laryngektomierter Menschen konfrontieren kann. Dies muss von dem Therapeuten unbedingt akzeptiert werden. Im Verlauf einer Behandlung kann sich diese Ablehnung durchaus ändern und den Einstieg in eine Gruppe zu einem späteren Zeitpunkt möglich machen. Die Entscheidung zur Gruppentherapie sollte gemeinsam von Patient und Therapeut erwogen werden.

4.4.6 Statik oder Bewegung in der Therapie

Grundsätzlich ist in der Stimmtherapie ein Arbeiten in allen Positionen (Sitzen, Stehen, Liegen oder auch in der Bewegung) möglich. Insbesondere wird die Stimmgebung positiv durch freies Bewegen (z. B. Gehen im Raum) unterstützt. Dies hat auch den Vorteil, dass sich der Patient nicht kontrolliert und beobachtet fühlt. Mitunter ist es während der Therapie notwendig, mit dem Patienten gemeinsam am Stoma z. B. Korrekturen des Tracheostomaventils, Handgriffe an der Kanüle oder am Tracheostomaschutz vorzunehmen.

Um bei einem Hustenreiz dem Trachealschleim ausweichen zu können, steht oder sitzt der Therapeut am besten seitlich zum Patienten. Mit der Übernahme der Behandlung sollte der Therapeut darauf bestehen, dass der Patient einen Tracheostomaschutz trägt.

Wird dem Patienten die Notwendigkeit des Tracheostomaschutzes erklärt, ist das Tragen von z. B. Tüchern schnell eine Selbstverständlichkeit.

4.4.7 Hygieneempfehlungen für den logopädischen Alltag

Im Umgang mit Patienten mit veränderter Atemführung kann es zu Kontakt mit Trachealsekret kommen. Einfach, aber effektive Maßnahmen sorgen dafür, dass sowohl der Patient, als auch der Therapeut weitgehende Sicherheit beim Schutz vor der Übertragung von Krankheitserregern haben.

Tipp

Hygienische Händedesinfektion ist vor und nach jedem Kontakt mit Patienten die wichtigste Maßnahme zum Schutz vor Übertragung von Krankheitskeimen. Dies gilt im Umgang mit allen Patienten!

Nur in Ausnahmefällen müssen besondere Hygienemaßnahmen ergriffen werden, z. B. bei MRSA-Besiedlung. Über aktuelle Empfehlungen zum Umgang mit Patienten mit MRSA-Infektion müssen sich Logopäden bei den ortsansässigen Gesundheitsämtern informieren.

Es kann davon ausgegangen werden, dass ca. 80 % der übertragbaren Infektionskrankheiten über die Hände übertragen werden (Mirtsch 2016). Die hygienische Händedesinfektion ist daher ein bedeutender Teil der sog. Standardhygiene (Sitzmann 2013). Zu beachten ist, dass die hygienische Händedesinfektion vor und nach jedem Patientenkontakt durchgeführt wird. Hierzu werden 3 ml ethanolhaltiges Händedesinfektionsmittel genutzt. Die Fingerspitzen werden in die Ethanollache getunkt. Anschließend wird die gesamte Flüssigkeit bis zur vollständigen Abtrocknung für mindestens 30 Sekunden gründlich an der gesamten Handinnen- und -außenfläche einschließlich der Finger und Handgelenke verrieben. Zur hygienischen Händedesinfektion gehört zusätzlich eine entsprechende Hautpflege. Das Tragen von Einmalhandschuhen ersetzt nicht die hygienische Händedesinfektion. Nach dem Ausziehen der Handschuhe, das so erfolgt, dass die Innenseite beim Entfernen von den Händen nach außen wechselt, werden die Hände ebenfalls wie oben beschrieben desinfiziert.

Neben der Beachtung dieser Vorgehensweise sind bei der Arbeit mit tracheotomierten/laryngektomierten Patienten einfache Regeln hilfreich. Im Kontakt sollte der Therapeut darauf achten, nicht direkt vor dem Patienten zu sitzen, da auf diese Weise ein direkter Sekretkontakt, z. B. beim spontanen Abhusten verhindert werden kann. Wenn das Tracheostoma gerade nicht inspiziert werden muss, sollte es mit einem Tracheostomaschutz bedeckt sein. Wir alle fassen uns immer mal wieder in das Gesicht und in die Haare. Wenn der Therapeut beginnt, darauf zu achten, ist es nach einiger Zeit möglich, diese Handlung zu unterlassen. Längere bzw. lange Haare sollten zusammengebunden werden.

Zur Grundausstattung des Logopäden sollte in der Praxis und dem Hausbesuch gehören:

- ein mit einem Müllbeutel ausgekleideter Mülleimer mit Deckel,
- ethanolhaltiges Händedesinfektionsmittel,
- ungepuderte nichtsterile Einmalhandschuhe,
- Hautpflegemittel für die Hände und
- Flächendesinfektionsmittel,
- Vom jeweiligen Hersteller entsprechender Medizinprodukte empfohlene Desinfektionsmittel.

Zusätzlich zu den routinemäßig durchgeführten Hygienemaßnahmen sollte sich der Therapeut vor jedem Erstkontakt mit neuen Patienten und nach Aufenthalten im Krankenhaus auf den neuesten Kenntnisstand bezüglich aktueller Infektionskrankheiten bringen, „damit der Therapeut sich bereits im Vorfeld über das Infektionsrisiko, Übertragungswege und mögliche Präventionsmaßnahmen informieren kann“ (Motzko 2016).

Die beschriebenen Maßnahmen sind bei Patienten mit MRSA-Kontamination anzupassen. Hier sollte ein Hausbesuch möglichst am Ende des Tages durchgeführt werden. Des Weiteren ist es sinnvoll, Therapiematerialien beim Patienten zu belassen, evtl. einen Mund-Nasen-Schutz, einen Kleidungsschutz, darüber hinaus ist kurzärmelige Oberbekleidung zu tragen sowie die eigene Kleidung bei 60 Grad zu waschen.

Wenn der Therapeut empfohlene Hygienemaßnahmen beachtet, ist es möglich, das Risiko der Übertragung von Keimen von Patient zu Therapeut und umgekehrt zu reduzieren.

Fazit

Das therapeutische Setting muss im Hinblick auf die Möglichkeiten des Patienten und des Therapeuten gestaltet werden und kann folgende Formen berücksichtigen:

- Einzeltherapie,
- stationäre Therapie,
- ambulante Therapie in der Klinik oder in der logopädischen Praxis,
- Hausbesuch,
- Gruppentherapie,
- Berücksichtigung der Positionierung von Patient und Therapeut in der Therapie sowie,
- Hygieneempfehlungen.

Literatur

BAR (Bundesarbeitsgemeinschaft für Rehabilitation) (2015) ICF-Praxisleitfaden 1, 2. Aufl. Bundesarbeitsgemeinschaft für Rehabilitation, Frankfurt

BAR (Bundesarbeitsgemeinschaft für Rehabilitation) (2016) ICF-Praxisleitfaden 2 in medizinischen Rehabilitationseinrichtungen. Bundesarbeitsgemeinschaft für Rehabilitation, Frankfurt

Beushausen U, Walther W (2010) Clinical Reasoning in der Logopädie. Therapeutische Entscheidungen bewusst treffen und fundiert begründen. Forum Logopädie 4:30–37

DIMDI (2005) ICF. Internationale Klassifikation der Funktionsfähigkeit, Behinderung und Gesundheit, August 2008. www.dimdi.de/static/de/klassi/icf/index.htm. Zugegriffen am 17.12.2018

Ewert T, Cieza A, Stucki G (2002) Die ICF in der Rehabilitation. Phys Med Rehab Kuror 12:157–162

Geisler L (2008) Arzt und Patient – Begegnung im Gespräch, 5. Aufl. PMI, Frankfurt

Gemeinsamer Bundesausschuss (2015a) Richtlinie über Leistungen zur medizinischen Rehabilitation in der Version vom 15.10.2015. www.g-ba.de/informationen/richtlinien/23/. Zugegriffen am 17.12.2018

Gemeinsamer Bundesausschuss (2015b) Richtlinien über die Verordnung von Heilmitteln in der vertragsärztlichen Versorgung in der Version vom 17.12.2018. www.g-ba.de. Zugegriffen am 17.12.2018

Gemeinsamer Bundesausschuss (2016) Richtlinie über die Verordnung von Heilmitteln in der vertragsärztlichen Versorgung (Rahmenrichtlinie) in der Version vom 10.08.2016. www.g-ba.de/informationen/richtlinien/12/. Zugegriffen am 01.04.2017

Grötzbach H, Iven C, Hollenweger Haskell J (2013) ICF und ICF-CY in der Sprachtherapie: Umsetzung und Anwendung in der logopädischen Praxis. Schulz-Kirchner, Idstein

Hammer SS, Teufel-Dietrich A (2017) Stimmtherapie mit Erwachsenen, 6. Aufl. Springer, Berlin/Heidelberg

Le Shan L (2013) Diagnose Krebs – Wendepunkt und Neubeginn, 10. Aufl. Klett-Cotta, Stuttgart

Mirtsch LG (2016) Hygienemanagement in der Logopädie Studie zur Umsetzung hygienischer Maßnahmen in logopädischen Praxen. Forum Logopädie 3:14–19

Motzko M (2016) Nicht sauber sondern rein. Forum Logopädie 3:6–13

Rathey-Pötzke B (2011) Entscheidungen im Therapieprozess – wie machen wir das eigentlich? Ein Blick auf Clinical Reasoning. Forum Logopädie 5:20–26

Schade V, Sandrieser P (2011) Fallbeispiele für Clinical Reasoning in der Stottertherapie. Reflexions- und Entscheidungsprozesse einer Anfängerin und Expertin. Forum Logopädie 5:28–33

Schliehe F (2016) Das Klassifikationssystem der ICF. Rehabilitation 45:258–271

Schmidt H (1986) Ängste des Krebspatienten – Ängste des Therapeuten. In: Kattenbeck G, Springer L (Hrsg) Laryngektomie-Krebsangst, Therapie, Selbsthilfe, 3. Aufl. tuduv, München, S 29–46

Sitzmann F (2013) Von Worten und Tatenlosigkeit – bei der unbeliebten Standardhygiene. Mikrobiol 23:207–215

Initiale Therapiephase

Mechthild Glunz, Cornelia Reuß, Eugen Schmitz und Hanne Stappert

M. Glunz et al., *Laryngektomie*, Praxiswissen Logopädie,
https://doi.org/10.1007/978-3-662-57840-7_5

5.1 Logopädisches Erstgespräch

In der Regel erfüllt das Erstgespräch die Funktion des ersten Kennenlernens, der Information über erste Kommunikationsstrategien sowie Hilfsmittelversorgung und informiert über alle für den jeweiligen Patienten relevanten Themen. Parallel dazu erhält der Therapeut wichtige Informationen über die Zielsetzung des Patienten in der postoperativen Situation.

Im Optimalfall geht dem logopädischen Erstgespräch mindestens ein präoperativer Kontakt voraus bei dem, orientiert an den Bedürfnissen der Patienten, einerseits ihre Sorgen thematisiert, andererseits wichtige Informationen weitergegeben werden können (▶ Abschn. 2.2.2). Nicht an jeder Klinik ist dies aus organisatorischen oder anderen Gründen möglich.

> **Je nach Zeitpunkt der Gespräche muss der Therapeut besonders auf die psychische Verfassung des Patienten Rücksicht nehmen. Nicht alle Patienten haben ein Bedürfnis nach ausschließlich sachlichen Informationen, sondern benötigen zur besseren Krankheitsbewältigung zunächst das „therapeutische" Gespräch. Hier gilt es zu versuchen, die Erwartungen des Betroffenen an die Situation zu eruieren.**

Details (z. B. Erklären der medizinisch-technischen Hilfsmittel, Funktionsveränderungen) können somit im Hintergrund stehen und während der folgenden Kontakte erläutert werden.

5.1.1 Inhalte des Erstgespräches

Im Folgenden sind die möglichen Inhalte für das Erstgespräch aufgelistet. Sie orientieren sich an dem „allgemeinen Rahmenplan zur körpereigenen stimmlichen Rehabilitation von Kehlkopflosen" nach Burgstaller-Gabriel (1986).

▪ Befunderhebung

Fehlende Befunde bzw. aus den Gesprächen resultierende Anamnesedaten werden im Befundbogen ergänzt (▶ Anhang A1, ▶ Anhang A2; die dort abgedruckten Bögen für Anamnese und Befunderhebung finden Sie zum Ausdrucken im Internet unter ▶ http://extras.springer.com).

▪ Postoperative Funktionsveränderungen

Im Laufe der Zeit werden die Patienten zunehmend mit den Folgen der Krankheit im stationären Alltag konfrontiert. Verständliche Erklärungen, ggf. mit Bildmaterial, erleichtern den Betroffenen das Verständnis und die Akzeptanz der operativ bedingten Funktionsveränderungen. Hilfsmittelkataloge der medizinisch-technischen Firmen bieten darin eine gute Auswahl. Informationen für den Patienten zielen darauf ab, nach und nach eine realistische Einschätzung der körperlichen Veränderungen zu entwickeln. Das Wissen, dass einige Veränderungen reversibel, kompensierbar oder durch den Patienten aktiv beeinflussbar sind, fördert die aktive handlungsorientierte Krankheitsauseinandersetzung.

Die postoperativen Funktionsveränderungen und Nebenerscheinungen sind in ▶ Abschn. 3.1 im Detail erklärt.

▪ Medizinisch-technische Hilfsmittel

In Abhängigkeit von der Klinik werden die medizinisch-technischen Hilfsmittel auf Verordnung des Arztes durch das Pflegepersonal der jeweiligen Station oder auch durch den Logopäden bestellt. Ein Medizinproduktberater übernimmt die Einführung der Betroffenen in die verschiedenen Hilfsmittel und -geräte. Die Kosten der Erstausstattung werden von der Krankenkasse in voller Höhe übernommen und über eine Hilfsmittelverordnung direkt zwischen Krankenkasse und Firma abgerechnet. Erfolgt die medizinisch-technische Betreuung durch den Logopäden, muss über folgende Inhalte informiert werden:

- Notwendigkeit der Hilfsmittel,
- Funktion der Hilfsmittel und
- Umgang/Handhabung der Hilfsmittel.

Detaillierte Informationen zur Funktion der Hilfsmittel sind in ▶ Abschn. 3.4.4 nachzulesen.

> **Je vertrauter der kehlkopfoperierte Mensch während seines stationären Aufenthaltes im Umgang mit den Hilfsmitteln wird, umso mehr Sicherheit und Selbstvertrauen kann er später im häuslichen Alltag entwickeln. Diese Sicherheit scheint für viele Patienten notwendig, um einer Entlassung positiv gegenüber stehen zu können.**

Angehörige sollten für Notfallsituationen ebenso über Funktion und Handling der Erstausstattung informiert werden. Auch hier ist eine einfühlsame Beratung dringend notwendig, um Ängste oder überfürsorgliche Neigungen nicht zu verstärken.

Strahlentherapie

Die Indikation zur Strahlentherapie, Ziel, Durchführung und mögliche Nebenwirkungen sind in den ▶ Abschn. 2.2.3 und 3.7.1 erklärt.

Da für viele Patienten die Bestrahlungszeit bereits im Vorfeld unüberwindbar scheint, ist es umso wichtiger, mit dem Patienten über seine Ängste und Befürchtungen zu sprechen. Das Wissen über Ziel, Durchführung und Nebenwirkungen kann zu einer realistischen Einschätzung der Notwendigkeit dieser Behandlung führen und helfen, die Therapie, trotz erheblicher Belastungen, zu akzeptieren.

Die Patienten müssen die Möglichkeit haben, alle für sie wichtigen Informationen in Merkblättern oder Broschüren nachzulesen. In der Regel hält das behandelnde radiologische Institut entsprechende Literatur bereit.

Angehörigenberatung

An mehreren Stellen dieses Buches wurde auf die Einbeziehung der Angehörigen hingewiesen (▶ Abschn. 2.2.2 und 3.3.1).

Die Begleitung der Angehörigen kehlkopfoperierter Menschen ist ein fester Bestandteil der logopädischen Therapie, sofern sie von dem Patienten gewünscht wird. Dazu wird der Kontakt zu allen Betroffenen bereits vor der Operation aufgenommen und regelmäßig bis zum Abschluss der Therapie gehalten. Inwiefern die Gespräche gemeinsam mit dem operierten Patienten oder getrennt voneinander stattfinden, hängt von den Bedürfnissen und Beziehungen der jeweiligen Personen ab. An verschiedenen Institutionen bewähren sich auch Angehörigengruppen, die das Thematisieren spezifischer Probleme ohne die kehlkopflosen Menschen ermöglichen. Die Themen umfassen auch die Kontaktherstellung zu onkologisch-psychologischen Betreuern. Um eine ganzheitliche Beratung zu ermöglichen, wird der Kontakt zu folgenden Personen/Institutionen prä- und/oder postoperativ angeboten:

- Patientenbetreuer des Bundesverbandes der Kehlkopfoperierten (▶ Abschn. 3.4.5). Auf Wunsch können Informationen zur Selbsthilfegruppe gegeben werden (einschließlich Anmeldeformular) oder gut sprechende kehlkopflose Patientenbetreuer berichten aus ihrer Sicht über die Situation eines an Kehlkopfkrebs Erkrankten (einschließlich Demonstration der Stimmtechniken),
- Sozialer Dienst (▶ Abschn. 3.4.6). Jede Klinik verfügt in der Regel über Sozialarbeiter, die den Patienten in sozialrechtlichen Fragen beratend zur Seite stehen,
- Psychologe/Seelsorge (▶ Abschn. 3.4.7 und 3.4.8). Einen großen Teil der Betreuung decken die Gespräche mit dem Logopäden ab, wobei je nach therapeutischer Ausbildung Grenzen akzeptiert und weitere professionelle Helfer beteiligt werden müssen.

5.1.2 Bedeutung des Pseudoflüsterns

Beim Pseudoflüstern wird im Mund befindliche Luft zum Artikulieren der Frikative und Plosive verwendet. Vokale und alle anderen Konsonanten werden soweit wie möglich von den Lippen- und Zungenbewegungen abgelesen.

Unmittelbar nach der Operation kann sich der Patient bereits durch das sog. Pseudoflüstern verständigen. Während des logopädischen Erstgespräches sollte der Patient ermutigt werden, davon Gebrauch zu machen. Durch die Laryngektomie wird zwar die Möglichkeit zur Phonation genommen, jedoch nicht zum Artikulieren/Sprechen.

> **Das Pseudoflüstern muss unbedingt von dem Flüstern mit Kehlkopf abgegrenzt werden. Hierbei wird die Lungenluft verwendet, wobei die Stimmlippen ein Flüsterdreieck bilden. Aufgrund des fehlenden Kehlkopfes und der Trennung von Atem- und Schluckweg können laryngektomierte Menschen diese Funktion nicht nutzen. Ein Pseudoflüstern ist trotzdem möglich.**

Therapeuten sollten Patienten unbedingt das Flüstern ohne Lungenluft (= Pseudoflüstern) vormachen können. Dazu muss der Therapeut die Atemluft konsequent anhalten (Stimmlippen schließen) und ausschließlich mit der im Mund befindlichen Restluft deutlich artikulieren.

Nicht immer ist die Verständigung sofort durch das Pseudoflüstern für Patienten und Umwelt mühelos möglich. Werden Patienten nicht verstanden, strengen sie sich häufig extrem an, was zu störenden Atemgeräuschen führt. Der Kommunikationsstress steigt für die Gesprächsteilnehmer. Der Dialog droht zu scheitern. Um diesen Kreislauf des Nicht-Verstehens zu durchbrechen, muss von den Gesprächsteilnehmern folgendes beachtet werden:

- Antlitzgerichtetheit,
- Konzentration auf das Gegenüber,
- ruhige Umgebung ohne störenden Lärm,
- entspannte/deutliche Artikulation (keine überdeutliche Aussprache) des Patienten und
- gute zahnprothetische Versorgung des Patienten.

> **Einigen Patienten gelingt es sehr bald, das Pseudoflüstern so gut zu beherrschen, dass sie bei ruhiger Umgebung auch ohne direkten Blickkontakt verständlich sind.**

Übungen zum Pseudoflüstern

Gezielte logopädische Übungen (▶ Abschn. 6.4) zur Verbesserung der Artikulationsschärfe sowie das Berücksichtigen der o. g. Faktoren verbessern das Pseudoflüstern in der Regel derart, dass eine gute Grundlage für die zu erlernende(n) Stimmtechnik(en) gelegt ist. Mit der Rückkehr des Patienten auf die Station können in der Regel Übungen zur Verbesserung des Pseudoflüsterns begonnen werden. Diese Übungen müssen nur durchgeführt werden, wenn Bedarf besteht.

Zu übende Laute beim Pseudoflüstern

- Plosive: /p/ – /t/ – /k/,
- Frikative: /f/ – /s/ – /ch/ – /sch/,
- Konsonantenverbindungen: z. B. /ps/ – /pf/ – /pst/ – /ts/ – /tsch/ – /tr/ – /ks/ – /kr/ – /scht/ – /schp/,
- Wortebene: Papst, Toast, Kopf,
- Satzebene.
- (▶ Anhang A3)

Störende Atemgeräusche beim Versuch besonders deutlich zu flüstern, reduzieren sich automatisch, wenn der Patient den Hinweis erhält, sich weniger anzustrengen. Sollten dennoch Atemgeräusche die Kommunikation behindern, muss der Patient dafür sensibilisiert werden (auditiv und/oder taktil (Hand vor das Tracheostoma halten, während er pseudoflüstert)).

Während der Artikulation der o. g. Laute (vor allem der Plosive) kann es spontan zur Produktion von Ösophagustönen kommen, die zunächst vom Patienten nicht willkürlich reproduziert werden können. Dies gibt dem Therapeuten den Hinweis, mit der Verschlusslautinjektion die Klassische Ösophagusstimme anbahnen zu können (z. B. Post, Topf, Kopf) und sensibilisiert den Patienten für die Ösophagusluftaufnahme.

Pharynxstimme

Es sollte darauf geachtet werden, dass aus angestrengtem Pseudoflüstern kein Überartikulieren wird und sich daraus eine unerwünschte

Pharynxstimme bildet. Dabei entsteht eine Enge zwischen der Zungenwurzel und der Pharynxhinterwand. Diese „Stimme" ist **nicht** ausbaufähig.

Fazit

Das logopädische Erstgespräch orientiert sich an den Bedürfnissen des Patienten. Gleichzeitig erhält der Therapeut zahlreiche Informationen zu den möglichen Zielsetzungen des Patienten. Das Gespräch kann folgende Inhalte umfassen:

- Befunderhebung,
- postoperative Funktions- und Nebenerscheinungen,
- medizinisch-technische Hilfsmittel,
- Strahlentherapie,
- Angehörigenberatung oder,
- Kontaktherstellung zu onkologisch-psychologischen Betreuern.

Das **Pseudoflüstern** dient

- zur Verbesserung der postoperativen Kommunikation,
- zur Vorbereitung der 3 Stimmtechniken und
- als Grundlage für eine optimale Stimmqualität.

5.2 Logopädische Diagnostik

Anamnese- und Befundbögen sollen keine Standardisierung, sondern eine Orientierung für die Anamnese und den logopädischen Befund geben. Daher ist es wünschenswert, die Anamnese in Form eines Gesprächs zu führen, aus dem sich bereits wesentliche Informationen ergeben. Noch ausstehende Fragen können ergänzt werden. Der Befundbogen kann in Abstimmung mit dem Patienten zur Planung der individuellen Therapieschwerpunkte führen.

Wegen des chronologischen Ablaufs folgt nun die Anamnese- und Befunderhebung. Für Therapeuten, die sich in die Thematik einarbeiten, empfiehlt es sich, dieses Kapitel zunächst zu überspringen, und sich zum besseren Verständnis, erst mit den Therapiebausteinen (► Kap. 6) sowie den einzelnen Stimmtechniken (► Kap. 7, 8, und 9) zu beschäftigen.

Die Vordrucke zur Anamnese- und Befunderhebung finden sich in ► Anhang A1 und A2 und zum Ausdrucken im Internet unter ► http://extras.springer.com.

5.2.1 Logopädische Anamneseerhebung

Im Folgenden werden beispielhafte Antworten (*kursiv gedruckt*) zu den einzelnen Fragestellungen der Anamnese und des medizinischen Befundes gegeben, und es wird begründet, warum diese notwendig sein können. Ob mit den medizinischen Befunden begonnen wird oder ob als Einstieg die Fragen zur Anamnese genutzt werden, bleibt jedem Therapeuten überlassen. Selbstverständlich „müssen" diese Fragen nicht alle in der 1. Stunde gestellt werden, sondern sie ergeben sich häufig im Therapieverlauf (therapiebegleitende Diagnostik). Gerade bei der Kontaktaufnahme sollte den Bedürfnissen und dem Informationsbedarf des Patienten besondere Aufmerksamkeit geschenkt werden. Mit einigen Fragen sollte man „nicht mit der Tür ins Haus fallen". So bedarf es z. B. bei möglicherweise belastenden Fragen zur sozioökonomischen oder psychosozialen Situation therapeutischen Geschicks und einer Vertrauensbasis.

Medizinische Befunde: Informationen zu diesem Block können teilweise der HNO-Akte oder dem OP-Bericht/ärztlichen Bericht entnommen werden.

Ärztliche Diagnose: (u. a. OP-Bericht, ggf. cricopharyngeale Botulinumtoxin-Injektion, TNM-Klassifikation)

Zustand nach Laryngektomie (T_3 N_2 M_x), Myotomie, Anlegen eines Shunts, Einsatz eines Shunt-Ventils Provox Vega __ *mm*

Operationsdatum/Aufenthaltsdauer:

02.01.2017/11 Tage __ ***Klinik:*** __ *St. Blasius, Station 7 A* __

5

Neck-dissection:

ja ☒ **nein** ☐

Art und Seite: *konservativ/links*

Schultertiefstand: __ *nein* __

Myotomie: ja ☒ **nein** ☐

Postoperative Komplikationen:

Fistel ☐ Lymphstau ☒ Stenose

☐ Schluckbeschwerden ☐ Andere __

☐ *Lymphstau an Kinn und Wangen* __

Radiatio: ja ☒ **nein** ☐ **Anzahl:** *35* __ **Wann beendet:** *15.03.2017*

Beschwerden/Komplikationen: … *noch oft müde, Geschmack eingeschränkt, Lymphstau seit Bestrahlung stärker*…………………………

Die Frage nach der Bestrahlung ist relevant, da sich die Auswirkungen auf den Therapieverlauf als hemmend erweisen können. Auftretende Beschwerden und Fragen dazu sollten besprochen werden (► Abschn. 2.2.3 und 3.7.1).

Chemotherapie: ja ☐ **nein** ☒ **Anzahl:** __

Wann beendet: ______________

Beschwerden/Komplikationen:

Hat ein Patient Chemotherapie erhalten, sollte sich der Logopäde nach weiteren Befunden erkundigen. Je nach Zeitpunkt der Beendigung der Chemotherapie kann es zu Befindlichkeitsstörungen und somit zu einer eingeschränkten Belastungsfähigkeit des Patienten kommen (► Abschn. 3.7.2).

Trachealkanüle: ja ☒ **nein** ☐ **Art:** *LaryTube* Gr.9. Kanülenlänge: 36 mm **Außendurchmesser:** 13,5 mm.

Medizintechnischer Versorger: Firma Musterfrau

Bei einer evtl. erneuten Kanülenanpassung muss auf korrekte Abstimmung der Maße geachtet werden.

> **Die Größenangaben der Kanülen sind nicht vergleichbar, da v. a. Außendurchmesser und Länge von Hersteller zu Hersteller variieren. Bei Unsicherheiten können die medizintechnischen Firmen beim Patienten erfragt und kontaktiert werden.**

Wie häufig wird die Kanüle getragen: __ *zur Sicherheit nachts (zur Stomastabilisierung)* __

Zu Beginn werden Trachealkanülen dauerhaft getragen. Zur Entwöhnung nutzt der Patient sie im Tagesverlauf immer weniger (Dekanülierung). Einige Patienten tragen die Kanüle zur Sicherheit nachts.

Dauerhaft kanülenpflichtig: ja ☐ **nein** ☒

Bei sehr instabilem Tracheostoma muss eine Trachealkanüle dauerhaft getragen werden, da die Gefahr besteht, dass das Tracheostoma kollabiert.

Ernährung: oral ☒ **transnasal** ☐ **PEG** ☐

Zeitraum der Sondennutzung:___________

Im optimalen Fall kann der Patient normale Kost zu sich nehmen. Gute Schluckfähigkeit deutet auf leichte Erlernbarkeit des Ructus hin. Bei einer transnasalen Sonde kann die Produktion von Ösophagustönen erschwert oder unmöglich sein. Langes Tragen einer solchen Sonde von vielen Wochen und Monaten kann, muss aber nicht, Auswirkungen auf die Bewegungsfähigkeit des stimmengebenden Segments (PE-Segments) haben. Bei stärkeren Schluckbeschwerden, z. B. in der Bestrahlungszeit, wird die Ernährung über eine PEG (Perkutane Endoskopische Gastroskopie) gewährleistet.

Derzeitige Kostform: normal ☒ angepasst ☐

Durch Stenosen, hypertone Verhältnisse, eingeschränkte Peristaltik der Pharynx- und Ösophagusmuskulatur oder zu wenig Speichel kann es zu Schwierigkeiten bei der Nahrungsaufnahme kommen. Daher kann eine Kostanpassung erforderlich sein.

Hör- und Sehvermögen: *Hochtonschwerhörigkeit, Weitsichtigkeit*

Die Arbeit am Pseudoflüstern kann erschwert sein, da die hohen Frequenzen der Zischlaute schlecht wahrgenommen werden können. Eingeschränktes Hörvermögen kann bei der Ösophagustonproduktion zu starkem Druckaufbau führen. Es sollte überprüft werden, ob das Tragen eines Hörgerätes sinnvoll ist. Bei Nutzung von visuellen Hilfen und schriftlichem Übungsmaterial sollte eine Sehhilfe genutzt werden.

Zahnstatus/Prothese: __ *Fehlen vieler Zähne, Prothese passt z. Zt. nicht. Anpassung des neuen Zahnersatzes in ca. 3 Monaten geplant*

Ein unvollständiges Gebiss kann die Wahrnehmung im Mund verändern, die Essgewohnheiten und die Artikulationsfähigkeit beeinträchtigen.

Tabakkonsum: (Menge, Art, Zeitraum) *20 Jahre Raucher, 30–40 Zigaretten täglich bis 2017*

Alkoholkonsum: (Menge, Art, Zeitraum) *früher Bier und Hochprozentiges, seit 2017 kein Alkohol*

In der Regel wissen Patienten um die Schädlichkeit dieser Genussmittel. Manchmal ergibt sich erst im Verlauf der Therapie ein vertrauensvolles Gespräch über diese Themen, z. B. über eine eventuelle Alkoholabhängigkeit. Das Wissen des Therapeuten darum bedeutet ggf. einen anderen therapeutischen Umgang mit dem Patienten. Mögliche Begleiterscheinungen wie Tremor oder eingeschränkte Compliance können die Auswahl der Hilfsmittel oder aber auch der Stimmtechnik beeinflussen.

Noxen: (z. B. Asbest am Arbeitsplatz) *ehemaliger Beruf Malermeister, seit 2009 in Frührente, viel Kontakt mit Lösungsmitteln gehabt*

Krankheiten, die aus dem beruflichen Umgang mit z. B. Asbest resultieren, sind als Berufskrankheiten anerkannt und können zu höheren Rentenansprüchen führen.

Allgemeine Anamnese: (z. B. frühere und jetzige physische und/oder psychische Erkrankungen, bisherige Operationen, Medikamente, Zustand oberer Atemwege, frühere Erkrankungen im HNO-Bereich) *Asthma, chronisch obstruktive Bronchitis*

Informationen hierzu können zur Einschätzung der Belastbarkeit des Patienten, wie z. B. eingeschränkte Lungenkapazität bei chronischer Bronchitis wichtig sein.

Sonstige Erkrankungen: *Herzinfarkt 2010*

Größere Erkrankungen können Auswirkungen auf die Wahl der Stimmtechnik haben. In diesem einen Fall sollte z. B. während der logopädischen Therapie große Sprechanstrengung vermieden werden. Eine Herzschwäche oder ein Lungenemphysem können das Sprechen mit der Klassischen Ösophagusstimme oder der Shunt-Ventil-Ösophagusstimme unmöglich machen.

Familienanamnese: (Krebserkrankungen, Schwerhörigkeit, andere Erkrankungen) *Vater hatte Nierenkrebs*

Der Umgang mit schwerwiegenden Erkrankungen in der Familie zeigt mögliche Verarbeitungsstrategien in der Krankheitsbewältigung. Beeinträchtigungen, wie z. B. die Schwerhörigkeit der Ehefrau, können Auswirkungen auf die Akzeptanz und Verständlichkeit der neuen Stimmtechnik haben.

Spezielle Anamnese: (Beginn und Verlauf, präoperative Beschwerden wie Heiserkeit oder Schluckbeschwerden) *Heiserkeit seit 1 Jahr, wegen Schluckbeschwerden zum HNO-Arzt gegangen*

Sozioökonomische Situation: (Familie, Freundeskreis, Wohn- und Lebenssituation, Beruf, finanzielle Situation, Interessen/Freizeitaktivitäten) *verheiratet, hat zwei erwachsene Kinder, die nicht mehr zu Hause leben*

Hierdurch erhält der Therapeut Informationen über ein mögliches funktionsfähiges soziales Netz (fördernder Umweltfaktor) sowie die prä- und postoperative wirtschaftliche Situation. Dies lässt Aussagen zu, ob sich der Patient in einer zusätzlich belasteten Verfassung befindet.

Psychosoziale Situation: Eigenbeurteilung des Patienten: (Anspruchsniveau, Motivation, Ängste, derzeitiges Befinden) *Hat Motivation zum Erlernen einer neuen Stimmtechnik, da er in den Beruf zurück will*

Hier werden alle bisher gemachten Äußerungen hinsichtlich der Therapiemotivation zusammengefasst und von Patient und Therapeuten bewertet. Dies hat Konsequenzen für die Therapie, wenn z. B. ein Patient „übermotiviert" ist und er sich z. B. durch zu starken Spannungsaufbau das Erlernen einer Stimmtechnik erschwert.

Reaktion der Umwelt/Angehörigen: *Ehefrau ist sehr besorgt, will aber unterstützen, habe guten Freundeskreis*

Hierzu gehören alle Aspekte des Umgangs mit den Themen Krebserkrankung und neue Stimmtechnik vonseiten der Familie und des Freundeskreises.

Bisherige logopädische Therapien: Wo: *Rehaklinik Musterberg,* Anzahl: *14 Behandlungen*

Sonstige therapeutische Maßnahmen: (Rehabilitationsmaßnahmen (Ort), Physiotherapie, Lymphdrainage, Psychotherapie, Zahnarzt) *Zurzeit logopädische Therapie, keine weiteren therapeutischen Maßnahmen*

Oft kann in der logopädischen Therapie zu bisher durchgeführten Therapiemaßnahmen angeknüpft werden bzw. weitere wichtige Kontakte z. B. zum Physiotherapeuten können hergestellt werden.

5.2.2 Logopädische Befunderhebung

Zur Formulierung der anstehenden Therapieziele und Durchführung einer effizienten Therapie ist eine logopädische Befunderhebung grundlegend notwendig.

Inhalte, die für die drei Stimmtechniken gelten, werden überprüft:

▪ Präoperativer Stimm- und Sprechstatus

Optimalerweise hat der Therapeut bereits in einem präoperativen Gespräch Hinweise auf die einzelnen Sprechmodi des Therapeuten wie z. B. Artikulation, Dialekt, Sprechtempo erhalten können. Dieses Wissen ermöglicht eine bessere Differenzierung zwischen habituellen Sprechgewohnheiten und postoperativ bedingten Kompensationen. Aufgrund des operativen Eingriffes und einer eventuellen Bestrahlung ergeben sich häufig Schonhaltungen, die direkten Einfluss auf z. B. die Artikulation haben können. Erfolgte kein präoperatives Gespräch, können postoperativ gemeinsam mit den Angehörigen die Informationen ergänzt werden.

▪ Tonus/Haltung

Die Voraussetzung für eine Stimmgebung nach Laryngektomie sind fein abgestimmte muskuläre Prozesse. Ähnlich wie bei der laryngealen Phonation hängt dies von der gesamtkörperlichen Muskelspannung und Haltung ab. Zu beobachten sind folgende Bereiche: Gesamttonus, Schulter, Nacken, Gesicht, Beweglichkeit des Kopfes, der Schultern und Arme, Sitz- und Stehhaltung sowie schmerzbedingte Schonhaltungen.

▪ Atmung

Neben der Beurteilung der Atemform (costoabdominale Atmung, Hoch-, Mischatmung, paradoxe Atmung), sowohl in Ruhe als auch beim Sprechen, ist die Einordnung des Atemgeräusches (Luftverwirbelung am Tracheostoma) nach seiner Stärke wichtig für die Therapieplanung.

▪ Kommunikation

Hier wird die momentan angewandte Kommunikationsform (z. B. schriftlich, Pseudoflüstern, die Anwendung einer Stimmtechnik) und deren Verständlichkeit erfasst. Nach Vorstellung der möglichen Stimmtechniken kann mit dem Patienten ein erwünschtes Therapieziel formuliert werden.

▪ Artikulation

Überprüft werden die Mundmotorik sowie die Verständlichkeit der Artikulation. Letztere ist von erheblicher Bedeutung für die einzelnen zu erlernenden Stimmtechniken. Einschränkungen, die sich aufgrund einer Hypoglossusparese, ausgedehnter Zungen- oder Kieferteilresektionen und/oder Bestrahlungsfolgen ergeben, beeinträchtigen die Mundmotorik und die Lautbildung. Eine optimierte Artikulation kann den mitunter eingeschränkten Stimmklang kompensieren helfen.

Spezifische Inhalte für die jeweilige Stimmtechnik werden überprüft:

Sprechen mit der elektronischen Sprechhilfe

(Eine detaillierte Beschreibung zum Einsatz der elektronischen Sprechhilfe findet sich in ► Kap. 7).

Die im folgenden Text erwähnten technischen Funktionen beziehen sich modellhaft auf das Servox-Gerät, sind jedoch in abgewandelter Form auch auf alle anderen elektronischen Sprechhilfen anwendbar.

- **Ansatzstelle**

Für die Stimmgebung ist es sinnvoll, dass eine Ansatzstelle genutzt wird, die den Ton möglichst gut in das Ansatzrohr überträgt.

- **Tasterbelegungen**

Überprüft wird die Frequenz der einzelnen Taster. Bei Bedarf wird diese gemeinsam mit dem Patienten individuell eingestellt.

- **Sprechmelodie**

Der Tonverlauf sowie die Verlaufszeit werden von dem Therapeuten dokumentiert und ggf. optimiert.

- **Koordination Ton-Sprechen**

Geprüft wird, inwieweit Tasterbetätigung und Artikulation aufeinander abgestimmt sind.

- **Artikulation**

Die Lautbildung wird analog zum Schulnotensystem von 1–6 (deutlich-undeutlich) beurteilt.

- **Atemgeräusche während Stimmgebung**

Die Stärke des Atemgeräusches wird analog zum Schulnotensystem von 1–6 (leise-laut) beurteilt.

- **Dynamik (Lautstärke)**

Die Beurteilung erfolgt unter den Gesichtspunkten angemessen, zu leise, zu laut.

- **Silbenweises Sprechen (staccato)**

Einige Patienten betätigen die Taster erneut zu jeder Silbe. Dies beeinträchtigt die Verständlichkeit, den Redefluss und die Natürlichkeit der Stimmgebung.

- **Verschleifen von Wörtern (legato)**

Im Gegensatz zum Staccato-Sprechen ist das Legato-Sprechen mit sinnvoller Pausensetzung erwünscht.

- **Phraseneinteilung nach Sinnabschnitten**

Bewertet wird die sinnvolle Verwendung der Taster zur Phraseneinteilung.

- **Einsatz der Modulation**

Die Modulation ergibt sich durch die Tasterverwendung sowie die Nutzung der Sprechmelodie.

- **Allgemeine Verständlichkeit**

Die allgemeine Verständlichkeit wird analog zum Schulnotensystem von 1–6 (gut-schlecht) eingeschätzt.

- **Stimmakzeptanz**

Die Stimmakzeptanz wird sowohl von Seiten des Patienten als auch der Angehörigen erfragt.

Sprechen mit der Klassischen Ösophagusstimme

(Eine detaillierte Beschreibung der Anbahnung und Stabilisierung der Klassischen Ösophagusstimme findet sich in ► Kap. 8).

- **Ösophaguston**

Im spontanen Gespräch finden unwillkürlich erzeugte Ösophagustöne während des Pseudoflüsterns Beachtung. Der Patient wird gebeten, einen Ösophaguston zu produzieren.

- **Art der Ölau**

Sowohl der Mechanismus der **Ö**sophagus**l**uft**au**fnahme (Ölau) als auch die dadurch entstehenden Nebengeräusche („clunk“) werden beurteilt.

- **Geschwindigkeit der Ölau**

Es wird beobachtet, ob die Ölau schnell oder langsam erfolgt.

- **Durchschnittliche Silbenanzahl pro Ölau/Ölab (Ösophausluftabgabe)**

Anhand von Wortmaterial, dessen Silbenanzahl schrittweise steigt, wird die Silbenanzahl ausgezählt. Dabei kann die Konstanz der Tongebung stark variieren.

- **Transfer in die Spontansprache**

Durch Beobachten und Nachfragen erhält man Informationen darüber, ob der Patient bereits versucht, diese Stimmtechnik im Alltag einzusetzen.

Auftreten stimmloser Silben

Treten stimmlose Silben auf, werden diese innerhalb des Wortes lokalisiert und deren Ursache (z. B. nicht erfolgte Ölau oder nicht erfolgte Ölab) analysiert.

Die folgenden Punkte werden analog zum Schulnotensystem eingeordnet:

- Atemgeräusch während Stimmgebung,
- Artikulation,
- Stimmqualität,
- Lautstärke,
- Modulationsfähigkeit,
- Phrasenlänge,
- Sprechgeschwindigkeit,
- Sprechanstrengung und
- allgemeine Verständlichkeit.

Stimmakzeptanz

Die Stimmakzeptanz wird sowohl von Seiten des Patienten als auch der Angehörigen erfragt.

Sprechen mit der Shunt-Ventil-Ösophagusstimme

(Eine detaillierte Beschreibung zur Anbahnung und Stabilisierung der Stimmgebung mit Shunt-Ventil findet sich in ▶ Kap. 9).

Einsatz

Relevant ist die Frage, ob der Einsatz des Shunt-Ventils primär oder sekundär erfolgte.

Indikation für sekundären Einsatz

Diese Information ist entweder vom Patienten zu erfragen oder dem Operationsbericht zu entnehmen.

Shunt-Ventil-Modell

Hier werden die Art des Shunt-Ventils, die Größenangabe sowie die Wechselhäufigkeit eingetragen.

Art des Tracheostomaverschlusses

Beobachtet wird, ob das Tracheostoma mit dem Daumen, einem Finger oder einem mechanischen Hilfsmittel (Filtersysteme, Tracheostomaventil) verschlossen wird.

Qualität des Tracheostomaverschlusses

Die Qualität des Tracheostomaverschlusses zeichnet sich durch das Nicht-Vorhanden-Sein von Nebengeräuschen (am Tracheostoma entweichende Atemluft) aus.

Tonproduktion

Beurteilt wird die Fähigkeit, einen Ton zu produzieren.

Tonhaltedauer

Die Tonhaltedauer wird in Sekunden angegeben.

Die folgenden Punkte werden analog zum Schulnotensystem eingeordnet:

- Atemgeräusche während Stimmgebung,
- Artikulation,
- Stimmqualität,
- Lautstärke,
- Modulationsfähigkeit,
- Phrasenlänge,
- Sprechgeschwindigkeit,
- Sprechanstrengung und
- allgemeine Verständlichkeit.

Shunt-Ventil-Pflege

Erfragt wird, ob die Shunt-Ventil-Pflege eigenständig oder mit fremder Hilfe erfolgt, welche Hilfsmittel zur Reinigung eingesetzt werden, wie häufig das Ventil gereinigt werden muss und ob hierbei Probleme auftreten.

Komplikationen

Komplikationen wie Undichtigkeit, fehlerhafter Sitz oder Granulationen werden eruiert, um diese ggf. in Kooperation mit dem Arzt zu beheben.

Aspiration durch das Shunt-Ventil

Bei einem Trinkversuch wird festgestellt, ob Flüssigkeit durch das Shunt-Ventil in die Luftröhre gelangt.

Aspiration seitlich des Shunt-Ventils

Bei einem Trinkversuch wird festgestellt, ob Flüssigkeit seitlich des Shunt-Ventils in die Luftröhre gelangt.

Die Überprüfung beider Möglichkeiten der Aspiration erfolgt mit dem Blick mit Hilfe einer Lichtquelle durch das Tracheostoma auf die tracheale Seite des Shunt-Ventils. Aufgrund seiner Farbe und Viskosität ist Kaffee eine geeignete Flüssigkeit zur Überprüfung.

- **Stimmakzeptanz**

Die Stimmakzeptanz wird sowohl von Seiten des Patienten als auch der Angehörigen erfragt.

- **Motivation, Zielsetzung des Patienten**

Im Sinne einer partnerschaftlichen Zusammenarbeit mit dem Patienten sind seine konkreten Ziele zu erfragen.

5.2.3 Beurteilungskriterien und Testverfahren

Zur Beurteilung der Stimmtechniken gibt es subjektive und objektive Messverfahren. Bei dem Versuch, die Stimmgebung mittels elektronischer Sprechhilfe, der Klassischen Ösophagusstimme und der Shunt-Ventil-Ösophagusstimme miteinander zu vergleichen, fällt auf, dass nicht alle Beurteilungskriterien auf alle Techniken anwendbar sind.

Dank der technologischen Entwicklung der vergangenen Jahrzehnte stehen mehrere apparative Untersuchungsmethoden zur Beurteilung der Ösophagusstimme zur Verfügung (Hochgeschwindigkeitsaufnahmen, Sonografien, Grund-Frequenzuntersuchungen etc.). Aber auch weniger aufwändige Analysen ermöglichen es Logopäden, die Stimmtechniken nach mehreren Kriterien zuverlässig im Therapiealltag zu beurteilen.

Dies ist notwendig,

- um bei Behandlungsübernahme eines unbekannten Patienten den Therapieeinstieg individuell erfassen und planen zu können,
- zur Dokumentation des Behandlungsstandes (insbesondere auch am Ende der Behandlung),
- zur differenzierten Rückmeldung der kommunikativen Fähigkeiten des Patienten,
- zur Reevaluation nach einer Therapieunterbrechung (Kuraufenthalt etc.) und
- um eine Einschätzung der Stimmleistungen von Seiten des Therapeuten und des Patienten zu ermöglichen.

Die folgenden Parameter ermöglichen eine Orientierungshilfe in der Einschätzung der stimmlichen Möglichkeiten und können jederzeit durch apparative Untersuchungsverfahren wie die bereits erwähnte Sonografie o. Ä. ergänzt werden.

> **Tipp**
>
> Üblicherweise findet die Befunderhebung am Anfang der Therapie statt. Somit sind die Beurteilungskriterien erst sinnvoll anwendbar, wenn eine Stimmtechnik entsprechend angebahnt ist.

Beurteilungskriterien der Stimmtechniken

- **Elektronische Sprechhilfe: Stimmklang**

Die Beurteilung erfolgt auditiv. Die Hauptbeurteilung liegt darauf, ob der Ton sauber oder schnarrend klingt.

- **Elektronische Sprechhilfe: Konstanz des Tasterdruckes**

Hierbei geht es darum, ob der Patient „abgehackt“ (staccato) spricht oder die Wörter zu Phrasen bindet (legato).

- **Elektronische Sprechhilfe: Sprechgeschwindigkeit**

Diese wird durch den Therapeuten eingeschätzt und mit den Adjektiven langsam, normal, schnell beschrieben.

- **Elektronische Sprechhilfe: Koordination von Artikulation und Tongebung**

Es wird überprüft, ob der Tasterdruck synchron zum Sprechbeginn ist, ob unerwünschte „schwa-“ Laute entstehen oder Silben oder Worte ohne Tongebung artikuliert werden.

- **Elektronische Sprechhilfe: Sinnvolle Phraseneinteilung**

Worte und Sätze sollen zu sinnvollen Phrasen gebunden werden, sodass sich ein natürlicher Sprechfluss ergibt.

- **Elektronische Sprechhilfe: Stimmumfang**

Der Stimmumfang ist bei der Eintasternutzung auf einen Ton begrenzt. Bei Nutzung beider Taster stehen je nach Einstellung zwei Töne zur Verfügung. Durch Einstellung der Sprechmelodie kommt ein Glissando-Charakter hinzu.

- **Elektronische Sprechhilfe: Lautstärke**

Die minimale und maximale Lautstärkebelegung ist durch die Technik vorgegeben und kann individuell eingestellt werden. Wichtig ist, dass die Lautstärke situationsangemessen genutzt wird.

- **Elektronische Sprechhilfe: Adäquater Einsatz von Betonung**

Hier gilt es zu beurteilen, ob die eingesetzte Betonung natürlich genutzt wird.

- **Elektronische Sprechhilfe: Handhabung**

Hierbei geht es um eine selbstverständliche Nutzung des Gerätes, das zielsichere Ansetzen und ob alle technischen Möglichkeiten des Gerätes optimal eingesetzt werden.

- **Elektronische Sprechhilfe: Atmungsform**

Gleiche Beurteilungskriterien wie für Klassische Ösophagusstimme.

- **Elektronische Sprechhilfe: Atemgeräusche während der Phonation**

Die Beurteilung erfolgt auditiv und kann auf einer Skala zwischen leise und laut eingeordnet werden.

- **Elektronische Sprechhilfe: Allgemeine Verständlichkeit**

Auch wenn einzelne der genannten Parameter nicht ganz optimal ein- oder umgesetzt werden können, kann das Gesamtbild eine gute bis sehr gute Verständlichkeit zeigen. Diese wird beurteilt auf einer Skala von sehr gut bis sehr schlecht.

- **Klassische Ösophagusstimme: Stimmklang**

Die Beurteilung des Stimmklanges erfolgt auditiv und wird durch Adjektive beschrieben (harter, weicher, lockerer Stimmklang). Zu berücksichtigen ist, dass sich die Stimme eines laryngektomierten Patienten immer durch einen hohen Anteil an Nebengeräuschen auszeichnet, wodurch der ungewöhnliche Stimmklang entsteht. Die Grund-Stimmfrequenz liegt zwischen 50–100 Hz (Kürvers 1997).

- **Klassische Ösophagusstimme: Stimmmethode**

Welche Methode (Injektions-, Verschlusslautinjektions- oder Inhalationsmethode ▶ Kap. 8) der Patient anwendet, muss bei der Einschätzung der weiteren Beurteilungskriterien berücksichtigt werden, da die jeweiligen Methoden unterschiedliche Möglichkeiten der Stimme mit sich bringen (Inhalation erlaubt in der Regel eine höhere Silbenanzahl pro Minute als die reine Injektion).

- **Klassische Ösophagusstimme: Nebengeräusche während der Ösophagusluftaufnahme**

Die Beurteilung erfolgt auditiv und kann durch vorhanden/nicht vorhanden dokumentiert werden. Störende Nebengeräusche (wie z. B. Pumpgeräusche „clunk“) während der Luftaufnahme in den Ösophagus beeinträchtigen die Verständlichkeit.

- **Klassische Ösophagusstimme: Geschwindigkeit der Ösophagusluftaufnahme**

Dieses Kriterium beschreibt die Schnelligkeit, mit der es einem kehlkopflosen Patienten gelingt, Luft in die Speiseröhre zu transportieren. Davon hängen die Konstanz der Ösophagustongebung sowie der Sprechfluss ab, die Verständlichkeit wird erhöht. Die Beurteilung kann nur eine subjektive sein (schnell/normal/ langsam), wobei mit der Erfahrung des Therapeuten die Sicherheit in der Beurteilungsfähigkeit steigt.

- **Klassische Ösophagusstimme: Konstanz der Ösophagustongebung**

Während der Unterhaltung oder anhand eines Vorlesetextes kann eingeschätzt werden, ob eine Tongebung bereits flüssig (konstant) erfolgt oder ob der Ösophaguston häufig noch nicht vorhanden (inkonstant) ist.

- **Klassische Ösophagusstimme: Tonhaltedauer**

Die Tonhaltedauer variiert in Abhängigkeit von der Schwingung des stimmgebenden Segmentes und der Größe des Luftreservoirs in der Speiseröhre. Daher sind die Ergebnisse individuell sehr unterschiedlich. Eine Messung kann mithilfe der Stoppuhr erfolgen, wobei der Patient angewiesen wird, auf eine Ösophagusluftabgabe ein langes /a/ zu sprechen. Nach Angaben von Burgstaller-Gabriel (1986) kann die Ösophagusstimme eine Tonhaltedauer zwischen 1,16 und 4,25 Sekunden erreichen. Andere Autoren messen eine Tonhaltedauer zwischen 0,5 und 2,5 Sekunden (Kischk 1995).

- **Klassische Ösophagusstimme: Silbenanzahl pro Ösophagusluftaufnahme**

Eine große Varianz der Sprecher zeigt sich in der Silbenanzahl bei einmaliger Luftaufnahme in den Ösophagus. Die Anzahl der Silben ist abhängig von der Stimmmethode (Injektion, Verschlusslautinjektion oder Inhalation), dem funktionellen Zusammenspiel der stimmgebenden Faktoren und dem angebotenen Wortmaterial. In der Literatur finden sich daher unterschiedliche Angaben zur Silbenanzahl Burgstaller-Gabriel (1986) und Kischk (1995). Die Möglichkeiten der Sprecher variieren zwischen 3 und 15 Silben. Die Überprüfung kann anhand von langen Sätzen oder eines Textes erfolgen.

- **Klassische Ösophagusstimme: Sprechgeschwindigkeit**

Eine vergleichende Beurteilung kann aufgrund der erreichten Silben oder Wörter pro Minute beim Lesen eines Textes erfolgen. Die Literatur Burgstaller-Gabriel (1986) und Kischk (1995) zeigt auch hier sehr unterschiedliche Ergebnisse (zwischen 75 und 222 Wörter/min), so dass die Angabe eines Durchschnittswertes äußerst schwierig erscheint. Insofern sollte die orientierende Beurteilung die Auszählung der Anzahl der Silben pro Minute beim Textlesen beinhalten und an die Möglichkeiten des einzelnen Patienten angepasst sein.

- **Klassische Ösophagusstimme: Stimmumfang**

Der Stimmumfang „umfasst den Bereich vom tiefst- bis zum höchstmöglichen Ton (physiologischer Stimmumfang)" (Friedrich 2013) und kann auch bei Ösophagussprechern mit Hilfe eines Frequenzmessgerätes (z. B. durch Stimmfeldmessgeräte oder das Kehlkopfmikrofon des Stroboskopes) festgestellt werden. Eine Bestimmung durch das Klavier ist wegen der starken Geräuschanteile der Stimme schwierig. Kischk (1995) misst im Durchschnitt 4,6 Halbtonschritte.

- **Klassische Ösophagusstimme: Lautstärke**

Die Einschätzung der Lautstärke kann entweder orientierend auf einer Skala zwischen sehr laut und sehr leise beschrieben oder durch einen Schalldruckpegelmesser in dB (Dezibel) bestimmt werden. Der Patient wird aufgefordert, die Silbe /a/ einerseits so leise, andererseits so laut wie möglich zu sprechen bzw. zu rufen. Intensitätsmaxima findet Burgstaller-Gabriel (1986) bei ca. 85 dB.

- **Klassische Ösophagusstimme: Atmungsform**

Eine wichtige Voraussetzung für die Tongebung bei allen Stimmtechniken bildet die Atmung, die in der Regel kombiniert costoabdominal angewendet werden sollte. Unphysiologische Atmungsformen für die Ösophagusstimme sind ebenso wie bei Menschen mit Kehlkopf die brustbetonte Atmung oder eine Hochatmung.

- **Klassische Ösophagusstimme: Atemgeräusche während der Phonation**

Den Ösophaguston begleitende Atemgeräusche behindern die Qualität der Stimme erheblich. Sie sind meist sofort hörbar und sollten therapeutisch beeinflusst werden. Eine Beurteilung erfolgt auditiv und kann nach ihrer Quantität auf einer Skala zwischen leise und laut beschrieben werden.

- **Klassische Ösophagusstimme: Allgemeine Verständlichkeit**

Die allgemeine Verständlichkeit ergibt sich aus der Gesamtheit der einzelnen o. g. Kriterien, wobei auf einer Skala zwischen sehr gut und sehr schlecht beurteilt werden kann.

Die vorgestellten Beurteilungskriterien dienen der orientierenden Einschätzung der stimmlichen Fähigkeiten und basieren auf Erfahrungen und Literaturangaben (Kürvers 1997; Burgstaller-Gabriel 1986). Konkrete Zahlenangaben (z. B. Geschwindigkeit der Luftaufnahme) sind in der Praxis häufig schwer messbar und für die Therapie wenig hilfreich, da die stimmliche Leistungsfähigkeit der Patienten sehr stark variiert.

- **Shunt-Ventil-Ösophagusstimme: Stimmklang**

Gleiche Beurteilungskriterien wie für Klassische Ösophagusstimme.

- **Shunt-Ventil-Ösophagusstimme: Konstanz der Ösophagustongebung**

Gleiche Beurteilungskriterien wie für Klassische Ösophagusstimme.

- **Shunt-Ventil-Ösophagusstimme: Tonhaltedauer**

Die Beurteilungskriterien beider Ösophagusstimmtechniken sind gleich. Bei Messungen von Kischk (1995) liegt die Tonhaltedauer zwischen 3 und 15 Sekunden. Im Durchschnitt wurde ein Wert von 7,5 Sekunden erreicht.

- **Shunt-Ventil-Ösophagusstimme: Silbenanzahl pro Ausatmung**

Bei Messungen von Kischk (1995) liegt die maximale Silbenanzahl bei 16 Silben.

- **Shunt-Ventil-Ösophagusstimme: Sprechgeschwindigkeit**

Das Untersuchungsverfahren ist identisch mit dem bei der Klassischen Ösophagusstimme.

- **Shunt-Ventil-Ösophagusstimme: Stimmumfang**

Die Messung erfolgt wie bei der Klassischen Ösophagusstimme. Kischk (1995) misst durchschnittlich 5,4 Halbtöne.

- **Shunt-Ventil-Ösophagusstimme: Lautstärke**

Die Messung erfolgt mittels Schalldruckpegelmesser in dB oder subjektiv auf einer Skala zwischen sehr leise und sehr laut.

- **Shunt-Ventil-Ösophagusstimme: Atmungsform**

Gleiche Beurteilungskriterien wie für Klassische Ösophagusstimme.

- **Shunt-Ventil-Ösophagusstimme: Atemgeräusche während der Phonation**

Bei gutem Tracheostomaverschluss sind keine Nebengeräusche vorhanden. Die Handhabung des Tracheostomaverschlusses und die Versorgung mit dem optimalen Hilfsmittel (z. B. Adhesive Basisplatten) entscheiden über die Qualität der Stimmgebung.

- **Shunt-Ventil-Ösophagusstimme: Allgemeine Verständlichkeit**

Gleiche Beurteilungskriterien wie für Klassische Ösophagusstimme.

Testverfahren

- **Postlaryngektomie Telefonverständlichkeitstest (PLTT) nach Zenner und Pfrang (1986)**

Bei diesem Test handelt es sich um einen einfachen Sprachverständlichkeitstest zur Beurteilung der Stimmrehabilitation nach Laryngektomie. Der Test kann auch als Messinstrument für einen Therapieerfolg bei Patienten genutzt werden, die ihre Sprachverständlichkeit verbessern wollen.

▪▪ Ziel

Messung der Fähigkeit zur verbalen Kommunikation.

▪▪ Durchführung

Nach dem Zufallsprinzip werden 20 wechselnde Einsilber und 5 wechselnde Sätze aus einer Kartei gezogen und vom Patienten am Telefon (*ohne*

5

Sichtkontakt zum Untersucher) vorgesprochen. Jedes einzelne Wort und jeder einzelne Satz ist durch 3–4 phonetisch sehr ähnliche Worte und Sätze ergänzt, sodass ein Lernprozess des Untersuchers ausscheidet. Dieser vergleicht die Zahl der übereinstimmenden Worte und Sätze und trägt diese in ein dem Sprachaudiogramm analoges Formular ein. Neben Telefon, Wort- und Satzlisten, Stift und Papier ist kein weiteres Material erforderlich. Das Telefon fordert im Gegensatz zum freien Schallfeld die Diskriminationsfähigkeit verstärkt heraus. Der Test ist einfach und schnell durchzuführen.

▪▪ Versuchsanordnung

Zwei Telefone in nebeneinander liegenden Untersuchungszimmern.

▪▪ Material

Zwanzig wechselnde Einsilber und fünf wechselnde Sätze werden nach dem Zufallsprinzip unter 5 bestehenden Versionen vom Patienten ausgewählt (Wort- und Satzblöcke aus Freiburger Wortliste und Marburger Test).

▪▪ Vorgehen

Patient spricht Einsilber/Sätze dem Untersucher ohne Sichtkontakt über Telefon vor. Der Untersucher notiert Einsilber und Sätze, vergleicht diese mit der Liste und trägt Abweichungen in ein Formblatt ein.

Dieser Test kann für alle drei Stimmtechniken genutzt werden (Zenner und Pfrang 1986).

▪ Speiseröhren-Stimmparameter-Index (SSPI; Kürvers 1997): Ziel

Intra- und interindividuelle Vergleichsmöglichkeiten für die Klassische Ösophagusstimme.

▪ Speiseröhren-Stimmparameter-Index (SSPI; Kürvers 1997): Durchführung

„Die Werte für das (die) primäre(n) Verständigungsmittel und die Punktwerte für den Status der Ösophagusstimme werden addiert zum Speiseröhren-Stimmparameter-Index (SSPI)" (Kürvers 1997). Hierbei werden hauptsächlich folgende Bereiche bewertet:

- die Produktionsqualität des Speiseröhrentones sowie die dabei entstehende Anstrengung,
- die maximale Phonationsdauer,
- die Silbenzahl (pro Ölab),
- das Lese-Sprech-Tempo genormten Wort- und Textmaterials,
- die Klangqualität und
- die Verständlichkeit.

Fazit

Die vorgestellten Anamnese- und Befundbögen sind Grundlage für die logopädische Therapieplanung. Zudem ist eine therapiebegleitende Diagnostik wichtig, um eine permanente und individuelle Anpassung der Therapieziele zu ermöglichen. Zur Einschätzung der Ergebnisse der Befunderhebung ist die Kenntnis der Beurteilungskriterien notwendig.

Genaue Beurteilungskriterien ermöglichen

- einen Vergleich der Stimmtechniken untereinander,
- einen Vergleich verschiedener Patienten der gleichen Stimmtechnik und
- eine Statuserhebung zur effizienten Therapiekontrolle und somit der Therapieplanung.

Literatur

Burgstaller-Gabriel H (1986) Die körpereigene stimmliche Rehabilitation von Kehlkopflosen. In: Kattenbeck G, Springer L (Hrsg) Laryngektomie – Krebsangst, Therapie, Selbsthilfe, Bd 3. tuduv, München, S 65–96

Dicks P (2007) Laryngektomie – Logopädische Therapie bei Kehlkopflosigkeit. Schulz-Kirchner, Idstein

Friedrich G (2008) Physiologie von Stimme und Sprechen. In: Friedrich G, Bigenzahn W, Zorowka P (Hrsg) Phoniatrie und Pädaudiologie, 4. Aufl. Huber, Bern

Kischk BT (1995) Beurteilung der Ersatzstimme nach totaler Laryngektomie. Verlag für Wissenschaft und Forschung, Berlin

Kürvers A (1997) Sprachtherapie bei Laryngektomie. Lang, Frankfurt

Zenner H-P, Pfrang H (1986) Ein einfacher Sprachverständlichkeitstest zur Beurteilung der Stimmrehabilitation des Laryngektomierten, Laryngo-Rhino-Otologie, Bd 65. Thieme, Stuttgart, S 271–276

Bausteine logopädischer Therapie

Mechthild Glunz, Cornelia Reuß, Eugen Schmitz und Hanne Stappert

M. Glunz et al., *Laryngektomie*, Praxiswissen Logopädie,
https://doi.org/10.1007/978-3-662-57840-7_6

Unter dem Begriff Bausteine logopädischer Therapie werden alle therapievorbereitenden und -begleitenden Maßnahmen zusammengefasst, die das Erlernen der einzelnen Stimmtechniken unterstützen. Wie intensiv diese bei Patienten genutzt werden, hängt von der jeweiligen Persönlichkeit, den medizinischen Gegebenheiten und der stimmlichen Fortentwicklung ab. Zeigen sich z. B. bei der Ösophagustonanbahnung keine Fortschritte, sollte im Bereich Körperwahrnehmung – Haltung – Tonus intensiv an der Spannungsregulation gearbeitet werden. Treten in diesem Bereich geringe Schwierigkeiten auf, kann zügig mit der Stimmerarbeitung fortgefahren bzw. können bei Bedarf andere Bausteine intensiver erarbeitet werden.

6.1 Gespräch

Durch den Stimmverlust sind die Möglichkeiten des Gespräches für die Zeit nach der Operation stark eingeschränkt. Alte Kommunikationsmuster werden analysiert und Hinweise für die neue Situation gegeben. Aspekte professioneller Gesprächsführung werden, abgestimmt auf den logopädischen Kontakt mit laryngektomierten Patienten, dargestellt.

6.1.1 Kommunikative Erste-Hilfe-Maßnahmen

Ohne Gespräch ist keine Aufnahme, kein Informationsaustausch, keine Bedürfnisabklärung, keine Begleitung in der Krankheitsverarbeitung, kein Abklären der Befindlichkeit möglich.

Gerade in der Anfangszeit der Therapie beeinflussen die grundlegenden Kommunikationseinschränkungen die Gesprächsführung und erfordern eine hohe kommunikative Kompetenz von therapeutischer Seite. Gesprächsinhalte und -anteile des Patienten variieren stark je nach Therapiephase. So ist zum Beispiel im präoperativen Gespräch meist eine uneingeschränkte Kommunikation möglich mit dem Schwerpunkt des Informationsaustausches. In der Zeit der größten Einschränkung, nach der Operation, ist der Gesprächsbedarf nur mit größeren Schwierigkeiten zu bewältigen (Pseudoflüstern, Mimik, Gestik, Schreiben).

Im Verlauf der Therapie nehmen die kommunikativen Kompetenzen des Patienten zu, und er ist in der Lage, mehr Verantwortung im Gespräch zu übernehmen und Inhalte mitzugestalten. Gerade in der ersten Zeit nach der Operation ist es wichtig, dass die Logopäden Patienten so begleiten, dass sie trotz starker Beeinträchtigungen „zu Wort kommen". Oft ist zu beobachten, dass sowohl Patienten als auch deren Gesprächspartner auf alte Kommunikations- und Verhaltensmuster zurückgreifen. Anhand eines überspitzten Beispiels sollen einige dieser Aspekte verdeutlicht werden (Fallbeispiel).

Fallbeispiel

Herr Müller ist seit wenigen Tagen laryngektomiert, befindet sich auf der Station und hat gerade Besuch von seiner Frau. Im Hintergrund läuft der Fernseher. Herr Müller versucht über ein zuvor stattgefundenes Arztgespräch mit seiner Frau zu sprechen. Diese ist jedoch damit beschäftigt, eine Vase für die Blumen zu finden. Herr Müller wartet nicht ab und beginnt zu erzählen. Frau Müller hört vermehrte Atemgeräusche und eine Hustenattacke. Sie dreht sich zu ihrem Mann um, bemerkt nun, dass er etwas erzählen möchte.

Frau Müller sagt mit lauter Stimme: „Ist schon gut, ich habe die Vase gefunden." Herr Müller schüttelt den Kopf und versucht mit vermehrter Anstrengung das Arztgespräch erneut zu schildern. Da die Atemgeräusche aufgrund der Anstrengung und des vermehrten Sekrets im Tracheostoma weiter zunehmen, versteht Frau Müller ihren Mann nicht, selbst als sie ihm ihr Ohr zuwendet. Herr Müller reagiert sichtlich ungeduldig. Wahrnehmbare Zeichen hierfür sind: roter Kopf, mimischer Ausdruck, Kurzatmigkeit. Sie interpretiert das als Aggressivität. Ihr emotionaler Druck steigt. Sie wechselt zu einem Thema, von dem sie vermutet, dass es für ihren Mann angenehm ist. Es klopft an der Tür; die Tochter kommt herein und bemerkt die angespannte Situation. Sie fragt ihren Vater, wie das Gespräch mit dem Arzt verlaufen sei. Während Herr Müller erleichtert davon erzählt, versteht seine Frau das Missverständnis von vorhin. Sie bittet ihre Tochter, Herrn Müller zu fragen, wann er aus dem Krankenhaus entlassen würde. Die Tochter wiederholt diese Frage. Herr Müller antwortet: „Kommenden Mittwoch." Die Tochter ist sich unsicher, meint aber „Ende nächster Woche" verstanden zu haben und teilt dies der Mutter mit. Herr Müller winkt deprimiert ab. Seine Tochter wendet sich der Mutter zu mit der Bemerkung: „Die Vase passt aber nicht gut zu den Blumen."

Hier zeigen sich einige der typischen, immer wiederkehrenden Schwierigkeiten in der Kommunikation:

▪ Laute Hintergrundgeräusche

Hintergrundgeräusche können nicht mehr durch eine erhöhte Lautstärke kompensiert werden.

Tipp

Das Schaffen einer ruhigen Gesprächssituation ist Voraussetzung, um verstanden zu werden (Radio und Fernseher ausschalten, Zimmerwechsel).

▪ Eingeschränkte Dynamik und fehlende Phonation

Ist bei der normalen Phonation eine permanente Antlitzgerichtetheit nicht immer notwendig, um den Gesprächspartner verstehen zu können, ist dies jedoch beim Pseudoflüstern eine Minimalvoraussetzung. Stimmhafte Laute können nur abgelesen bzw. im Kontext ergänzt werden. Der geringe Schalldruckpegel kann nur wahrgenommen werden, wenn sich der Gesprächspartner in unmittelbarer Nähe befindet.

Tipp

Der Patient sollte Mimik und Gestik bewusst einsetzen. Der Gesprächspartner sollte von den Lippen ablesen und zu diesem Zweck antlitzgerichtet sein.

▪ Zurückgreifen auf das präoperative Atemmuster

Wenn Patienten die Rückmeldung bekommen, nicht verstanden worden zu sein, kommt häufig das präoperativ zum Sprechen genutzte Atemmuster zum Tragen. Das bedeutet, dass sie versuchen, mittels erhöhtem Ausatemdruck lauter zu werden. Dies hat ein lautes Atemgeräusch und damit einhergehend eine Überlagerung des Pseudoflüsterns (▶ Abschn. 5.1.2) zur Folge. Die Konsequenz ist ein weiteres Missverstehen.

Tipp

Der Patient muss lernen, auch bei Nicht-Verstehen, die Atemgeräusche möglichst gering zu halten. Hilfreich ist hierbei die Vorstellung zu flüstern, das Tracheostoma frei von Sekret zu halten und/oder das Pseudoflüstern nur in der Lufthaltepause auszuführen. Der Gesprächspartner kann hier unterstützend sein, indem er Ruhe vermittelt, sich die Zeit nimmt zuzuhören und den Patienten bei Bedarf motiviert, das Gesagte zu wiederholen.

▪ Vermeintlich schonender Umgang

Diverse Gefühle wie Unsicherheit, Angst, den Betroffenen nicht zu verstehen und ihn dadurch zu kränken, führen dazu, dass das Thema gewechselt oder über Dritte kommuniziert wird.

Tipp

Es sollte immer direkt mit dem Patienten kommuniziert werden, wobei ehrliche Rückmeldungen über Verstandenes und Nicht-Verstandenes gegeben werden sollten. Bei mehrmaligem Wiederholen und entsprechendem Nicht-Verstehen kann auch Schreiben zur Kommunikation genutzt werden.

- **Veränderter Kommunikationsstil**

Durch die eingeschränkte Kommunikation kann es dazu kommen, dass sich auch der Gesprächspartner unbewusst anpasst und so z. B. im Telegrammstil spricht oder die Erkrankung falsch interpretiert. Die fehlende Stimme wird dann einhergehend mit einer Hörminderung gesehen. So kommt es mitunter dazu, dass mit dem Patienten zu laut gesprochen wird.

Tipp

Der Gesprächspartner sollte, wie gehabt, in ganzen Sätzen bei normaler Zimmerlautstärke kommunizieren.

Jedes Angebot als Hilfe innerhalb der Kommunikation ist daran überprüfbar, ob es den Patienten und seine Souveränität im Gespräch einschränkt oder unterstützt und ihn weiterführt auf dem Weg bei dem Wiedererlangen seiner kommunikativen Kompetenz.

6.1.2 Gesprächsführung

Bisher wurden schwerpunktmäßig die Aspekte der anfänglichen Kommunikation geschildert, weil der Bedarf besonders groß ist, sich mitteilen zu können. Selbstverständlich sind Hilfestellungen und Strategien von besonderer Bedeutung und prägen somit die Inhalte der ersten logopädischen Gespräche. Im Laufe der weiteren Therapie erhält das Gespräch zwischen Patient und Therapeut weitere Aspekte. So können z. B. Themen der Krankheitsverarbeitung und -bewältigung, Fragen zur medizinischen Versorgung, Angst vor Metastasen und Rezidiven oder Angst vor dem Sterben Themen der Gespräche sein. Diese nehmen je nach Patient und Therapiephase unterschiedlichen Raum im Rahmen eines ganzheitlichen Therapieansatzes ein („Konzeptidee – statt eines Vorwortes"). Um diesen Herausforderungen gerecht werden zu können, sind neben den menschlichen Fähigkeiten der Echtheit (Authentizität), des Sich-in-den-anderen-Hineinversetzens (Empathie), des Annehmens (Akzeptanz) und des Zuhörens die Grundannahmen aktueller Gesprächsführungstechniken hilfreich. Vom Logopäden verlangt dies neben der inhaltlichen Sachkompetenz ein beträchtliches Maß an Beziehungskompetenz (Grötzbach und Iven 2013). Jedes Gespräch gliedert sich in mehrere Phasen.

In der Eröffnungsphase sollte, nach dem Motto „nicht gleich mit der Tür ins Haus fallen" bei der Begrüßung schon eine positive Gesprächsatmosphäre hergestellt werden. Günstig ist es, auf patientenbezogene Alltagsthemen einzugehen, z. B. Garten, Haus, Hobbys.

In der darauf folgenden Erarbeitungsphase wird das Sachgespräch eingeleitet, das Thema festgelegt. Hier geht es darum, gemeinsam mit dem Patienten eine Hierarchie der Themenbearbeitung herzustellen. So ist zum Beispiel eine Vereinbarung darüber denkbar, dass zuerst konkrete Gesprächsthemen bearbeitet werden und später die Stimmarbeit im Vordergrund steht. Das Herstellen eines gleichen Informationsstandes (z. B. Information des Patienten über die Ergebnisse eines Arztbesuches) und eindeutige Begriffsdefinition (z. B. Differenzierung der Begriffe „Luft schlucken" und „Luft eindrücken") sind

Voraussetzung für ein konstruktives Ergebnis. Folgende Verhaltensweisen im Gespräch sind empfehlenswert:

- durch Nachfragen vergewissern, ob dieser oder jener Punkt richtig verstanden wurde,
- möglichst offene Fragen stellen,
- Thema durch gezielte Fragestellungen genau einkreisen,
- „aktives Zuhören" (eine „erlaubende" Umgebung schaffen; Interesse zeigen; sich in die Situation des Anderen versetzen, damit sein Standpunkt verstanden werden kann),
- vollständige Informationen geben (auch den Patienten dazu motivieren) sowie,
- Sammlung aller Aspekte ohne Wertung.

In Abgrenzung zur Erarbeitungsphase geht es in der Bearbeitungsphase um die Auseinandersetzung mit dem eingekreisten Thema. Der Verlauf eines Gesprächs und die zu nutzenden Gesprächstechniken sind davon abhängig, welches Anliegen der Patient an den Therapeuten richtet, so z. B. das Erörtern eines Problems in einer vertrauensvollen Atmosphäre („Partnerschaftlich-therapeutisches Gespräch") einerseits oder zielgerichtete fachspezifische Fragen an den Logopäden („Zielgerichtetes Fachgespräch") andererseits. Bei dem „Partnerschaftlich-therapeutischen Gespräch" können oft Grundannahmen und -regeln der „Nicht-direktiven Gesprächsführung" angewendet werden. Hierbei geht man davon aus, dass der Patient selbst am besten die für ihn richtigen Lösungen finden kann. Der Therapeut begleitet diesen Prozess durch folgende Empfehlungen in Anlehnung an Rogers (1983):

- sich einfühlen in die Situation,
- Erkennen der Intensität des Anliegens für den Patienten,
- überprüfen, ob das Thema richtig verstanden wurde,
- Widerspiegeln der Äußerungen des Patienten, indem sie vom Therapeuten mit eigenen Worten wiederholt werden,
- Vermeidung eigener Wertungen, sofern vom Patienten nicht konkret eingefordert,
- Formulierung des Ergebnisses und des Ausblicks vonseiten des Therapeuten.

„Zielgerichtete Fachgespräche" gestalten sich aufgrund der Fragestellung und der Themenauswahl anders, da hier ein konkretes Fachanliegen an den Therapeuten gerichtet wird. Themen könnten aus den Bereichen der Medizin, der Hilfsmittelversorgung, Stimmrehabilitationsmaßnahmen usw. stammen. Für die Gesprächsführungen ergeben sich folgende Empfehlungen:

- überprüfen, ob die Frage richtig verstanden wurde,
- präzises, nicht ausschweifendes Beantworten,
- überprüfen, ob der Patient die Antwort verstanden hat sowie,
- weiterführende Konsequenzen, die sich aus der Beantwortung ergeben, mit dem Patienten erörtern.

Tipp

Können Fragen aus dem Kompetenzbereich des Logopäden nicht beantwortet werden, sollte weiterer fachlicher Rat von Seiten des Therapeuten eingeholt werden. Sind andere Fachbereiche betroffen, sollte an diese weiter verwiesen werden.

Aufgrund der Strukturierbarkeit handelt es sich bei der Darstellung der zuvor vorgestellten Gesprächsformen um ein Modell. Im Therapiealltag gibt es häufig die Vermischung beider Formen. Zudem lassen sich einige Fragen nicht eindeutig zuordnen. Dies wird deutlich am Beispiel der Frage nach der Notwendigkeit der Bestrahlung. Auf den ersten Blick ist dies eine zielgerichtete Fachfrage. Sie kann aber wegen der Konsequenzen und mangelnder Kompetenz nicht wie eine solche direkt beantwortet werden. Mögliche Angst als Hintergrund der Frage muss erkannt werden und erfordert eine Bearbeitung in der Form eines „Partnerschaftlich-therapeutischen Gespräches".

In der letzten Phase, der Abschlussphase, geht es darum, Folgerungen und Vereinbarungen zu nennen und das Gespräch, wenn möglich, positiv zu beenden.

Therapeutischer Auftrag und Grenzen

Der wesentliche Auftrag der Logopädie ist die Arbeit an der Stimmrehabilitation. Dies impliziert aus verschiedenen Gründen auch das Gespräch. Häufig entwickelt sich zwischen Patient und Logopäden ein tiefes Vertrauensverhältnis. Durch den langfristigen, regelmäßigen Kontakt entsteht die Basis für solche Gespräche. Bevor die eigentliche Stimmarbeit beginnen kann, ist es oft erforderlich, den Patienten dadurch zu entlasten und ihn offen und bereit dafür zu machen. Aus der Grundproblematik der Erkrankung heraus ergeben sich häufig sehr weit führende, tief gehende Gespräche. Es ist legitim und wichtig, wenn die eigenen gesprächstherapeutischen Grenzen erreicht werden, diese zu wahren und an professionelle Fachtherapeuten zu verweisen. Die Auseinandersetzung in diesen Gesprächen bergen für Therapeuten die Möglichkeit zu wachsen und zu reifen.

6

Fazit

Bei den kommunikativen Erste-Hilfe-Maßnahmen Maßnahme handelt es sich um Anregungen für die unmittelbare postoperative Kommunikationsphase. Hierbei wird besonders darauf geachtet, dass die vorhandenen Fähigkeiten (Pseudoflüstern) optimal genutzt werden. Störende Faktoren wie z. B. Umgebungslärm oder mangelnder Blickkontakt von Seiten des Gesprächspartners gilt es zu vermeiden.

Um die Bedürfnisse des Patienten im partnerschaftlich-therapeutischen Gespräch wahrnehmen und bearbeiten zu können, ist eine phasenorientiere Strukturierung des Gespräches sinnvoll:

Phasen eines Gesprächs:

- Eröffnungs-,
- Erarbeitungs-,
- Bearbeitungs- und
- Abschlussphase.

6.2 Körperwahrnehmung – Haltung – Tonus

Die neue Stimmtechnik setzt optimale eutone Spannungsverhältnisse im PE-Segment (Pharyngeal- Esophageal-Segment) und den angrenzenden Muskelgruppen voraus. Die Arbeit in diesem Baustein ist somit von zentraler Bedeutung innerhalb der Stimmtherapie. Unterschiedliche Methoden, angepasst an Patient und Therapiestand, werden praxisgerecht vorgestellt.

Die Erarbeitung der Stimme ist von vielen Faktoren abhängig. Die Voraussetzung hierfür sind fein abgestimmte muskuläre Prozesse, v. a. in der Gesichts- und Halsregion, was nicht isoliert zu betrachten ist, sondern abhängt von dem gesamtkörperlichen Tonus und der Haltung. Diese Bereiche, bekannt aus der Stimmtherapie, sind ebenfalls, mit Modifikationen, in der Therapie mit laryngektomierten Menschen anwendbar. Die Abwandlung der Therapieinhalte Haltung – Tonus ergeben sich aus der radikalen Veränderung des Körperschemas (zusätzliche Körperöffnung, veränderte Atemführung, Folgen der Neck dissection, schmerzbedingte Schonhaltungen, Folgen aufgrund medizinisch-therapeutischer Maßnahmen wie Operation und Bestrahlung). Um Veränderungen der Haltung und des Tonus herbeiführen zu können, ist vorbereitend und begleitend die Arbeit an und in der Körperwahrnehmung von großer Bedeutung. Von den zahlreichen Übungen aus der Stimmtherapie lassen sich viele an die Patientenklientel anpassen. Zu berücksichtigen ist ebenfalls die präoperativ oft zu beobachtende eingeschränkte Fähigkeit zur Körperwahrnehmung.

6.2.1 Ziele

- Verbesserung der Körperwahrnehmung,
- Abbau körperlicher Verspannungen,
- Erreichen einer Körperhaltung, welche die Stimmrehabilitation begünstigt.

6.2.2 Methoden

- **Progressive Muskelrelaxation (PMR) nach Jacobson**

Der Patient lernt nacheinander einzelne Muskelgruppen fest anzuspannen und danach völlig zu entspannen. Dabei sollte die Spannung zwischen 5 und 8 Sekunden gehalten werden. Die Entspannungsphase beträgt ca. 30 Sekunden. Die Übungen mit den einzelnen Muskelgruppen werden mehrfach wiederholt. Über die Arbeit mit diesen Kontrasten wird neben der Entspannung die Körperwahrnehmung und insbesondere die Wahrnehmung für Verspannungen geschult (DGHO 2015).

Tipp

PMR ist gut geeignet für Patienten, die an Entspannungsübungen herangeführt werden. Durch die konkrete Körperarbeit wird diese Technik auch von Menschen leicht angenommen, die wenig Erfahrung mit Körperarbeit haben. Vorbereitend für die Stimmarbeit reicht es häufig aus, sich auf die Entspannung von Gesicht (Stirn, obere Wangenpartie und Nase, untere Wangenpartie und Kiefer, Nacken und Hals), Schultern und obere Rückenpartie, Bauchmuskulatur zu konzentrieren. Natürlich können jederzeit nach Bedarf weitere Muskelgruppen hinzugenommen werden.

- **Übungen nach Gerda Alexander**

Diese Übungen haben die Schulung des Konzentrations- und Körperbewusstseins, die Regulierung des Körpertonus zum Ziel (Kjellrup 2006). Bewusstes Loslassen und Entwickeln des Körperbewusstseins werden vermittelt, um eine optimale Wohlspannung (Eutonie) aufbauen zu können,

- **Übungen nach Coblenzer und Muhar**

Hauptziel dieses Konzeptes ist eine gute Phonation durch schnelle, mühelose, geräuschlose Einatmung (atemrhythmisch angepasste Phonation). Zwei der Voraussetzungen hierfür sind nach Coblenzer und Muhar eine korrekte Artikulation sowie angepasste Lautstärke (Coblenzer und Muhar 2006).

Tipp

Aufgrund der veränderten Anatomie und Physiologie lassen sich die Übungen für atemrhythmisch angepasste Phonation nicht alle ohne Modifizierung bei laryngektomierten Patienten anwenden. Jedoch sind aus der Fülle der angebotenen Übungen auch zu Körperwahrnehmung und Haltung einige in der Laryngektomietherapie einsetzbar.

- **Allgemeine Lockerungsübungen aus dem Bereich der Gymnastik**

Hiermit sind alle isometrischen und isotonischen Übungen gemeint, die nicht einer bestimmten Methode zuzuordnen sind und das Ziel haben, das stimmgebende Segment und die umgebende Muskulatur zu lockern und auf die Stimmgebung vorzubereiten. Besonders geeignet sind Übungen wie Nachspürübungen, Ablegeübungen, Abklopfen, Schulterkreisen (Pinselübung), Kopfdrehung und -neigung, Ausstreichen der Gesichtsmuskulatur, Pleuelübung, Apfelpflückübung etc.

Tipp

Zu beachten ist die allgemeine körperliche Verfassung. Daher sind die Übungen entsprechend anzupassen. Gleiches gilt für starke Bewegungseinschränkungen und Schmerzempfindungen aufgrund von

Operation, Neck dissection und Narbenbildung. Durch eine Trachealkanüle kann das Ausmaß der Bewegung zusätzlich eingeschränkt sein.

Übungen zum Haltungsaufbau

Die Erarbeitung einer guten Körperhaltung ist für die physiologische Stimmgebung wichtig. Hilfreich sind alle Übungen, die die habituelle, oft für die Stimmproduktion ungünstige Körperhaltung verdeutlichen und eine Veränderung derselben herbeiführen: Marionettenübung, Farnblattübung, Kutscherübung, stehendes Pendel, Beckenkippen (Coblenzer und Muhar 2006).

6

Tipp

Eine gut erarbeitete Körperhaltung gerade im Kopf-Hals-Schulter-Bereich schafft günstige Bedingungen für die Ösophagustonproduktion. Natürlich sind auch hier konstitutionelle und operationsbedingte Einschränkungen zu beachten und wenn möglich therapeutisch zu beeinflussen.

6.2.3 Durchführungsbeispiele

Progressive Muskelrelaxation

Beispielhaft wird die Durchführungsanweisung in Anlehnung an die Deutsche Gesellschaft für Hämatologie und Medizinische Onkologie (DGHO 2015) für die Entspannung der Schultern und der oberen Rückenpartie aufgeführt. Diese Übungen können stehend, sitzend oder liegend durchgeführt werden.

Anspannung: „Ziehen Sie die Schultern ganz hoch und achten Sie auf das Spannungsgefühl in den Schultermuskeln. Halten Sie die Spannung und atmen Sie weiter."

Entspannung: „Lassen Sie vollständig los. Die Schultern sinken ganz zurück. Erlauben Sie Ihren Muskeln, sich ganz zu lösen. Spüren Sie und genießen Sie das angenehme Gefühl der Lockerung und Lösung."

Tipp

- Übung mit geschlossenen Augen im Sitzen durchführen,
- Spannung der Muskulatur für 5–8 Sekunden halten,
- Atem weiter fließen lassen.
- Spannung vollständig nach 5–8 Sekunden lösen,
- Konzentration auf die Empfindung im betreffenden Muskel während der Ruhepause von ca. 30 Sekunden,
- Aufmerksamkeit auf die vollständige Lockerung der Muskulatur nach der Anspannung lenken,
- Ruhige Stimmführung mit Pausen einsetzen,
- Übung bei Bedarf 1- bis 2-mal wiederholen,
- Möglicherweise eine Reflexionsphase nach der Übung folgen lassen.

Analog dazu können speziell für die Laryngektomietherapie folgende Bereiche erarbeitet werden:

- Stirn: Augenbrauen nach oben ziehen,
- obere Wangenpartie und Nase: Augen zusammenkneifen,
- untere Wangenpartie und Kiefer:
  - Lippen aufeinander drücken,
  - Zunge an den Gaumen drücken,
- Nacken und Hals: Kinn anheben,
- Kopf auf die Brust.

Cave

Trachealkanülenproblematik: Die Kanüle kann bei Bewegung des Kopfes in den Nacken die Luftröhre reizen! Atembehinderung: Bei der Kopfneigung kann der Atemweg behindert werden!

Die Übungen werden durch bewusste Aktivierung beendet:

- Arme mehrmals fest anbeugen und strecken,
- recken, strecken, räkeln,
- tief durchatmen und
- Augen öffnen.

- **Allgemeine Lockerungsübungen aus dem gymnastischen Bereich: Kopfdrehübung**

A) Der Patient wird aufgefordert, in aufrechter Position den Kopf langsam zu einer Seite zu drehen, eine Weile so zu verharren und anschließend leicht zu nicken. Der Kopf wird danach über die Mittellinie hinaus in die andere Richtung geführt. Hier wird genauso wie eben beschrieben vorgegangen. Vorstellungshilfe: Majestätisches Betrachten und Grüßen der Untertanen. **B)** Nach dem Zurückführen des Kopfes zur Mittellinie wird das Kinn zur Brust geführt und ebenfalls einige Sekunden verharrt. Danach wird der Kopf (vorsichtig!) in den Nacken gelegt, der Mund öffnet sich dabei. **C)** Nun erfolgt eine seitliche Neigung des Kopfes (Ohr in Richtung Schulter), ebenfalls zu beiden Seiten.

Tipp

Alle Übungen sollten dreimal wiederholt werden. Es ist auf eine langsame Durchführung zu achten, um eine bewusste Wahrnehmung der gedehnten und ungedehnten Muskeln zu unterstützen (Anleitung durch den Therapeuten). Die Bewegungen sollten nur so weit durchgeführt werden, dass keine Schmerzen entstehen. Insbesondere bei Übung **B)** besteht die Gefahr, dass die Trachealkanüle gegen die Luftröhre drückt, was evtl. Schmerzen und Hustenreiz auslösen kann. Bei **C)** sollte darauf geachtet werden, dass die Nasenspitze am gleichen Punkt bleibt und die Schultern nicht angehoben werden. Beim Auftreten von Verspannungen während der Stimmarbeit ist diese Übung mit allen Abschnitten gut einzuschieben.

Des Weiteren bieten sich Lockerungsübungen an, die in Rücksicht auf Bewegungseinschränkungen von laryngektomierten Patienten durchgeführt werden können:

- Schultern kreisen,
- Schultern hoch ziehen und fallen lassen,
- Pinselübung,
- Reissäckchen schwingen etc.

Fazit

Die Arbeit in dem Bereich Körperwahrnehmung – Haltung – Tonus **erleichtert die Stimmgebung.**

Methoden sind:

- PMR,
- Übungen nach Gerda Alexander,
- Übungen nach Coblenzer und Muhar,
- allgemeine Lockerungsübungen,
- Übungen zum Haltungsaufbau (in Anlehnung an die Stimmtherapie).

6.3 Atmung

Die basale Funktion der Atmung bleibt trotz des operativ geänderten Atemweges unverändert. Eine Anpassung des Atemschemas im Hinblick auf die Vermeidung von Nebengeräuschen bei der Stimmproduktion stellt die Betroffenen vor eine besondere Aufgabe. Übungen im Bereich der Ruhe- und Stimmatmung in Anlehnung an die Dysphonietherapie führen zu einer deutlichen Qualitätsverbesserung der neuen Stimme.

In jeder Stimmtherapie spielt die Arbeit an der Atmung eine wesentliche Rolle. Innerhalb der Therapie mit laryngektomierten Menschen bedarf es hingegen einer Schwerpunktverlagerung der Zielsetzung. Die Hochatmung ist als eine Auswirkung der Atemwegsveränderung auf die Atmung zu berücksichtigen. Durch die Optimierung des Atemablaufs kann eine Qualitätsverbesserung der Verständlichkeit erreicht werden. Letzteres geschieht durch Verringerung des Atemgeräusches und durch das Erarbeiten einer möglichst costoabdominalen Flankenatmung. Das trägt dazu bei, den Tonus im Halsbereich zu verringern und den Ösophaguston geschmeidiger zu machen. Bei kehlkopflosen Menschen tritt nach einiger Zeit eine Verschlechterung der Lungenfunktion ein. Durch die costoabdominale (Tief-) Flankenatmung in Kombination mit dem Tragen eines Humid-Moisture-Exchanger-Filters (▶ Abschn. 3.4.4) kann dieser Prozess verhindert bzw. gebremst werden. Ein weiterer Aspekt der Atemtherapie ist die positive Beeinflussung emotionaler Befindlichkeiten.

6.3.1 Ziele

- Erarbeiten einer costo-abdominalen Flankenatmung,
- Erarbeiten einer angepassten Phonationsatmung,
- Verringerung des Atemgeräusches: Dieses Ziel wird in ▶ Abschn. 7.4.4 und 8.5.2 näher erläutert, da es in unmittelbarem Zusammenhang mit der Stimmproduktion steht.

6.3.2 Methoden

- Vermittlung und Erarbeitung des Atemablaufs (theoretische und praktische Vermittlung über Skizzen und das Modell des Therapeuten),
- Wahrnehmungsübungen: taktile, kinästhetische, auditive und visuelle Wahrnehmung der Ruheatmungsbewegung (Ist-Zustand) im Sitzen und im Stehen,
- Erarbeiten der unteren Atemräume durch Vorstellungsbilder und Übungen zur costoabdominalen Flankenatmung,
- Stimulierung des unteren und mittleren Raumes, z. B. in Anlehnung an Ilse Middendorf (1991),
- Erarbeiten der reflektorischen Atemergänzung.

6.3.3 Durchführungsbeispiele

▪ Wahrnehmung der Ruheatmung (Ist-Zustand)

In einer aufrechten Sitzhaltung wird der Patient aufgefordert, eine Hand auf den Bauch (Höhe des Bauchnabels) zu legen und die Atembewegungen zu spüren. Als Variante ist auch das Auflegen einer Hand auf den Bauch und einer Hand auf das Brustbein möglich. Nun kann zwischen den jeweiligen Bewegungsintensitäten verglichen werden. Nachfolgend können die Hände auf den Flankenbereich gelegt werden, ebenfalls mit der Aufgabenstellung des Spürens der Atembewegungen. Des Weiteren erfolgt eine entsprechende Wahrnehmung der Atmung im Rückenbereich.

> **Tipp**
>
> Selbstverständlich werden die Übungen und die Nachspüraufgaben entsprechend verbal begleitet. Hilfreich kann es sein, wenn der Therapeut während der Wahrnehmungsübungen seine Hand auf die des Patienten legt. Ist keine Atembewegung sicht- und spürbar, kann diese vorsichtig geführt werden (leichter Druck bei der Ausatmung; Lösen der Hand, ohne sie ganz wegzunehmen, kurz bevor der Einatemimpuls kommt). Sind keine Atembewegungen im Flanken- und Rückenbereich sicht- und spürbar, kann durch Sich-nach-vorn-Beugen die Erschließung dieser Atemräume unterstützt werden. Natürlich bedeutet die Hinwendung auf die Atmung eine Veränderung derselben, somit kann schon allein die Atemwahrnehmung eine Hinführung zur costoabdominalen Flankenatmung erleichtern.

▪ Erarbeiten der reflektorischen Atemergänzung

Der Patient soll zunächst Wortmaterial mit Vokalen und später Plosiven im Auslaut sprechen und nach Phonationsende die „Bauchdecke loslassen". Dadurch werden die Atemräume geweitet und Luft kann reflektorisch ohne bewusste Muskelaktivität ergänzt werden. Voraussetzung hierfür ist ein komplettes Lösen (Zwerchfelltiefstand). Eine Hand spürt dabei die im optimalen Fall federnde Bauchdeckenaktivität. Je nach Therapiestand können längeres Wortmaterial und Sätze bis zur Anwendung in der Spontansprache geübt werden.

Tipp

Der Begriff der reflektorischen Atemergänzung ist bekannt aus der Stimmtherapie. Das Funktionsprinzip lässt sich genauso auf den kehlkopflosen Patienten übertragen, muss natürlich der anatomisch veränderten Situation angepasst sein. Der Gesunde muss darauf achten, dass das Lösen der Ventilspannung der Stimmlippen und das Lösen des Zwerchfells am Ende der Sprechphrase gleichzeitig erfolgen. Beim kehlkopflosen Menschen ist natürlich nur noch das Abspannen des Zwerchfells möglich, weil das obere Atemwegsende durch die Form des Tracheostomas immer gleich weit geöffnet bleibt. Bei einem Sprecher mit Shunt-Ventil bekommt das zeitgenaue Lösen des Tracheostomaverschlusses allerdings eine ähnliche Funktion wie das Lösen der Ventilspannung der Stimmlippen.

Fazit

Die operativ bedingten Veränderungen der Atemwege nach einer Laryngektomie beeinflussen die Atemführung und sollen durch therapeutische Maßnahmen und Hilfsmittel an das präoperativ bestandene Atemverhalten ausgerichtet werden. Die Arbeit im Bereich Atmung führt zu einer Qualitätsverbesserung der neuen Stimme. Folgende therapeutische Vorgehensweise ist zu empfehlen:

- Wahrnehmungsübungen,
- Erarbeitung des Atemablaufes,
- Erarbeitung der unteren Atemräume,
- Stimulierung des unteren und mittleren Atemraumes und
- Erarbeitung der reflektorischen Atemergänzung.

6.4 Artikulation

Gezielte Übungen im Bereich der Artikulation verringern eventuell bestehende Defizite und tragen beim Einsatz der neuen Stimmtechnik zu einer optimierten Verständlichkeit bei.

In jeder verbalen Kommunikation ist die Art der Artikulation von entscheidender Bedeutung für die Verständlichkeit und nimmt Einfluss auf die Resonanz. In Bezug auf Stimmparameter wie Frequenz, Dynamik, Stimmumfang, Tonhaltedauer und Klangfarbe schneidet die Stimmerzeugung eines kehlkopflosen Sprechers schlechter ab als die eines Sprechers mit Kehlkopf. Dies bedeutet aber nicht, dass das Endergebnis in Bezug auf die Verständlichkeit schlechter sein muss, v. a. wenn die Artikulation entsprechend geschult ist. Hürden auf diesem Weg sind operationsbedingte Veränderungen und Auswirkungen wie Narbenbildung, evtl. Hypoglossusparese, ausgedehnte Resektionen, Bewegungseinschränkungen durch Neck dissection und Schmerzen, Mundtrockenheit, Lymphstau, Zahnverlust aufgrund der Bestrahlung sowie Anpassungsprobleme von Zahnprothesen nach der Bestrahlung.

6.4.1 Ziele

- Optimal angepasste Artikulation in Bezug auf die Verständlichkeit,
- Kompensation operationsbedingter, die Artikulation und die Resonanz beeinflussender Faktoren.

6.4.2 Methoden

- **Information über die Artikulatoren, deren Funktion und über artikulatorische Vorgänge sowie über phonetische Merkmale wie Stimmhaftigkeit und -losigkeit:** Durch die Bewusstmachung artikulatorischer und phonetischer Abläufe

wird die Bedeutung für die Verständlichkeit transparenter und ein Prozess der Eigenwahrnehmung eingeleitet,
- **Information über zahnprothetische Probleme und Lösungshilfen:** Operations- und strahlungsbedingter Zahnverlust und prothetische Probleme stellen oft die größte Schwierigkeit im Hinblick auf eine deutliche Artikulation dar. Logopädische Beratung und Zusammenarbeit mit Zahnärzten haben Einfluss auf den therapeutischen Verlauf,
- **Ansatzrohrweitende Übungen**, wie z. B. Übungen zur Mundraumwahrnehmung, Gähnen, Kauen oder Ausstreichen des Kiefers fördern artikulatorische und resonatorische Möglichkeiten und in der Folge die Verständlichkeit,
- **Mundmotorik:** Hierunter fallen alle Übungen, die die Artikulatoren in ihrem Zusammenspiel im Hinblick auf die Artikulation fördern. Viele Anwendungsbereiche lassen sich aus der Stimmtherapie übertragen, mit Ausnahme der anatomisch bedingt nicht durchführbaren Saug- und Pusteübungen,
- **Pseudoflüstern:** Durch die Reduktion auf reine Artikulationsbewegungen werden diese bewusster wahrgenommen und verstärkt.

6.4.3 Durchführungsbeispiele

- **Lippenübungen**
  - Lippen aufeinander massieren, evtl. mit Druckveränderung,
  - mittels der Mundluft Lippen aufplatzen lassen,
  - mittels der Mundluft Lippen flattern lassen,
  - Wechsel von Lippen spitzen und breit ziehen, sowohl mit geschlossenen als auch geöffneten Lippen,
  - „Schnute“ nach oben (Richtung Nase) und nach unten (Richtung Kinn) bewegen und
  - Ober- über Unterlippe und Unter- über Oberlippe bewegen.
- **Zungenübungen**
  - Zunge gerade durch Zähne und Lippen herausstrecken,
  - Zunge gerade herausstrecken ohne Zahn- und Lippenkontakt,
  - Zungenspitze in die Mundwinkel,
  - Zungenwippe,
  - Lippen rundherum ablecken (ohne Unterkieferunterstützung),
  - mit der Zunge im Mundvorhof kreisen,
  - Zähne abfahren: außen, Kauflächen, innen,
  - die hinteren 4 Backenzähne antippen,
  - mit der Zunge den Gaumen von vorn nach hinten abstreichen und
  - Pleuelübung: Zungenspitze hinter untere Schneidezähne legen, Zungenrücken nach vorn drücken; Zungenspitze hinter obere Schneidezähne legen, Zungenunterseite nach vorn stülpen.
- **Ansatzrohrweitende Übungen**
  - Vorstellung der heißen Kartoffel im Mund,
  - Luftkugel im Mund bewegen,
  - Kiefer ausstreichen,
  - Tapping der Kiefermuskulatur und des Kieferwinkels,
  - Kauen,
  - Gähnen und
  - Pleuelübung.
- **Gaumensegelübungen**
  - Wangen aufblasen, wenige Sekunden so halten, dann Luft über die Nase entweichen lassen,
  - Gähnen,
  - mit Restluft des Mundes pusten üben und
  - Pfeifen üben.

Fazit

Verbesserte Artikulation erhöht die Verständlichkeit der neuen Stimmgebung. Dies ist zu erreichen durch:
- Information über Funktionsweise von Artikulation und Phonation,
- Information über mögliche zahnprothetische Probleme und deren Behandlung,

- Ansatzrohrweitende Übungen,
- Mundmotorik,
- Pseudoflüstern.

6.5 Mimik und Gestik

Mimik und Gestik als eine Komponente des körpersprachlichen Ausdrucks der Kommunikation können gerade für stimmlich eingeschränkte Personen eine Hilfe für die Verständlichkeit darstellen. Vielen ist die Bedeutung von Mimik und Gestik im Gesamtausdruck nicht bewusst.

6.5.1 Ziele

- Bewusstmachen der Bedeutung von Mimik und Gestik in der Kommunikation,
- Förderung des Einsatzes von Mimik und Gestik zur Unterstützung des Gesamtausdrucks.

6.5.2 Methoden

- **Erarbeiten verschiedener Gesichtsausdrücke:** Es geht darum, dass der Patient sich darin übt, Gesichtsausdrücke zu interpretieren und selbst verschiedene emotionale Zustände mimisch auszudrücken,
- **Pantomime:** Sie stellt eine Erweiterung der Gestik dar, wobei der Patient komplexere Situationen interpretieren und selbst mimisch und gestisch (ohne Einsatz von Stimme) darstellen soll,
- **Rollenspiele:** Einsatz von Mimik und Gestik mit Einsatz der Stimme in komplexen Handlungs- und Kommunikationssituationen mit einem Dialogpartner.

6.5.3 Durchführungsbeispiele

■ **Erarbeiten verschiedener Gesichtsausdrücke**

Patienten sollen verschiedene Gesichtsausdrücke des Therapeuten beobachten und interpretieren. Anschließend werden die einzelnen Gesichtsausdrücke vom Patienten wiederholt. Als nächster Schritt sucht der Patient einen darstellbaren emotionalen Zustand heraus, den des Therapeuten anhand des Gesichtsausdrucks erkennen soll.

Tipp

Diese Übungen können zur Eigenwahrnehmung des Patienten vor dem Spiegel durchgeführt werden.

■ **Rollenspiele**

Für das Rollenspiel werden alltagsbezogene Situationen genutzt, wobei der Einsatz von Mimik und Gestik im Vordergrund steht. Die Reflexion erfolgt mithilfe einer Videoaufzeichnung

Tipp

Der hierarchische Einsatz der genannten Methoden ist sinnvoll.

Eine Erarbeitung dieses Bausteines ist abhängig von der Offenheit der jeweiligen Persönlichkeit. Nicht alle Patienten sind bereit, in diesem Bereich des persönlichen Ausdrucks zu arbeiten. Für die Erarbeitung prosodischer Parameter stellt der Baustein Mimik und Gestik eine wertvolle Unterstützung dar.

Fazit

Mimik und Gestik dienen zur Unterstützung des Gesamtausdrucks. Methodisch können die Ziele wie folgt erarbeitet werden:

- Erarbeitung verschiedener Gesichtsausdrücke,
- Pantomimeübungen und
- Rollenspiele.

6.6 Auditive Eigenwahrnehmung

Einige Elemente aus dem Hörtraining (Akupädie) lassen sich zwar nicht zum Anfang der Therapie, jedoch zu einem späteren Zeitpunkt nutzen. Durch die Verbesserung der auditiven Eigenwahrnehmung gelingt es dem Patienten besser, eigene Beurteilungskriterien anzulegen, die ihm helfen, die neue Stimme einzuschätzen und zu verbessern. Dies gilt für die Festlegung weiterer Therapieziele sowie für die Selbsteinschätzung/ Eigenkontrolle in jeder Gesprächssituation im Alltag.

6.6.1 Ziel

- Verbesserung der auditiven Eigenwahrnehmung und der Stimmführung.

6.6.2 Durchführungsbeispiele

- **Erarbeitung stimmlicher Beurteilungskriterien gemeinsam mit dem Patienten**

Beispiele für Kriterien:
- Stimmklang,
- Lautstärke,
- Sprechtempo,
- Sprechpausen,
- Artikulation,
- Modulation,
- Ruheatmung,
- Sprechatmung,
- Atemgeräusch und
- Eindrückgeräusch („clunk“).

Tipp

Bei der Bewertung der Kriterien ist es sinnvoll, den Patienten eigene Bewertungsbegriffe suchen zu lassen.

- **Beurteilung fremder Stimmen im Hinblick auf die zuvor erarbeiteten Kriterien**

Mit Hilfe einer Audio-Aufnahme soll der Patient die o. g. stimmlichen Parameter der Stimmtechniken kehlkopfloser Sprecher einordnen. Als Grundlage dienen ihm die zuvor erarbeiteten Kriterien. In Abhängigkeit vom Stand des Patienten in der Akzeptanz der Stimmgebung muss entsprechend sensibel mit dem Einsatz von Medien umgegangen werden. Eine Fremdbeurteilung fällt zunächst leichter als die Eigenbeurteilung.

- **Selbsteinschätzung des Patienten**

Anhand einer Skala, wie z. B. Schulnotensystem oder Skala von 1 (schlechteste Bewertung) bis 10 (beste Bewertung), soll der Patient seine Stimmleistung selbst einschätzen. Zunächst erfolgt die Eigenbeurteilung nur für **ein** Beurteilungskriterium, bei Fortgeschrittenen können auch mehrere Stimmkriterien eingeschätzt werden.

- **Erarbeitung von Verbesserungshilfen**

Bezogen auf das Ergebnis der Beurteilungskriterien werden gemeinsam Verbesserungsmöglichkeiten erarbeitet. Wurde beispielsweise vom Patienten eine unverständliche Artikulation bemerkt, wird an der Kieferweite oder einer verbesserten Lautdifferenzierung geübt. Häufiges Wiederholen dieser Hilfen im Rahmen der Stimmtherapie trägt zur Automatisierung und zum Transfer auf Alltagssituationen bei.

Fazit

Die Verbesserung der auditiven Eigenwahrnehmung fördert die Fähigkeit des Patienten zur Analyse der einzelnen stimmlichen Parameter und somit die eigene Stimmführung. Dies kann erreicht werden durch:
- Erarbeiten stimmlicher Beurteilungskriterien,
- Beurteilung fremder Stimmen,
- Beurteilung der eigenen Stimme anhand einer Skala und
- evtl. Formulierung neuer Therapieziele.

Literatur

Coblenzer H, Muhar F (2006) Atem und Stimme, 20. Aufl. öbv & hpt, Wien

DGHO (Deutsche Gesellschaft für Hämatologie und Medizinische Onkologie) (Hrsg) (2015) Progressive Muskelrelaxation. http://www.onkopedia.com/de. Zugegriffen am 17.12.2018

Dicks P (2007) Laryngektomie – Logopädische Therapie bei Kehlkopflosigkeit. Schulz-Kirchner, Idstein

Grötzbach H, Iven C, Hollenweger Haskell J (2013) ICF und ICF-CY in der Sprachtherapie: Umsetzung und Anwendung in der logopädischen Praxis. Schulz-Kirchner, Idstein

Kjellrup M (2006) Eutonie – Bewusst mit dem Körper leben, 2. Aufl. Haug, Stuttgart

Middendorf I (1991) Der erfahrbare Atem, 7. Aufl. Junfermann, Paderborn

Rogers CR (1983) Die klientenzentrierte Gesprächspsychotherapie. Fischer, Frankfurt am Main

Elektronische Sprechhilfe

Cornelia Reuß, Eugen Schmitz und Mechthild Glunz

M. Glunz et al., *Laryngektomie*, Praxiswissen Logopädie,
https://doi.org/10.1007/978-3-662-57840-7_7

7.1 Funktionsprinzip

Die elektronische Sprechhilfe hat ihren festen Platz in der stimmlichen Rehabilitation laryngektomierter Menschen. Sie ist schnell einsetzbar, und das Sprechen ist wenig anstrengend.

Die elektronischen Sprechhilfen sind seit ihren Ursprüngen immer weiter entwickelt worden. Es gibt verschiedene Herstellerfirmen der Sprechhilfen, deren Funktionsprinzip und Handhabung sich ähneln. Die in Deutschland am häufigsten verwendete Sprechhilfe ist z. Zt. die „Servox digital" der Firma Servona (seit Mai 2018 als SERVOX digital XL erhältlich; ◘ Abb. 7.1). Daher wird im nun folgenden Kapitel auf dieses Gerät exemplarisch Bezug genommen. Diese Sprechhilfe ist ein Modell mit digitaler Technik und der Option, patientenspezifische Daten zu speichern.

Eine weitere in Deutschland vewendete Sprechhilfe ist die „TruTone" der Firma Griffin (in Deutschland bei der Firma Atos Medical erhältlich). Dieses Gerät hat nur eine Taste, über die die Betonung durch verstärkten Fingerdruck gesteuert wird. Über eine zusätzlich zu bestellende Halterung kann freihändig gesprochen werden, wenn die Ansatzstelle für die TrueTone günstig liegt.

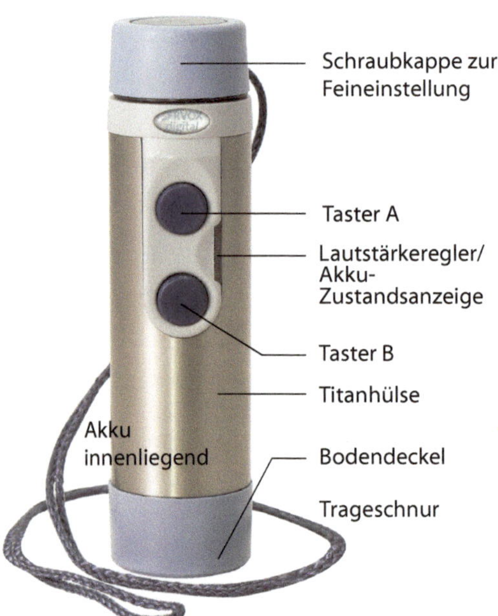

◘ **Abb. 7.1** SERVOX digital XL. (Eigentümer des Bildmaterials ist Servona GmbH Germany. Mit freundlicher Genehmigung der Fa. Servona)

Die elektronischen Sprechhilfen werden bei der SERVOX digital XL und der TrueTone mit handelsüblichen Akkus betrieben. Bei Druck auf einen Taster wird eine Magnetspule in Schwingungen versetzt, die gegen die Hartmembran der Schraubkappe schlägt. Durch Ansetzen des Gerätes an die Weichteile des Mundbodens oder Halses (extraorale Nutzung) werden die entstandenen Vibrationen in das Ansatzrohr übertragen. Dort formt sich an der jeweiligen Artikulationsstelle und durch deutliches Artikulieren der Ton zum Laut (◘ Abb. 7.2).

▪ Extraorale Nutzung/Intraorale Nutzung

Um die erzeugten Schwingungen in das Ansatzrohr zu übertragen, stehen zwei Möglichkeiten zur Verfügung.

▪▪ a) Extraorale Nutzung

Die Sprechhilfe wird an möglichst durchlässigem Gewebe des Mundbodens oder des Halses angesetzt. Bei starken Schwellungen bietet sich das Ansetzen der Sprechhilfe an der Wange, vorzugsweise am Mundwinkel an (◘ Abb. 7.3).

▪▪ b) Intraorale Nutzung durch das Mundrohr

Bei starken Schwellungen des Mundbodens und des Halses kann als Zusatzteil ein Mundrohr mit Adapter auf die Schraubkappe aufgesetzt werden. Das obere Ende wird zwischen Wange und Backenzahnreihe geführt. Die von der Sprechhilfe erzeugten Schallwellen werden direkt in die Mundhöhle übertragen. Nachteile bestehen in der Verkürzung des Ansatzrohres und der Einschränkung der Artikulation (◘ Abb. 7.4).

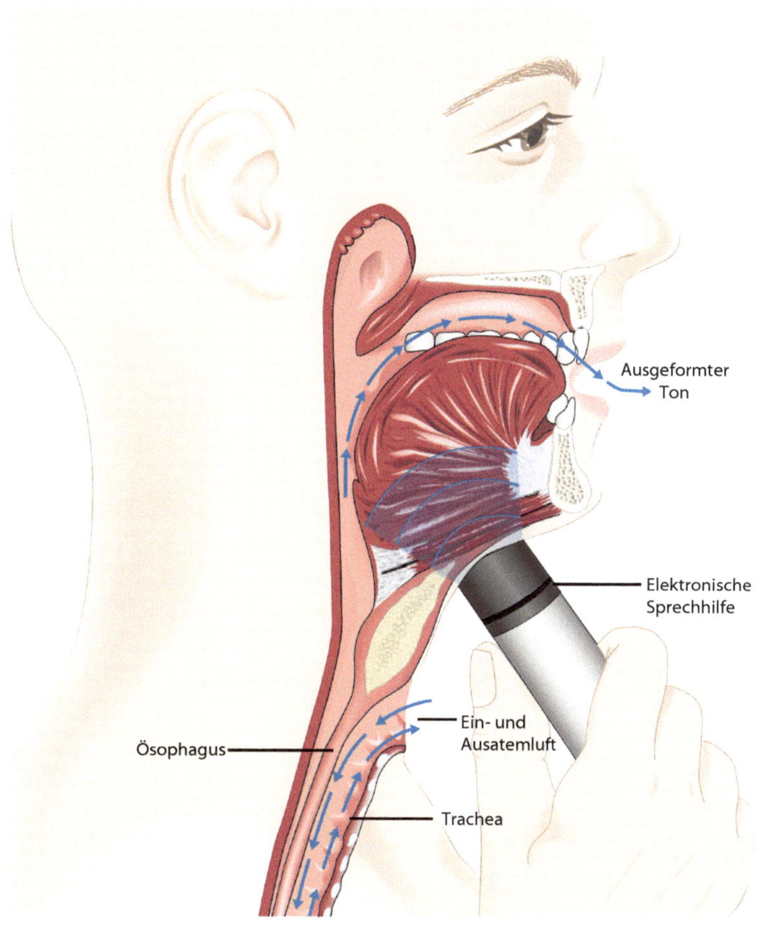

Abb. 7.2 Funktionsprinzip der elektronischen Sprechilfe

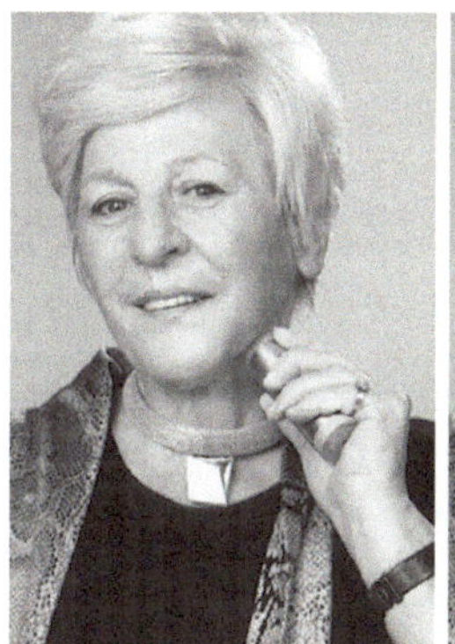
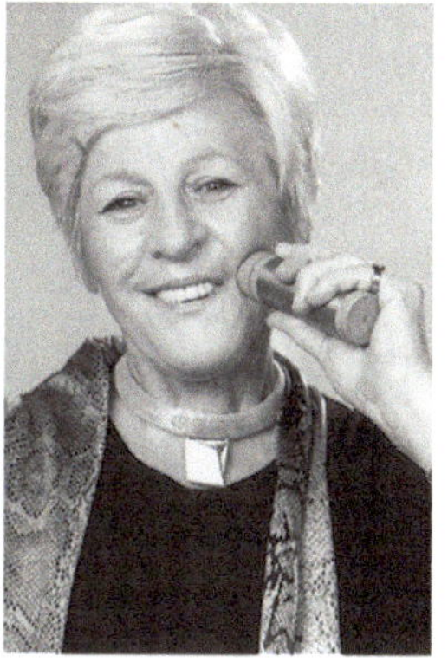

Abb. 7.3 Extraorale Nutzung. (Aus Schüle und Rößler 2002)

Fazit

Die elektronische Sprechhilfe erzeugt eine Schwingung, die durch Ansetzen an die Hals- oder Mundbodenweichteile in das Ansatzrohr übertragen wird. Dies ermöglicht eine Form der Stimmgebung nach einer Laryngektomie. Ob und wann die elektronische Sprechhilfe in der Therapie eingesetzt wird, sollte mit dem Patienten gemeinsam entschieden werden. Im Sinne einer zügigen Teilhabe an der Kommunikation ist die elektronische Sprechhilfe oft eine sinnvolle Möglichkeit.

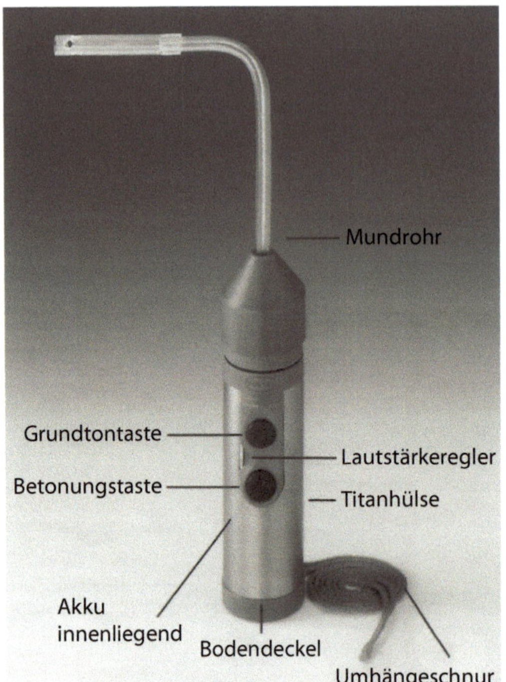

Abb. 7.4 Mundrohr mit Adapter. (Eigentümer des Bildmaterials ist Servona GmbH Germany. Mit freundlicher Genehmigung der Fa. Servona)

7.2 Indikationen/ Kontraindikationen

Am häufigsten werden elektronische Sprechhilfen bei laryngektomierten Patienten eingesetzt. Allerdings gibt es auch weitere Indikationen, bei denen sie zum Einsatz kommen kann, z. B. bei neurodegenerativen Erkrankungen wie amyotropher Lateralsklerose.

Gründe für bzw. gegen den Einsatz der elektronischen Sprechhilfe werden in ► Übersicht 7.1 und ► Übersicht 7.2 dargestellt.

Die Vor- und Nachteile der elektronischen Sprechhilfe werden im ► Kap. 12 dargestellt, in dem auch das vergleichende und nicht konkurrierende Für und Wider der einzelnen Stimmtechniken erörtert wird.

Übersicht 7.1

Indikationen für den Einsatz der elektronischen Sprechhilfe

- Laryngektomie,
- Schnelles und großes Mitteilungsbedürfnis (bei Stimmlosigkeit),
- Versagen der Klassischen Ösophagusstimme und Shunt-Ventil-Ösophagusstimme,
- Emotionale Ablehnung des Klanges der Ösophagusstimme.

Seltene Indikationen für den Einsatz der elektronischen Sprechhilfe

- Kehlkopfteilresektion,
- Kehlkopftrauma,
- Recurrensparese,
- Neurodegenerative Erkrankungen wie Amyotrophe Lateralsklerose und Multiple Sklerose.

Übersicht 7.2

Kontraindikationen für den Einsatz der elektronischen Sprechhilfe

- Schwere Beeinträchtigung der Artikulationsorgane z. B. Zungen(teil) resektion,
- Lähmung der oberen Gliedmaßen,
- Ausgeprägte Koordinationsstörung (z. B. bei Alkoholabusus),
- Emotionale Ablehnung des mechanischen Klanges.

Fazit

Die Hauptindikation für die Verwendung einer elektronischen Sprechhilfe ist die Laryngektomie. Der Einsatz einer elektronischen Sprechhilfe außerhalb ihres Haupteinsatzbereiches (Kehlkopftotalentfernung) wird nur selten genutzt, kann aber in Einzelfällen zumindest vorübergehend verwendet werden.

7.3 Die digitale Sprechhilfe (SERVOX digital XL)

Die elektronischen Sprechhilfen sind seit ihren Ursprüngen immer weiter entwickelt worden. Seit Anfang 2002 gibt es ein Modell mit digitaler Technik. Neben den veränderten Einstellmöglichkeiten ergeben sich Optionen der patientenspezifischen Datenspeicherung und daraus resultierend einige neue therapeutische Möglichkeiten. Eine überarbeitete Geräteversion wird seit 2018 vertrieben.

Es gibt verschiedene Herstellerfirmen der elektronischen Sprechhilfen, deren Funktionsprinzip und Handhabung sich ähneln. In den weiteren Ausführungen wird auf den therapeutischen Einsatz der SERVOX digital XL Bezug genommen. ◘ Abb. 7.3 zeigt eine Sprechhilfe im Gebrauch.

7.3.1 Hard- und Software-Voraussetzungen

Um die verschiedenen Einstellmöglichkeiten (► Abschn. 7.3.3) am Computer nutzen zu können, ist die entsprechende Software erforderlich. Im Lieferumfang der SERVOX digital XL für den Patienten sind eine elektronische Sprechhilfe, ein Ladegerät, zwei Batteriehalter, eine Trageschnur, eine Gürteltasche, ein Mundrohr mit Adapter, eine weitere Schraubkappe „weicher Ton", ein Reiseadapter und eine Gebrauchsanweisung enthalten.

Für Therapeuten, die häufig mit kehlkopflosen Menschen arbeiten, lohnt sich die Anschaffung eines entsprechenden Softwareprogrammes mit dem dazu gehörigen Datenkabel.

7.3.2 Einstelloptionen (SERVOX digital XL)

Die Geräteeinstellungen durch den Logopäden sind sowohl manuell als auch durch die Verbindung der Sprechhilfe über eine USB-Schnittstelle am Computer vorzunehmen (► Abschn. 7.4.1). ◘ Tab. 7.1 zeigt die verschiedenen Einstellmöglichkeiten.

▪ Tasternutzung

Die SERVOX digital XL hat zwei übereinanderliegende Taster (◘ Abb. 7.1). Diese sind werksseitig voreingestellt. Drückt man auf den oberen Taster (A), wird ein Grundton von 85 Hz ausgelöst. Taster B ist mit 91 Hz voreingestellt. Dieser Tonhöhenunterschied lässt sich noch vergrößern. Er ist so als Betonungsmöglichkeit zu nutzen, mit dem Ziel, sich einer natürlicheren Sprechmelodie anzunähern. Die Tasten können mit Zeige- oder Mittelfinger oder dem Daumen und einer Wippbewegung zur Erreichung beider Tasten betätigt werden. Die Möglichkeiten der Tasterbelegung werden in der ► Übersicht 7.3 dargestellt.

7.3.3 Patientenspezifische Datenspeicherung

Durch die Digitalisierung ergeben sich mehr Experimentiermöglichkeiten. Die Grundeinstellung und die im therapeutischen Prozess erarbeiteten Schritte sind dokumentierbar, sodass jederzeit früher genutzte Einstellungen wieder aufrufbar sind. Daraus ergeben sich folgende Vorteile:

- Eingabe gezielter Werte möglich,
- Abspeicherung der erarbeiteten Einstellungen in der Sprechhilfe,
- Vergleichen zweier unterschiedlicher Einstellungen (Maske: Button 1 und Button 2) ermöglicht Analyse zweier verschiedener Versionen von Lautstärke, Tonhöhe etc.,
- Zurückstellen auf zuvor erarbeitete Einstellungen (Maske: Button B [benutzerdefiniert]), falls Therapeut oder Patient das Gerät verstellt haben,
- Zurückstellen auf die Werkseinstellung: Maske: Button S (Standard), falls nach der Experimentierphase eine vom Werk eingestellte Grundeinstellung wieder erwünscht ist.

Tab. 7.1 Einstellmöglichkeiten der SERVOX digital XL manuell oder per Computer

Parameter	SERVOX digital XL: Manuelle Einstellmöglichkeiten	SERVOX digital XL: Einstellmöglichkeiten am Computer	Zu beachten:
Lautstärke einstellen	Wippschalter: - Nach oben: lauter - Nach unten: leiser Bei Tastenbelegung mit gleicher Lautstärke: ausschließliches Bedienen des Wippschalters Bei Tastenbelegung mit unterschiedlichen Lautstärken: Bedienen des Wippschalters und der entsprechenden Taste	Innerhalb der Maske: über Schieberegler per Maus oder Eingabe der Lautstärke zwischen 5 und 100 % der maximal möglichen Lautstärke; für die einzelnen Tasten oder gekoppelt möglich	Lautstärke dem umgebenden Geräuschpegel anpassen Für beide Taster zusammen lauter oder leiser oder getrennt belegen: z. B. Taster A für normale Zimmerlautstärke und Taster B (lauter für mehr Umgebungslärm, z. B. Auto) oder leiser für Telefonate
Tonhöhe einstellen (dazu Bodendeckel abschrauben, Titanhülse abziehen, Bodendeckel wieder aufschrauben)	Taster A: Positionieren des DIP-Schalters[a] 1 im Inneren des Gerätes auf On; Drücken des Tasters A = Erhöhung um jeweils 1 Hz; Drücken des Tasters B = Absenken um jeweils 1 Hz; mehrmaliges Drücken bis zur gewünschten Tonhöhe; nach Beenden den DIP-Schalter 1 in Position Off bringen Taster B: Positionieren des DIP-Schalters 2 im Inneren des Gerätes auf On, Einstellungsveränderung wie oben beschrieben; Schraubkappe justieren zur Feinabstimmung der Tonhöhe	Innerhalb der Maske: über Schieberegler per Maus oder über Eingabe der Frequenz im Bereich von 50–200 Hz; für die einzelnen Tasten oder gekoppelt möglich; Schraubkappe ebenfalls nur manuell zur Feinabstimmung der Tonhöhe einstellbar	Einstellen der Tonhöhe ist in der Regel ein einmaliger Vorgang; Tonhöhe sollte der Stimme vor der Operation angeglichen werden; Tonhöhe ist mitentscheidend für die Stimmakzeptanz; Schraubkappe nie zu fest anziehen
Sprechmelodie (Tonverlauf)	Nicht einstellbar	Positionierung beider DIP-Schalter auf On; innerhalb der Maske: über Schieberegler oder per Maus Eingabe der Frequenz der Erhöhung oder der Absenkung; über Schieberegler oder per Maus Eingabe der Tonverlaufszeit	Dezente Einstellung

[a]*DIP-Schalter* Kippschalter (dual in-line package switch)

Übersicht 7.3

Möglichkeiten der Tasterbelegung:
- Gleiche Lautstärke- und Frequenzbelegung bei feinmotorischen Schwierigkeiten,
- Situationsbedingte Tastervoreinstellung (z. B. Taster A: Zimmerlautstärke, Taster B: Umgebung mit Störgeräuschen wie Straßenlärm).

Modulation:
- Über Lautstärkeveränderung eines Tasters,
- Über Frequenzveränderung eines Tasters,
- Über kombinierte Lautstärke- und Frequenzveränderung eines Tasters,
- Einstellung der Sprechmelodie (früher Intonation genannt).

Die computergestützte Patientendokumentation ermöglicht die Datenabspeicherung der individuellen Einstellungen inklusive aller für den jeweiligen Patienten relevanten Experimentiermöglichkeiten. Hiermit wird ein exakter Datenvergleich sowohl vorheriger Therapiephasen als auch mit anderen Geräten möglich.

Fazit

Die SERVOX digital XL bietet vielfältige Einstellmöglichkeiten sowie Optionen der patientenspezifischen Datenspeicherung. Diese Möglichkeiten sollten durch die Kenntnisse des Therapeuten optimal und individuell auf die kommunikativen Bedürfnisse des Patienten abgestimmt sein. Das Gerät kann in seiner Basisfunktion zügig nach der Operation eingesetzt werden. Bei voller Nutzung der Intonationsoptionen ist es jedoch auch für einen versierten Patienten möglich eine sprechmelodische Ausdrucksweise zu erlangen.

7.4 Therapieaufbau/ Anbahnungsphase

In diesem Abschnitt wird beschrieben, wie die elektronische Sprechhilfe dem Patienten gemäß eingestellt werden kann und dieser das Gerät handhaben muss, damit ein optimaler Stimmklang entsteht. Dazu gehört das sichere Auffinden der Ansatzstelle, die Koordination von sprechsynchroner Tongebung sowie die Tongebung ohne störende Atemgeräusche. Im Folgenden werden die möglichen Therapieschritte bei der Erarbeitung der Stimmgebung mit der elektronischen Sprechhilfe exemplarisch an der SERVOX digital XL aufgezeigt. Diese lassen sich auf Sprechhilfen anderer Herstellerfirmen übertragen.

Es empfiehlt sich folgendes Übungsvorgehen:
- Schritt 1: Demonstration der Sprechhilfe und technische Grundeinstellung durch den Therapeuten,
- Schritt 2: Auffinden der optimalen Ansatzstelle. Wiederholtes sicheres Ansetzen mit der Sprechhilfe,
- Schritt 3: Bei Bedarf Üben des Pseudoflüsterns,
- Schritt 4a: Koordination von sprechsynchroner Tongebung,
- Schritt 4b: Koordination von Atem- und Sprechablauf,
- Schritt 5: Erweiterung der Äußerungslängen,
- Schritt 6: Erarbeitung prosodischer Parameter

(Rahmenplan in ► Abschn. 10.2.1).

7.4.1 Demonstration der Sprechhilfe und technische Grundeinstellung mit dem Therapeuten

Ziele
- Auditive Fremdwahrnehmung des elektronisch erzeugten Stimmklangs,
- Patientengemäße Einstellung der elektronischen Sprechhilfe.

Durchführung

- **Demonstration eines Stimmbeispiels mit der elektronischen Sprechhilfe**

Der Logopäde sollte das Sprechen mit dem Gerät selbst demonstrieren und ggf. Stimmbeispiele über Video oder durch einen Patientenbetreuer des Kehlkopflosenverbandes geben können.

■ **Technische Grundeinstellungen**

Die Lautstärke, Tonhöhe und die Feinabstimmung der Tonhöhe werden vom Logopäden individuell auf den Patienten eingestellt.

Tipp

Die Überprüfung des Ladezustandes des Akkus erfolgt über den transparenten Lautstärkeregler. Blinkt dieser, sollte der Akku bald aufgeladen werden. Lautstärke und Frequenz verändern sich mit abnehmender Spannung aber nicht. Kommt es zu einem permanenten Aufleuchten der LED, kann kein Ton mehr produziert werden. Die Nutzungsdauer ist abhängig von der Häufigkeit des Gebrauchs, eingestellter Lautstärke und eingestellter Frequenz.

7.4.2 Handhabung des Gerätes/Ansatzstelle

Ziel

- Sicheres Auffinden der Ansatzstelle.

Durchführung

■ **Betätigung des Tasters A**

Durch die Betätigung des Tasters A mit dem Daumen liegt das Gerät sicher in der Handinnenfläche (◘ Abb. 7.5). Wenige Patienten nutzen auch den Zeigefinger. Zu bevorzugen ist die nicht-dominante Hand, damit der Patient die dominante Hand für weitere Tätigkeiten frei hat, z. B. zum Schreiben und zur Begrüßung.

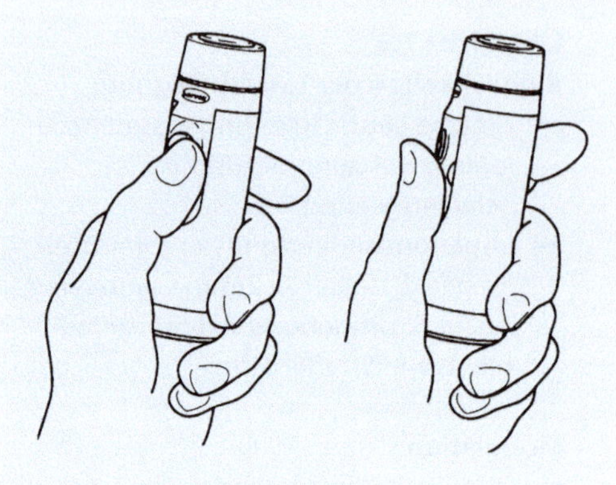

◘ **Abb. 7.5** Tasternutzung/Wegweiser. (Aus Förtsch und Weiße-Albrecht 2002)

■ **Ansatzstelle finden**

- Durch Palpation des Hals- und Mundbodenbereichs kann eine adäquate, möglichst durchlässige Ansatzstelle gesucht werden. Die optimale Ansatzstelle ist abhängig von der Beschaffenheit des Halsgewebes. Die beste Übertragung findet bei dünnem schwingungsfähigen Gewebe statt. Bei starken Schwellungen und Verhärtungen muss auf die Wange (Ansetzen der Sprechhilfe etwa am Mundwinkel) oder auf die intraorale Nutzung des Mundrohres mit Adapter ausgewichen werden,
- Das Gerät sollte mit leichtem Druck flächig auf das Gewebe aufgesetzt werden, damit die Schwingungen optimal übertragen werden können. Wichtig ist es, darauf zu achten, die Membran nicht auf das Schutztuch, ein Kanülentrageband oder einen Kragen aufzusetzen, da sonst unerwünschte Schnarrgeräusche entstehen können,
- Anschließend versucht der Patient selbstständig oder unter Anleitung, die Sprechhilfe anzusetzen (als Hilfe kann anfangs ein Spiegel sinnvoll sein). Dann artikuliert er Vokale oder vokalreiche sinnfreie Silben wie /aua/ oder /aloha/ und setzt nach jedem Laut/Wort das Gerät ab, um das Finden der Ansatzstelle zu üben und ein taktiles Gefühl für den richtigen Druck und ein auditives Empfinden für den richtigen Klang zu bekommen.

Gerade Patienten, die die Sprechhilfe zum ersten Mal nutzen, haben Probleme mit der auditiven Eigenwahrnehmung.

Gründe hierfür sind die überproportionale Wahrnehmung über die Knochenleitung sowie die Nähe zwischen Schallquelle inklusive Nebengeräuschen und Ohr. Vermutlich muss im

Rahmen der zentral-auditiven Verarbeitung gelernt werden, diesen neuen Stimmklang als Sprachinformation zu analysieren. Nach einiger Zeit der Übung zeigt sich eine Verbesserung der auditiven Eigenwahrnehmung.

Das Mundrohr (◘ Abb. 7.4) wird zwischen Wange und Zähne gelegt. Der Schall gelangt so in die Mundhöhle. Dies kann nur eine kurzfristige Lösung sein, da Artikulation und die Nutzung des Ansatzrohres nur eingeschränkt möglich sind.

> **Erfahrungsgemäß ist es sinnvoll, trotz Schwellung die Ansatzstelle am Hals weiter zu nutzen, weil durch die Vibration ein Massageeffekt entsteht und so die Schwellung an dieser Stelle abnehmen kann.**

- Gelingt es, die Ansatzstelle relativ sicher zu finden, können schon kurze Wörter, Namen, Zahlen oder Begrüßungsformeln gesprochen werden (▶ Anhang A3).

Stellt sich hierbei (spätestens!) heraus, dass der Betroffene Artikulationsschwierigkeiten hat, muss am Pseudoflüstern gearbeitet werden, um eine gute Verständlichkeit zu erreichen (▶ Abschn. 6.4).

7.4.3 Koordination von sprechsynchroner Tongebung

Der Patient betätigt optimalerweise in dem Moment den Taster A, in dem er zu artikulieren beginnt. Wird die Taste zu früh gedrückt, entsteht ein störender, nicht artikulierter Ton. Wird vor dem Wortende zu früh losgelassen, gehen stimmhafte Laute verloren, z. B. /ka/ statt /kamm/. Beim Drücken über das Wortende hinaus, entsteht ein unerwünschter Schwa-Laut. Aus dem Wort /baum/ wird /baum*e*/, aus /zehn/ /zehn*e*/ etc.

Ziele

- Erlernen der Koordination von Toneinsatz und Sprechbeginn,
- Erlernen der Koordination von Tonende und Sprechende.

Durchführung

- Bewusstes Ein- und Absetzen nach jedem Wort, später jeder Sinneinheit,
- Deutliches Artikulieren der Endlaute und Endsilben.

> **Das sprechsynchrone Ein- und Ausschalten der Sprechhilfe sollte später so automatisiert sein, dass beim Einsatz das Sprechen und nicht die Verwendung des Gerätes im Vordergrund steht.**

7.4.4 Koordination von Atmung und Sprechablauf

Viele Patienten orientieren sich am alten Sprechatemmuster, wodurch bei einigen ein störendes Atemgeräusch durch das Tracheostoma entstehen kann. Das Gesagte wird so überdeckt.

Ziel

- Verminderung des Atemgeräusches.

Durchführung

- Fördern der auditiven Wahrnehmung hinsichtlich des Atemgeräusches (Diskriminationsübungen zur Intensität),
- Vorstellung, leise zu sprechen bzw. zu flüstern,
- taktile Rückmeldung über die Handfläche vor dem Tracheostoma,
- Unterteilung der Atmung in: Einatmen (E) – Ausatmen (A) – Sprechen in der Lufthaltepause (LHP), wie ◘ Abb. 7.6 zeigt.

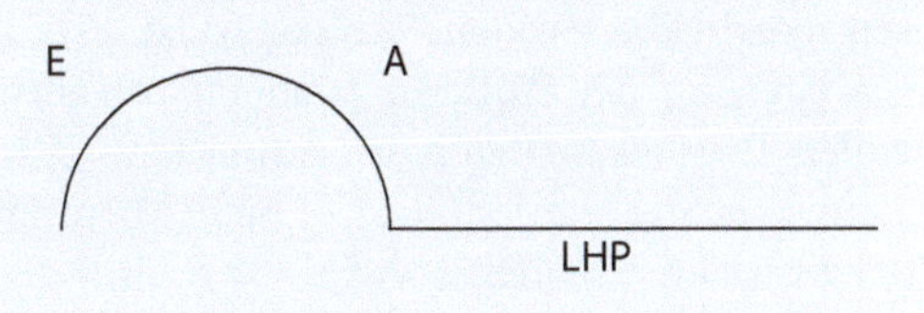

◘ **Abb. 7.6** Atemablaufschema

Die Lufthaltepause kann eine exspiratorische Tendenz haben.

Fazit
- Der **Logopäde** sollte den Umgang mit der elektronischen Sprechhilfe **demonstrieren** können,
- Die **Lautstärke** und die **Tonhöhe** sollten mit dem Patienten **gemeinsam** eingestellt werden,
- Durch **Experimentieren** mit der elektronischen Sprechhilfe wird die **durchlässigste Ansatzstelle** am Hals-Mundbodenbereich gesucht,
- Das Gerät wird mit **leichtem Druck flächig** angesetzt,
- Die **Artikulation** sollte von einer **genau abgestimmten Tasterbetätigung** begleitet sein,
- Das **alte Sprechatemmuster** kann sich **störend** auf die Verständlichkeit auswirken.

7.5 Therapieaufbau/ Stabilisierungsphase mit Taster A

Am Ende dieser Phase soll der Patient sich mit dem Grundton der Sprechhilfe, unter Berücksichtigung aller notwendigen Parameter, flüssig verständigen können.

7.5.1 Erweiterung der Äußerungslängen

Nachdem in der Anbahnung die Handhabung des Gerätes, Auffinden der korrekten Ansatzstelle und Sprechen erster Worte geübt wurde, kann nun an Mehrsilbern und längeren Phrasen gearbeitet werden. Anliegen ist es, die Erweiterung der Äußerungslängen mit sinnvollen Pausensetzungen zu verbinden. Dabei sollte beachtet werden, dass es nicht vorrangig darum geht, möglichst viele Silben hintereinander zu sprechen.

Ziele
- Erarbeitung einer phrasenadäquaten Äußerungslänge,
- Flüssiges Sprechen.

Durchführung
- Beispiel für mögliches Wortmaterial (► Anhang A3),
  - Ast, Obst etc.,
  - Ampel, Auto, Papier, Zeitung etc.,
  - Reihen sprechen (Zahlen, Wochentage, Monatsnamen),
  - Namen (z. B. den eigenen, den der Ehefrau),
  - Sprechen der Personalien oder,
  - kurze gebräuchliche Sätze und Floskeln: „Guten Abend!“, „Auf Wiedersehen!“, „Bis später!“, „Bitte warten Sie!“, „Wann essen wir?“, „Ich habe Hunger.“ etc.,
- Silben zu Wörtern verbinden:
  Morgen, Stifte, Frühstück = 2 Silben, aber 1 × drücken,
- Wörter zu Phrasen verbinden:
  vielen Dank, guten Morgen = 2 zusammengehörende Wörter, nur 1 × drücken,
- Phrasen zu einem Satz verbinden:
  Ich brauche einen Termin,
  Es geht schon wieder,
  Bitte bringen Sie mir Kaffee, mit Zucker und Sahne.

Tipp

- Möglichst nicht sil – ben – wei – se sprechen! Ziel ist flüssiges Sprechen. „DurchgehenderTastendruckohnePausensetzungistgenausounerwünscht.“
- Zeigen sich im Verlauf dieser Übungen Schwierigkeiten, z. B. starke Atemgeräusche, undeutliches Pseudoflüstern oder „Verrutschen“ der Ansatzstelle, sollte dies natürlich direkt bearbeitet werden. Therapeutische Hausaufgaben (► Kap. 11), können das Erreichen einzelner Übungsschritte unterstützen.

- **Telefonieren**

An diesem Punkt der Stimmtherapie nach Laryngektomie kann es für den Patienten sehr motivierend und auch nötig sein (viele Betroffene leben allein), telefonieren zu können. Ist er vorher gar nicht ans Telefon gegangen oder hat mit Klopfzeichen geantwortet, kann er sich nun wieder verständigen. Um dem „Frust", nicht verstanden zu werden, vorzubeugen, sollte ein Telefonat erst probiert werden, wenn der Patient gut verständlich ist.

> **Das die Verständlichkeit unterstützende Mundbild entfällt beim Telefonieren.**

Hilfen

- Die Lautstärke der Sprechhilfe reduzieren,
- Die Sprechmuschel direkt vor den Mund halten und nicht vor das Tracheostoma, da sonst die Atemgeräusche stärker übertragen werden.

Tipp

Als therapeutische Hausaufgabe bieten sich beispielsweise eine telefonische Terminabsprache mit dem Therapeuten oder ein Anruf bei der weit entfernt wohnenden Tochter an.

7.5.2 Erarbeitung prosodischer Parameter

Die Sprechweise mit der elektronischen Sprechhilfe soll durch Stimmklang, Rhythmus, Dynamik und Modulation natürlicher und verständlicher klingen.

Ziel

- Erreichen der den technischen Vorgaben und den Fähigkeiten des Patienten angepassten prosodischen Möglichkeiten in den Bereichen
  - Stimmklang,
  - Rhythmus,
  - Dynamik und
  - Modulation.

Durchführung

- **Stimmklang**

- Lockerungsübungen für das Ansatzrohr (► Abschn. 6.4),
- Artikulationsübungen (► Abschn. 6.4),
- korrektes Ansetzen auf die Ansatzstelle, um Störgeräusche zu vermeiden,
- Feinjustierung der Schraubkappe, akustische Kontrolle über das Ausprobieren.

- **Rhythmus: Sprechgeschwindigkeit**

Schulung der Eigenwahrnehmung in Bezug auf Sprechgeschwindigkeit: Zunächst werden gemeinsam mit dem Patienten tempobeschreibende Begriffe erarbeitet, z. B. langsam, schnell, hektisch, atemlos. Zur Beurteilung der Auswirkung auf die Stimmqualität werden die unterschiedlichen Tempi ausprobiert. Anschließend soll die „normale" vom Patienten momentan genutzte Sprechgeschwindigkeit beschrieben und beurteilt werden.

Bei Bedarf Senken der Sprechgeschwindigkeit. Verabredung von Handzeichen vonseiten des Therapeuten, um auf eine erhöhte Sprechgeschwindigkeit aufmerksam zu machen, phasenweise Temporeduzierung, evtl. Rückmeldung über Audio- oder Videoaufzeichnungen, Beobachtungsaufgaben für zu Hause (► Kap. 11).

- **Rhythmus: Pausensetzung**

Schulung der Fremd- und Eigenwahrnehmung in Bezug auf Pausensetzung (Sinnabschnitte) sowie deren Anwendung: Vor- und Nachsprechen, Markierung von Pausen in Satz- und Textmaterial, Anwendung in der Spontansprache. Es sollte sich ein Gefühl entwickeln, wie längere und aneinander gereihte Sätze klingen. Sprechen ohne Punkt und Komma trägt nicht zur Verständlichkeit bei, ob es sich nun um die „normale" Stimme oder um eine neue Stimmtechnik handelt. Bei der Nutzung der Sprechhilfe kann eine gezielte Pausensetzung entscheidend zur Verständlichkeit beitragen. Folgende Stellen sind zur Pausensetzung (…) empfehlenswert:

Beispiel
- Zwischen Sinnabschnitten: *Er holte seine Familie … mit einem neuen Auto … vom Bahnhof ab,*
- Bei Interpunktionen: *Der Mann, … der unser Haus kaufte, … ist seit gestern verheiratet,*
- Am Satzende,
- Bei Aufzählungen: *Das Auto ist schnell, … groß … und teuer,*
- Zwischen zwei Vokalen: *Anna … arbeitet im Kanzleramt,*
- nach Eigennamen: *Herr Adenauer … war Bundeskanzler.*

Gedichte, Kurztexte und (▶ Anhang A3) auch Rollenspiele eignen sich zur Erarbeitung eines angemessenen Sprechtempos und zur Pausensetzung.

▪ Dynamik
- Einüben der Lautstärkeveränderung über den Lautstärkeregler,
- Eventuell situationsangepasste Lautstärkebelegung beider Taster.

Beispiel
Taster A für normale Gesprächssituation, Taster B mit einer höheren Lautstärke für Situationen mit mehr Umgebungslärm wie Straßenverkehr.

Erarbeiten verschiedener situationsangepasster Lautstärkemöglichkeiten.

Dialog in ruhiger Umgebung, Dialog mit Hintergrundgeräuschen, Gruppengespräch, Dialog ohne Antlitzgerichtetheit, Rufen über weite Distanz.

▪ Modulation
Unter den nächsten beiden Punkten werden die Möglichkeiten der Betonung durch gezielte Nutzung des Tasters A dargestellt. Die kombinierte Nutzung von Taster A und B als weitere Option zum betonten Sprechen wird in ▶ Abschn. 7.6 beschrieben.

▪▪ Pausensetzung
Eine Möglichkeit der Betonung besteht in der Pausensetzung vor bzw. nach einem Wort.

Beispiel

Ich … *kaufe mir ein Hemd.*

Ich **kaufe** … *mir ein Hemd.*

Ich kaufe **mir** … *ein Hemd.*

Ich kaufe mir **ein** … *Hemd.*

Ich kaufe mir ein … **Hemd.**

Eine Betonung entsteht nicht nur aus der Frequenzveränderung, sondern setzt sich auch zusammen aus den Parametern Artikulationsschärfe, Kürze und Länge, Frequenzveränderung über Ansatzrohrweite sowie durch Experimentieren durch Andruckstärke auf das Halsgewebe. Ein natürlicher Umgang mit Intention, Mimik und Gestik sowie den oben beschriebenen Parametern erhöht die Ausdrucksmöglichkeiten der Sprechhilfe bedeutend.

▪▪ Tonverlauf
Durch Einstellen des Gerätes kann eine Frequenzabsenkung bzw. -anhebung erreicht werden.

Beispiel
Es sollte darauf geachtet werden, dass die Sprechphrasen nicht zu lang sind. Die Tonabsenkung bzw. -anhebung fällt ansonsten zu extrem aus. Ein kurzer natürlicher Phrasenrhythmus sollte bereits vorher erarbeitet worden sein. Durch eine Begrenzung der Tonverlaufszeit kann dieses Problem zusätzlich technisch begrenzt werden.

Fazit
- Ausgehend von einsilbigen über mehrsilbige Äußerungen bis hin zu kurzen Phrasen und Sätzen wird das Übungsmaterial in Verbindung mit einer sinnvollen Pausensetzung erweitert,
- Durch die Arbeit in den Bereichen Sprechgeschwindigkeit, Pausensetzung, Lautstärkeregelung und Modulation werden die prosodischen Möglichkeiten der elektronischen Sprechhilfe ausgeschöpft.

7.6 Therapieaufbau/ Stabilisierungsphase mit Taster A und B (Betonungston)

Um die Sprechmelodie von Wort und Satzteilen annähernd wieder herzustellen, kann der Taster B zur weiteren Verbesserung der Intonation eingesetzt werden.

Ziel

- Durch zusätzlichen Einsatz des Tasters B werden die Betonungsmöglichkeiten optimiert,
  - **1. Möglichkeit**: Taster B wird mit einer *geringfügig* höheren Lautstärke belegt; durch das Wechseln des Tasters kann eine Silbe oder ein Wort hervorgehoben werden,
  - **2. Möglichkeit**: Der Taster B kann mit jeder beliebigen Frequenz belegt werden. Somit ist die Differenz zwischen Taster A und B frei einstellbar.

Durchführung

- **Variante 1:** Erhöhte Lautstärkebelegung auf Taster B,
- **Variante 2:** Erhöhte Frequenzbelegung von Taster B,
- **Variante 3:** Kombination von erhöhter Lautstärke- und Frequenzbelegung von Taster B.

▪▪ Tasterbetätigung

Die Taster können mit einer Kippbewegung des Daumens *oder* mit Zeige- und Mittelfinger bedient werden. Der schnelle Wechsel zwischen beiden Tastern sollte mit dem Patienten trainiert werden. Dazu setzt er die Sprechhilfe auf die Innenfläche der freien Hand und führt die „Wechselbewegung" mehrfach aus, um sich mit der Koordination vertraut zu machen (Schüle und Rößler 2002).

▪ Hörübung

Der Patient erhält eine Auswahl von Wörtern und kurzen Sätzen. Der Logopäde spricht sie vor, und der Patient soll die betonte Silbe/das betonte Wort heraushören. Dies sollte zur Einführung erst mit der normalen Stimme, dann aber auch mit der elektronischen Sprechhilfe durchgeführt werden.

Beispiel

Hörübung mit Nachsprechen

Wort:	***Au**ge*
	*Ver**bot***
	*Schoko**la**de*
	*Ba**na**ne*

(Die betonte hier ***fett gedruckte*** Silbe bzw. das ***fett gedruckte*** Wort, entspricht der Betonungstaste.)

Satz:	***Das** kann ich doch!*	*Guten **Tag**!*
	*Das **kann** ich doch!*	*Hau **ab**!*
	*Das kann **ich** doch!*	*Mir geht's **gut**.*
	*Das kann ich **doch**!*	***Dan**ke schön.*

▪ Hörübung mit Nachsprechen

Wörter und Sätze werden nachgesprochen, wobei die vorgegebene Betonung übernommen werden soll.

Beispiel

*Par**don***
***Ra**dio*
***Nach**richten*
*Was **machst** Du da?*
*Komm **bitte** her!*

Weiteres Übungsmaterial findet sich in ▶ Anhang A3.

▪ Eigenständige Akzentuierung

Anhand vorgegebener Wort- und Satzmaterialien soll der Patient selbstständig Akzente setzen, später auch spontan, ohne Materialvorgabe. Bei verschiedenen Gemütsregungen kann sich die Betonung verändern.

Also sollte der Patient experimentieren, um auszuprobieren, wie sich das, was er ausdrücken will, am überzeugendsten anhört. Um die Modulationsmöglichkeit mit dem Taster B zu nutzen, braucht der Patient ein bestimmtes Maß an Koordinationsfähigkeit, Musikalität, Rhythmus- und „Sprachgefühl". Manchmal ist es nicht notwendig, den Einsatz dieses Tasters zu erarbeiten, da der Betroffene die Sprechhilfe nur als vorübergehende Alternative oder als Ergänzung nutzen und sich mit der Grundtontaste begnügen möchte.

Tipp

Der Logopäde sollte nicht zu viele Betonungen in einem Satz unterbringen!

Fazit

Die zusätzliche Nutzung des Tasters B stellt eine Erweiterung der prosodischen Möglichkeiten der elektronischen Sprechhilfe dar; eine Angleichung an die physiologische Stimmgebung wird hierdurch ansatzweise ermöglicht

Literatur

Dicks P (2007) Laryngektomie – Logopädische Therapie bei Kehlkopflosigkeit. Schulz-Kirchner, Idstein

Drews R (2002) Die elektronische Sprechhilfe im Wandel der Zeit. Forum Logopädie 2:20–24

Förtsch J, Weiße-Albrecht A (2002) Wegweiser für Kehlkopflose. Institut für Rehabilitation Laryngektomierter GmbH, Troisdorf

Halmheu M (2002) Die elektronische Sprechhilfe Servox digital, L.O.G.O.S interdisziplinär, Bd 10, 4. Aufl. Urban & Fischer, München, S 288–290

Schüle K, Rößler L (2002) Stimmrehabilitation nach LE mittels elektronischer Sprechhilfe. IRL-Institut für Rehabilitation Laryngektomierter GmbH, Troisdorf

Klassische Ösophagusstimme

Hanne Stappert

M. Glunz et al., *Laryngektomie*, Praxiswissen Logopädie,
https://doi.org/10.1007/978-3-662-57840-7_8

8.1 Funktionsprinzip

Anatomische Voraussetzungen der Ösophagusstimme, der Atemablauf, der mögliche Sitz des stimmgebenden Segmentes und das Funktionsprinzip der verschiedenen Stimmmethoden werden beschrieben.

Der Begriff der Klassischen Ösophagusstimme bezeichnet die Speiseröhrenstimme ohne Verwendung eines Shunt-Ventils. Dabei wird die im Mund befindliche Luft in das obere Drittel des Ösophagus durch Eindrücken (Injektion) oder Einsaugen (Inhalation) aufgenommen, dort kurz stationiert und über die Pseudoglottis (Ösophagussphinkter und umliegende Strukturen) willkürlich wieder abgegeben. Der dabei entstehende Ton am stimmgebenden Segment wird im Ansatzrohr zu Lauten geformt. Das stimmgebende Segment ist ein ca. 2–5 cm aus Muskeln und Schleimhaut bestehender Übergang zwischen Pharynx und Ösophagus (pharyngoesophageales Segment = PE-Segment).

8.1.1 Anatomisch-physiologische Voraussetzungen zur Ösophagusluftaufnahme (Ölau)

- Der Speiseröhreneingang ist normalerweise durch ringförmig angeordnete Fasern des M. cricopharyngeus (Ösophagussphinkter) geschlossen. Dieser verhindert, dass der Speisebrei wieder nach oben aus der Speiseröhre gelangen kann. Er schützt den Magen davor, beim Einatmen Luft aufzunehmen. Seine Innervation erfolgt durch die Rami ösophagei des N. recurrens (Wirth 1994),
- Die Speiseröhre ist als Windkessel und Tongenerator geeignet. Sie verfügt mit einer Länge von 20–25 cm über ausreichendes Volumen und besteht im oberen Drittel aus quergestreifter Muskulatur (Schneider 2004),
- Die Speiseröhre ist ein Hohlkörper mit Eigenelastizität und übernimmt mit einer möglichen Luftkapazität von ca. 80 ml in Bezug auf die Stimmgebung eine Ersatzfunktion für die Lunge (Wirth 1994),
- Im oberen Drittel der Speiseröhre kann das sich bildende Luftreservoir kurz unterhalb des Ösophagussphinkters gehalten werden.

8.1.2 Anatomisch-physiologische Voraussetzungen zur Ösophagusluftabgabe (Ölab)

- Die Eigenelastizität des Ösophagus unterstützt die Luftabgabe,
- Die antiperistaltische Wellenbewegung (notwendig für Aufstoßen und Erbrechen) befördert die Luft aufwärts,
- Die atmungsunterstützende Muskulatur (Kontraktionen des Zwerchfells (Diaphragma) und der Thoraxmuskulatur) unterstützt die Luftabgabe durch Druckerhöhung im Ösophagus. Durch diese Veränderung der Druckverhältnisse wird das Öffnen des Ösophagussphinkters verstärkt.

8.1.3 Tonentstehung

- Im oberen Drittel des Ösophagus bildet sich unterhalb der Pseudoglottis ein Luftreservoir, das u. a. durch die aufwärts steigende Luftströmung den Ösophagussphinkter öffnet,
- Durch die Schwingungen der umliegenden Schleimhautfalten und/oder Muskelwülste im Hypopharynx, am Übergang zwischen Speiseröhre und Hypoharynx oder am Ösophaguseingang entsteht ein Ton. Dieser entstandene „grob" klingende Ton wird im logopädischen Fachjargon als Ructus (ructatio = Aufstoßen) bezeichnet. Im weiteren Verlauf wird dieser Begriff synonym zu dem entstandenen primären Ton benutzt. Die jeweilige stimmerzeugende anatomische Struktur wird als Pseudoglottis/PE-Segment bezeichnet (◘ Abb. 8.1 Funktionsprinzip der Klassischen Ösophagusstimme).

Der Primärton klingt zunächst wie ein „Rülpsen". Sein Klang wird jedoch durch das Ausdifferenzieren des schwingenden PE-Segmentes während der konsequenten Übungsbehandlung modifiziert.

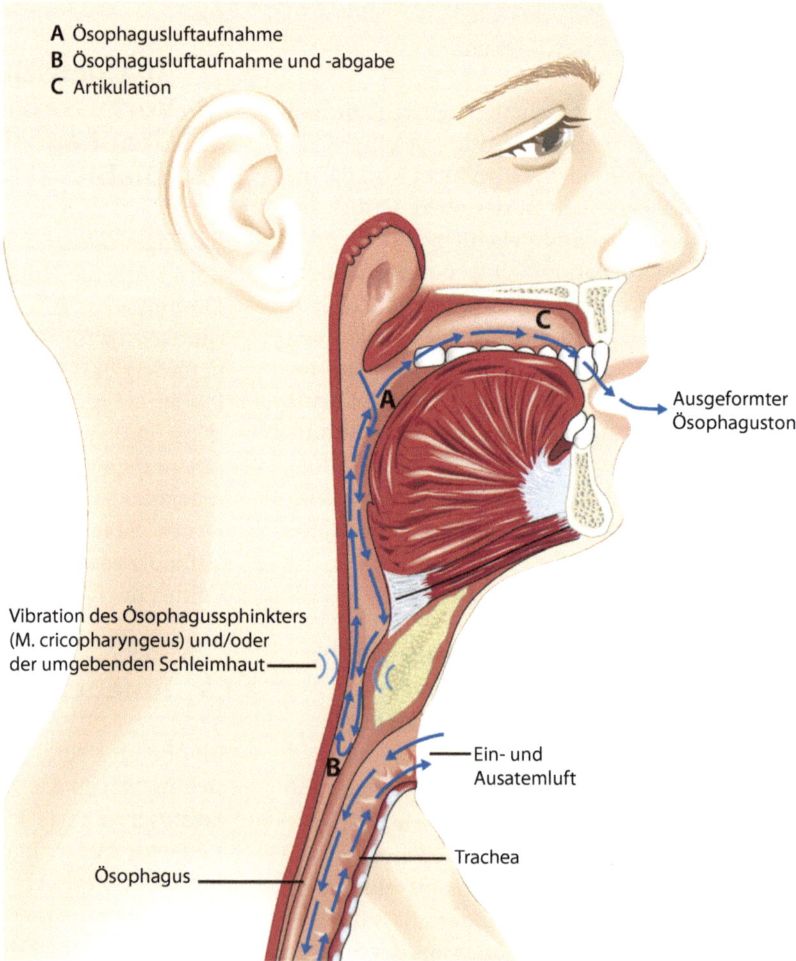

Abb. 8.1 Funktionsprinzip der Klassischen Ösophagusstimme

Exkurs

Pseudoglottis
Die „Ersatzstimmlippen" befinden sich anatomisch betrachtet auf der Höhe des früheren Kehlkopfes (5.–6. Halswirbel), sodass das ursprüngliche Ansatzrohr nutzbar und demzufolge eine Individualität des stimmlichen und verbalen Ausdrucks (z. B. nasaler Beiklang, Dialekt) erhalten bleibt. Weder Lage noch Form der Pseudoglottis lassen sich willkürlich beeinflussen (Wirth 1994). Apparative diagnostische Verfahren wie z. B. die endoskopische, röntgenologische und kernspintomografische Untersuchung erlauben eine differenzierte Einschätzung der optimalen anatomischen Faktoren, die das Erlernen einer tragfähigen Ersatzstimme unterstützen. Bereits Snidecor (1981) fasste folgende anatomische Strukturen, die mit den Untersuchungsmethoden betrachtet werden können, zusammen. Dies hat bis heute Gültigkeit:

- der obere Ösophagusschließmuskel,

- der cricopharyngeale Muskel,
- der untere Hypopharynxschließmuskel in Opposition zum M. constrictor pharyngis,
- der mittlere Schließmuskel, der querliegende Schleimhautfalten bildet und
- die Zungengrund-Pharynx-Enge.

Bereits Wendler und Seidner (1987), Biesalski und Frank (1982) sowie Kürvers (1997) weisen unabhängig voneinander darauf hin, dass die Form der Pseudoglottis mit entscheidend für die Qualität der zukünftigen Stimme ist.

» Eine schmale, leistenförmige Wulstbildung im Bereich der Pseudoglottis ist für eine klangvolle und mühelose Ructusbildung wesentlich günstiger als eine flache und breitbasige Wölbung (Wendler und Seidner 1987, S. 235).

Halfpap (2007) bestätigt in ihrer Dissertation erneut diese Hinweise und führt noch weitere anatomische Voraussetzungen für tragfähige im Ösophagus generierte Stimmen an.

Ebenso scheinen eine günstige Form des Hypopharynx (konische oder zylindrische Form), ein normotones PE-Segment sowie eine reguläre Peristaltik des Pharynx eine Rolle bei der Ösophagustonproduktion zu spielen (Halfpap 2007). Auf signifikante Zusammenhänge zwischen dem Durchmesser der Pseudoglottis und einer verbesserten Stimmqualität weist Halfpap in ihrer Dissertation ebenso hin. Beispielsweise können Patienten die Dynamik ihrer Ersatzstimme willentlich besser beeinflussen, wenn sie über eine größere Pseudoglottis verfügen im Vergleich zu Sprechern mit kleineren Neoglottitiden (Halfpap 2007). Neben der Notwendigkeit, aufgrund der Diagnose radikal operieren zu müssen, ist es erforderlich, so schonend wie möglich zu resezieren, um die anatomisch-physiologischen und funktionellen Voraussetzungen einer optimalen Ösophagusstimme zu erhalten bzw. herzustellen. Darüber hinaus ist die intraoperative Durchführung einer Myotomie sinnvoll, um optimale Voraussetzungen für die Ersatzstimme zu schaffen. ◘ Abb. 8.2 zeigt eine Hochgeschwindigkeitsaufnahme der Pseudoglottis.

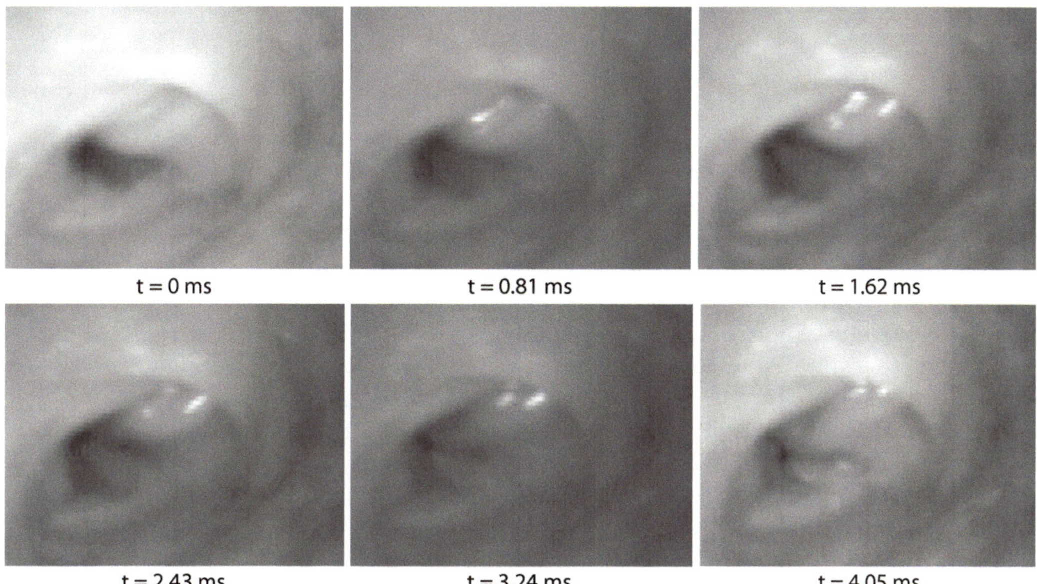

◘ **Abb. 8.2** Hochgeschwindigkeitsaufnahme einer Pseudoglottis. (Abteilung für Phoniatrie und Pädaudiologie der Universitätsklinik Erlangen-Nürnberg)

Atmung

Vor der Operation wird Stimme dadurch erzeugt, dass die Ausatmungsluft die Stimmlippen gemäß der myoelastischen-aerodynamischen Theorie in Schwingungen versetzt und ein primärer Ton entsteht. Demzufolge ist eine physiologische Phonation ohne Ausatmung nicht möglich. Auch nach den operationsbedingten Veränderungen bleibt bei den laryngektomierten Patienten die Tendenz, Atmung und Phonation parallel anzuwenden (Synchronität zwischen Ausatmung und Phonation). Dies hat zur Folge, dass die Patienten während der Ösophagustonproduktion ausatmen. Demnach können Atemgeräusche am Tracheostoma entstehen, welche die Ösophagusstimme durch ihre Lautstärke überlagern. Die beim Atmen notwendige Aufwärtsbewegung des Zwerchfells ermöglicht zwar die erleichterte Ösophagusluftabgabe, bzw. ein lautes Sprechen ist mit verstärkter Zwerchfellaktivität möglich, es kann jedoch eine Zunahme störender Atemgeräusche bedeuten.

Die Koordination von Phonation und Atmung muss individuell beobachtet werden. Nach langjähriger Erfahrung zeigt sich, dass sehr unterschiedliche Möglichkeiten existieren, mit der Lungenluft umzugehen. Einigen Patienten gelingt es, ohne bewusste Trennung von Atmung und Ösophagustonproduktion annähernd atemgeräuschfrei zu sprechen. Andere Sprecher müssen in der Therapie konsequent zum Anhalten der Atemluft während der Ösophagustonproduktion angeleitet werden. Die methodenabhängigen Atemabläufe und Hilfen werden in ▶ Abschn. 8.5.2 für die Injektions- und Verschlusslautinjektion und in ▶ Abschn. 8.6.2 für die Inhalationsmethode aufgeführt.

Funktionelles Zusammenspiel

Die funktionellen Voraussetzungen der Ösophagusstimme ergeben sich aus den neuen anatomischen Verhältnissen. Der Ösophagussphinkter muss sich bei der Luftaufnahme in den Ösophagus zur Tonproduktion öffnen. Während der Ösophagusluftabgabe darf nur dosiert Luft für die Tonproduktion aus der Speiseröhre entweichen, damit die Pseudoglottis in Schwingungen versetzt wird und ein entsprechender Ton entstehen kann. Damit es zur Phonation kommt, gilt es, neben den o. g. Faktoren ein gutes funktionelles Zusammenspiel der verschiedenen beteiligten Muskelgruppen anzustreben (Böhnke und Spiecker-Henke 1997; Kürvers 1997).

Hierzu gehört neben der Muskulatur im Bereich der Pseudoglottis ein gutes Zusammenwirken der Gesichts-, Mund-, Hals-, Schulter-, Atem- und Bauchmuskulatur. Dies erklärt die Notwendigkeit der Körperarbeit in der Therapie laryngektomierter Menschen.

Fazit

- Der Ösophagus bietet günstige anatomisch-physiologische Voraussetzungen für die notwendige Luftaufnahme und -abgabe bei der körpereigenen Ersatzstimme,
- Zur Tonentstehung ist die Ausbildung einer schwingungsfähigen Pseudoglottis notwendig,
- Ein individueller Umgang mit der Atmung in Abhängigkeit der jeweiligen Stimmmethode muss vom Patienten erlernt werden,
- Alle an der Tonproduktion beteiligten Funktionssysteme (z. B. Muskulatur, Atmung) bedürfen einer optimal aufeinander abgestimmten Einstellung, um eine zufriedenstellende Stimmgebung zu ermöglichen.

8.2 Methoden der Ösophagusluftaufnahme und -abgabe

Die Injektions-/Verschlusslautinjektionsmethode und die Inhalationsmethode dienen beide zur effizienten Luftaufnahme in den Ösophagus, um damit die Voraussetzung für die Tongebung zu erreichen. Beide Methoden können in Abhängigkeit von anatomischen Gegebenheiten und Fähigkeiten des Patienten erlernt und eingesetzt werden. Die Ösophagusluftabgabe erfolgt grundsätzlich durch eine Aufwärtsbewegung des Zwerchfells und der dadurch erzielten Schwingung des stimmgebenden Segmentes.

8.2.1 Funktionsprinzip der Injektions-/Verschlusslaut-injektionsmethode

Funktionsprinzip der Injektionsmethode

- **Ösophagusluftaufnahme (Ölau)**

Die Injektionsmethode basiert auf dem Prinzip der „Einspritzung" von Mundluft in den oberen Ösophagusteil. Mithilfe der Lippen, Zungen- und Wangenmuskulatur wird in der Mundhöhle ein Überdruck erzeugt (Snidecor 1981). Entweder durch Verschluss der Lippen, das Anlegen der Zunge an den Gaumen bzw. die Zahnreihen oder das Anheben des dorsalen Zungenanteils (Pumpbewegung) wird die Luft über den Pharynx in den Ösophagus gedrückt. Ein guter velopharyngealer Abschluss verhindert das Entweichen der Luft über die Nase. Dies geschieht unabhängig von den zu sprechenden Lauten, der Ösophagusmund öffnet sich. Nach der Ölau verschließt sich dieser wieder. Das Luftreservoir muss unterhalb der Pseudoglottis stehen bleiben und sollte nicht in tiefer gelegene Strukturen der Speiseröhre abgleiten.

Eine Luftaufnahme kann mit einem hörbaren Nebengeräusch („clunk") einhergehen.

- **Ösophagusluftabgabe (Ölab)**

Durch das Einziehen der Bauchdecke bzw. die Aufwärtsbewegung des Zwerchfells (Bauchpresse) bei Phonationsbeginn wird der intrathorakale Druck erhöht; es kommt zu einer antiperistaltischen Bewegung in der Speiseröhre. Die dort entstehende Drucksteigerung auf das Luftreservoir und das willkürliche Entspannen des Ösophagussphinkters ermöglichen die dosierte Ölab über die Pseudoglottis. Hier kommt es zu Vibrationen des Muskels oder anderer anatomischer Anteile, die den Ructus erzeugen. Eine ruckartige Öffnung des Ösophagussphinkters bzw. unkontrollierte Zwerchfellaufwärtsbewegungen entleeren die Speiseröhre spontan und können die Verlängerung des Ructus verhindern.

Die Ölab erfolgt tendenziell parallel zur Ausatmung.

Funktionsprinzip der Verschlusslautinjektionsmethode (Plosivlautmethode)

Die Verschlusslautinjektion ist eine Ergänzung/Sonderform der Injektionsmethode, wobei beide nach einem ähnlichen Funktionsprinzip während der Luftaufnahme und -abgabe funktionieren. Irrtümlich wird durch den Begriff „Verschlusslaut" angenommen, dass ausschließlich Plosive eine Luftaufnahme in den Ösophagus ermöglichen. Auch bestimmte Frikative füllen das Luftreservoir unterhalb des PE-Segments auf.

- **Ösophagusluftaufnahme (Ölau)**

Die Artikulation der Verschlusslaute (/p/, /t/, /k/, /b/, /d/, /g/) sowie einiger Frikative (/f/, /s/) wird kraftvoller als normal ausgeführt, während der Ösophagussphinkter entspannt bleibt. Der M. cricopharyngeus öffnet sich, ein Teil der Mundluft gelangt somit in die Speiseröhre. Für die Phonation der stimmhaften Laute wird die in der Speiseröhre angesammelte Luft zur stimmhaften Phonation verwendet (/P/ = Ösophagusluftaufnahme, /ass/ = Ösophagusluftabgabe, /Pass/). Durch die Artikulation der o. g. Laute füllt sich die Speiseröhre während des Sprechens relativ schnell und unauffällig auf die oben beschriebene Art und Weise erneut.

> **Die Verschlusslautmethode muss mit einer weiteren Form der Ölau (Inhalation oder Injektion) kombiniert werden, da nicht jede Silbe mit einem Plosiv oder Frikativ beginnt. Sie ermöglicht jedoch eine schnelle Erweiterung der Äußerungslänge, indem der Patient von Plosiv zu Plosiv bzw. Frikativ „springt" ► Abschn. 8.5.3).**

- **Ösophagusluftabgabe (Ölab)**

Die Ölab erfolgt wie bei der Injektionsmethode.

8.2.2 Funktionsprinzip der Inhalationsmethode

- **Ösophagusluftaufnahme (Ölau)**

Durch das Abwärtsbewegen des Zwerchfells während der Einatmung wird die Speiseröhre in die Länge gezogen, woraus eine Erweiterung des Hohlraumes der Speiseröhre resultiert. Dies bewirkt einen ösophagealen Unterdruck. Das gleichzeitige Weiten des Ansatzrohres öffnet den entspannten M. cricopharyngeus, wodurch eine größere Luftmenge in die Speiseröhre einströmen kann. (Hierin liegt auch ein Vorteil dieser Methode, da ein weitaus größeres Luftreservoir unterhalb der Pseudoglottis im Vergleich zur Injektionsmethode gebildet werden kann). Anschließend schließt sich der Muskel und verhindert das Entweichen der Luft nach oben. Während der Luftaufnahme sind keine Schluck-, Artikulations- oder Injektionsbewegungen zu beobachten. Lediglich das Anheben des Kinns sowie eine leichte Vorwärtsbewegung des Unterkiefers oder des Kopfes können sichtbar sein. Bei geöffnetem Mund liegt die Zunge während der Ösophagusluftaufnahme ruhig am Mundboden. Durch den Widerstand der Pseudoglottis bei der Aufnahme der Luft in die Speiseröhre kann es hin und wieder zu einer stimmhaften Ölau kommen.

Die Inspiration der Lungenluft verläuft parallel zur Ösophagusluftaufnahme, da durch den entstandenen negativen Druck in der Speiseröhre die Luft eingesogen wird.

Ösophagusluftabgabe (Ölab)

Grundsätzlich gleicht die Ölab dem Ablauf bei der Injektionsmethode. Die Ösophagusluftabgabe erfolgt tendenziell parallel zur Ausatmung.

Tipp

Die Injektionsmethode ist kombinierbar mit der Verschlusslautinjektion und/oder der Inhalationsmethode. Ist eine Methode beim Patienten stabilisiert, kann zur größtmöglichen Flexibilität im Umgang mit der Klassischen Ösophagusstimme mit den anderen Methoden experimentiert werden.

Fazit

Das Funktionsprinzip der drei Stimmmethoden bei der Klassischen Ösophagusstimme unterscheidet sich wie folgt:

- Die Injektionsmethode funktioniert nach dem Prinzip der „Einspritzung" von Mundluft in den oberen Ösophagus. Der intrathorakale Druck wird mit Hilfe der Zwerchfellaufwärtsbewegung erhöht und macht die Luftabgabe mit anschließender Tonerzeugung durch die Pseudoglottis möglich. Eine Ösophagusluftabgabe erfolgt tendenziell parallel zur Ausatmung,
- Eine Ergänzung zur Injektionsmethode stellt die Verschlusslautinjektionsmethode dar,
- Die verstärkte Artikulation insbesondere der Verschlusslaute ermöglicht eine Ösophagusluftaufnahme (Verschlusslautinjektionsmethode). Ösophagusluftabgabe und Atmungsverlauf sind mit der Injektionsmethode identisch,
- Die inspirationsbedingte Abwärtsbewegung des Zwerchfells bewirkt einen ösophagealen Unterdruck und ermöglicht bei gleichzeitiger Weitung des Ansatzrohres die Ösophagusluftaufnahme (Inhalation). Die Luftabgabe gleicht dem Ablauf der Injektionsmethode und erfolgt tendenziell parallel zur Ausatmung.

8.3 Indikation/Komplikationen

Verschiedene anatomische, funktionelle und psychische Faktoren beeinflussen das Erlernen der Klassischen Ösophagusstimme und können ursächlich nicht immer klar voneinander getrennt werden.

Indikation

Die Laryngektomie stellt grundsätzlich eine Indikation zum Erlernen der Ösophagusstimme dar.

Komplikationen

Verschiedene Komplikationen können das schnelle Erlernen der neuen Stimmtechnik auf unterschiedliche Weise erschweren oder verhindern. Die differenzierte Wahrnehmung der im Folgenden beschriebenen Bereiche muss für eine erfolgreiche Stimmtherapie mit einbezogen werden. Die Vielzahl der Faktoren können in medizinische (▶ Übersicht 8.1), intrapersonelle (▶ Übersicht 8.2) und interpersonelle Faktoren (▶ Übersicht 8.3) unterteilt werden.

8.3.1 Medizinische Faktoren

Die im Folgenden aufgelisteten Faktoren sind entscheidend für Erfolg oder Misserfolg beim Erlernen der Klassischen Ösophagusstimme.

Übersicht 8.1

Mögliche medizinisch bedingte Komplikationen beim Erwerb der Klassischen Ösophagusstimme (hemmende Körperstrukturen bzw. Körperfunktionen)

- Velopharyngeale Insuffizienz,
- Hypoglossuslähmung,
- Zungenteilresektion,
- Resektion des Zungengrundes,
- Pharyxnresektion,
- Hypopharynxverengung (z. B. aufgrund von Hypopharynxresektion),
- Radikale Neck dissection,
- Spasmen, Stenosen und Narbenbildungen am Ösophagusmund oder dem oberen Drittel der Speiseröhre,
- Tumorrezidive,
- Läsion der Rami ösophagei des N. recurrens,
- Divertikel (Ausstülpungen) der Speiseröhre,
- Resektion der Speiseröhre bzw. des Magens (Magenhochzug),
- Implantat eines Teils des Dünndarms (Jejunumimplantate),
- Strahlenfolgen (einschließlich Lymphstauungen),
- Sensibilitätsstörungen in Mund- und Rachenbereich,
- Verminderte Hörfähigkeit,
- Reduzierter Allgemeinzustand (z. B. durch pulmonale und/oder kardiale Erkrankungen),
- Neurologische Erkrankungen (z. B. Aphasie, Demenz),
- Endogene Depression.

Um die körperlichen Ursachen für ein erschwertes Erlernen der Klassischen Ösophagusstimme diagnostizieren zu können, stehen unterschiedliche Maßnahmen zur Verfügung. Hierzu zählen z. B.:

- Endoskopie (z. B. endonasal),
- Röntgenuntersuchung des Ösophagus,
- Hochgeschwindigkeitsaufnahmen,
- Ösophagusdruckmessung,
- Transnasaler Insufflationstest.

Exkurs

Ösophagusdruckmessung

Ein nur noch selten genutztes Verfahren zur Messung des Widerstands des Ösophaguseingangs wird bei geschlossenen Lippen mit Hilfe eines umgebauten Politzer-Ballons gemessen (**Ösophagusdruckmessung**). Dazu benötigt man zwischen Ballon und Nasenolive ein Manometer, das den Druck misst, der notwendig ist, um den Ösophaguseingang zu öffnen.

Niedrige Werte (**10–30 mmHg**) weisen darauf hin, dass die Luft gegen diesen geringen Widerstand in die Speiseröhre gedrückt wird und deuten auf ein schnelles Erlernen der Ösophagusstimme hin.

Werte von **30–50 mmHg** geben einen Hinweis auf einen hohen Widerstand und erschweren die Luftaufnahme. Messungen **über 50 mmHg** behindern die schnelle und kontinuierliche Ösophagusluftaufnahme und somit eine flüssige Stimme. Nach der Ursache für diesen erhöhten Widerstand des Ösophagusmundes sollte in diesem Fall z. B. durch eine röntgenologische Diagnostik gesucht werden (Wendler und Seidner 1987).

Der transnasale Insufflationstest nach Blom und Singer misst die Tonhaltedauer und gibt somit Aufschluss über die Schwingungsfähigkeit des PE-Segmentes (Blom et al. 1998). Die Durchführung dieser Methode findet sich unter ▶ Abschn. 2.2.6.

8.3.2 Intrapersonelle Faktoren

Die nachstehenden, in ► Übersicht 8.2 aufgeführten Faktoren führen nicht zwingend zum erschwerten Erwerb der Klassischen Ösophagusstimme.

Übersicht 8.2
Mögliche intrapersonell bedingte Komplikationen beim Erwerb der Klassischen Ösophagusstimme (hemmende personbezogene Faktoren)

- Fortgeschrittenes Lebensalter,
- Extremer Alkoholabusus,
- Emotionale Ablehnung der Ösophagusstimme (mangelnde Stimmakzeptanz),
- Scheu vor kommunikativen Anlässen aufgrund introvertierter Persönlichkeit/sozialer Rückzug, mangelnder Antrieb,
- Stark eingeschränktes Auffassungsvermögen,
- Depressive Erkrankungen.

8

8.3.3 Interpersonelle Faktoren

In ► Übersicht 8.3 sind einige Faktoren der zwischenmenschlichen Ebene, die gegen das Erlernen der Klassischen Ösophagusstimme sprechen, aufgeführt.

Die Vor- und Nachteile der Ösophagusstimme werden in ► Kap. 12 diskutiert, in dem auch das vergleichende und nicht konkurrierende Für und Wider der einzelnen Stimmtechniken erörtert wird.

Übersicht 8.3
Mögliche interpersonell bedingte Komplikationen beim Erwerb der Klassischen Ösophagusstimme (hemmende Umweltfaktoren)

- Ablehnung der Ösophagusstimme durch das soziale Umfeld,
- Eingeschränkte oder keine berufliche Perspektive,
- Qualität des Therapeuten.

Fazit

- Die Hauptindikation zum Erlernen der Klassischen Ösophagusstimme stellt die Laryngektomie dar,
- Verschiedene medizinische, intrapersonelle und interpersonelle Faktoren erschweren oder verhindern das Erlernen der Klassischen Ösophagusstimme.

8.4 Therapieaufbau/Anbahnungsphase

Es folgen die Inhalte der Anbahnungsphase. Zum Transfer finden sich weitere Erläuterungen in ► Kap. 11. Eine Zusammenfassung aller Phasen wird in ► Kap. 10 dargestellt. Der Patient soll in dieser Phase den Ösophaguston nach einer Methode (Injektion, Verschlusslautinjektion oder Inhalation) realisieren lernen.

Zur besseren Darstellung und zum Verständnis wird das methodenunabhängige Experimentieren mit dem Patienten strikt von dem methodenabhängigen Experimentieren getrennt. In der Praxis überschneiden sich häufig die Hilfen und Vorstellungsbilder, die dem Patienten die Realisierung bzw. Festigung der Ösophagustongebung ermöglichen. Die Auswahl einer für den Patienten geeigneten Methode führt zu einer ökonomischen Ösophagusstimme.

8.4.1 Methodenunabhängiges Experimentieren

Im Vordergrund dieses Therapieschrittes steht, „irgendwie" Luft in die Speiseröhre aufzunehmen und anschließend „irgendwie" über den Mund wieder abzugeben.

Allgemeine Stimulierungshilfen sind zu bevorzugen. In dieser Phase wird darauf geachtet, zu welcher der drei Methoden der Patient neigt. Die Kriterien zur Methodenwahl werden in ► Abschn. 8.4.3 erläutert.

Das methodenunabhängige Experimentieren kann u. U. nur wenige Minuten der Therapie in Anspruch nehmen. Kann der Patient einige Male den Ructus spontan erzeugen und der Therapeut sicher beurteilen, zu welcher Methode der Patient tendiert, ist die Arbeit im Bereich „methodenunabhängiges Experimentieren" abgeschlossen. Es folgt die Stabilisierungsphase mit gezielten, differenzierten Hilfestellungen zu der jeweiligen Methode.

Der Therapeut sollte den Patienten nicht frühzeitig auf eine bestimmte Methode der Ösophagustonproduktion festlegen. Hierbei besteht die Gefahr, dass der Patient nicht über die notwendigen Voraussetzungen zu der gewählten Methode verfügt und somit die notwendigen Abläufe zum Stabilisieren der Stimme nicht ausführen kann.

Ziel

- Anbahnung eines Ösophagustones (unabhängig von einer Stimmmethode).

Durchführung

- Zunächst wird der Patient gefragt, ob er sich an das Gefühl des „Rülpsens/Aufstoßens" erinnern kann und gebeten, einen entsprechenden Ton zu erzeugen. Dabei kann der Patient zunächst den Ructus unartikuliert ertönen lassen oder einen Vokal (/a/, /o/ etc.), eine Vokal-Plosiv-Kombination (/ap/, /at/, /ak/ etc.) oder Plosiv-Vokal-Verbindung (/pa/, /ta/, /ka/ etc.) sprechen,
- Kommt kein Ton spontan zustande, kann der Therapeut auch zur Enttabuisierung einen Ructus vormachen. Dabei beobachtet der Patient den Therapeuten, um ihn imitieren zu können. Um das methodenunabhängige Experimentieren zu ermöglichen ist es von Vorteil, wenn der Therapeut eine oder beide Methoden (Injektions- und Inhalationsmethode) demonstrieren kann. Dies ist jedoch nicht zwingend notwendig, um Stimmtherapien nach Laryngektomie durchführen zu können,

  Erfolgt keine eindeutige Luftaufnahme,
- wird anhand einer Schautafel (Abb. 8.1) die grundsätzliche Entstehung eines Tones gezeigt (methodenunabhängig),
- werden Vorstellungsbilder angeboten und,
- werden Übungen aus beiden Methoden angeleitet, wobei das Funktionsprinzip der Ösophagusluftaufnahme und -abgabe in dieser Phase nicht näher erläutert wird.

Die früher häufig benutzte Vorstellung des „Luftschluckens" bewährt sich nicht als Anbahnungshilfe, da das Schlucken andere neuromuskuläre Abläufe initiiert, welche die Luft automatisch in den Magen befördert. Die Luft steht für eine willkürliche Phonation nicht zur Verfügung und erlaubt keine beschleunigte Tonproduktion.

Folgende Übungen/Vorstellungsbilder eignen sich zur Vorbereitung der Tonproduktion.

Übungen zur Eutonisierung der Körperspannung

- Progressive Muskelrelaxation (PMR) nach Jacobson für Schulter- und Nackenbereich,
- tonusregulierende Übungen in Anlehnung an G. Alexander,
- aufrechte Sitzhaltung,
- Schulterlockerung,
- Beweglichkeit der Nackenmuskulatur,
- Abklopfen der Gesichtsmukulatur,
- Lockerung der Artikulationsmuskulatur und,
- Übungen zur Gaumensegelaktivierung (verbesserter velopharyngealer Abschluss), (▶ Abschn. 6.2).

Diese Übungen sind als Vorbereitung für eine Aufnahme und Abgabe der Luft in die Speiseröhre indiziert, wenn entsprechende Voraussetzungen fehlen. Eine detaillierte Befunderhebung ermöglicht dabei die notwendige Schwerpunktsetzung.

Übungen zur Weitung des Ansatzrohres

- Gähnen,
- Vorstellung, eine Luftblase zu trinken,
- Vorstellung einer weiten und elastischen Speiseröhre,
- Luftkugel im Mund nach rechts und links bzw. vorne und hinten schieben,
- Ausblasen eines Streichholzes,
- Vorstellung eines Fischmaules, welches Luft aufnimmt sowie,
- Pleuelübung,
(▶ Abschn. 6.4).

Übung mit kohlensäurehaltigem Mineralwasser

8

- Um dem Patienten die Wahrnehmung eines Ructus zu ermöglichen, kann auf kohlesäurehaltiges Mineralwasser zurückgegriffen werden. Das Perlen der Kohlensäure verhilft zu einer besseren Eigenwahrnehmung des Ösophagus und ermöglicht einigen Patienten erstmalig das Erfolgserlebnis, den Ructus spüren zu können. Somit kann die aufsteigende Luft aus dem Magen zur sensiblen Wahrnehmung der Pseudoglottis führen. Insbesondere während häuslicher Übungen eignet sich Mineralwasser als gute Möglichkeit zur Eigenwahrnehmung, wenn der Ructus noch nicht willkürlich möglich ist. Ein weiterer Effekt besteht im Anfeuchten der Schleimhäute. Treten Schwierigkeiten beim Schlucken des Getränks auf, sollte nach weiteren Schluckbeschwerden gefragt und ggf. eine Schluckdiagnostik erwogen werden.

Eine kurzzeitige Anwendung dieser Hilfe ist meist sinnvoll. Sie sollte nur vorübergehend verwendet werden, da sie eine passive Form der Ösophagusluftaufnahme bedeutet und der Patient unabhängig vom Getränk die Luftaufnahme erlernen soll.

- **Wahrnehmungsübung am therapeutischen Vorbild**
  - Eine weitere mögliche Hilfe besteht darin, dass der Therapeut (möglich ist ebenso die Demonstration durch einen gut sprechenden laryngektomierten Menschen) nacheinander die Methoden Injektion/Verschlusslautinjektion oder Inhalation demonstriert. Der Patient fühlt an der Halsaußenseite, wie die Tonproduktion erfolgt. Dies führt zur Verbesserung der Wahrnehmung im Bereich der Pseudoglottis und sensibilisiert den Patienten für eigene Bewegungsabläufe.

Beim „Ertasten" der Pseudoglottis darf nicht zu stark gedrückt werden, da sonst die Schwingung am stimmgebenden Segment behindert wird.

Sobald während der Anbahnung ein Ton hörbar ist, wird

- Entstehungsart und -ort mit Hilfe des Patienten identifiziert und vom Patienten beschrieben,
- der Patient zum Wiederholen des Verhaltens bei der Tongebung angeregt, wobei der Therapeut unbedingt das vom Patienten verwendete Vokabular benutzen sollte.

Gelingt dem Patienten spontan ein Ructus und ist dieser einer Methode zuzuordnen, kann direkt mit der Stabilisierungsphase begonnen werden.

8.4.2 Methodenabhängiges Experimentieren

Gelingt dem Patienten trotz der methodenunabhängigen Hilfen kein Ructus, müssen methodenabhängige Hilfen zur Injektions- oder Inhalationsmethode gegeben werden.

Ziel

- Anbahnung eines Ösophagustons mit Hilfe einer Methode (Injektion oder Inhalation).

Durchführung für die Injektionsmethode

Erklären des Funktionsprinzips

Dem Patienten wird das Funktionsprinzip der Luftaufnahme erklärt. Dies kann anhand einer Schautafel (◘ Abb. 8.1) oder durch Demonstration erfolgen. In patientengerechter Form wird erläutert, dass immer Luft im Mund befindlich ist, die durch eine aktive Bewegung der Lippen, Zunge, Wangen oder Kiefer nach hinten in die Speiseröhre geschoben/gepumpt werden kann. Wichtig ist ein lockerer und entspannter Bewegungsablauf, um keine Verspannungen im Ansatzrohr oder am Eingang der Speiseröhre zu provozieren. Voraussetzungen für eine optimale Luftaufnahme sind Lockerungs- und Wahrnehmungsübungen im Ansatzrohr (z. B. Lippen spitzen und breit ziehen, Pleuelübung der Zunge, Kiefer ausstreichen, Kiefer in verschiedene Richtungen bewegen, Gähnen). Das Erläutern des Funktionsprinzips muss nicht zwingend zu Beginn des methodenabhängigen Experimentierens durchgeführt werden.

Wahrnehmung und Weitung des Ansatzrohres

- Vorstellung einer im Mund befindlichen Luftkugel, die vorsichtig hin und her bewegt wird (rechts, links, vorne, zuletzt nach hinten und abwärts),
- Streichholz ausblasen,
- Feder vor den Mund halten und mit der Mundluft wegpusten sowie,
- „heißes Kartoffelgefühl“ herstellen, (► Abschn. 6.4).

Ösophagusluftaufnahme

Nach dem Formen der Luftkugel muss der Patient den Mundraum verengen, indem er sich vorstellt, die Luftkugel z. B. auf die Zunge zu laden und in die Speiseröhre zu pumpen.

- Luftkugel mit Hilfe der Hand in den Mund aufnehmen,
- gedachte Kette mit kleinen Luftblasen in den Mund aufnehmen,
- „Schnappen nach Luft wie ein Fisch“,
- betont deutliches Artikulieren einzelner Plosive (/p/, /t/, /k/, /b/, /d/, /g/) oder Worte mit Plosiven im Anlaut (z. B. Pakt, Post, Pest, Takt, Tag, Tor, Test, Kap, Kopf),
- Zungenabrollbewegung (am Gaumen entlang durch die Lautfolge „hamtak“ – ha = Öffnung des Mundes, m = Mundschluss, tak = Abrollbewegung der Zunge) einüben,
- Eindrücken eines Softballes mit der Hand, den Fingern oder des Handballens während der Injektion,
- Pumpbewegung der Zunge mit einer Pumpbewegung z. B. der Arme verbinden,
- leichte Abwärtsbewegung des Kopfes während des „Einspritzens“ bei der Ölau,
- mit Hilfe eines Politzerballons über ein Nasenloch Luft in die Speiseröhre pumpen bei geweitetem Ansatzrohr (Achtung: das zweite Nasenloch und Lippen müssen geschlossen bleiben!). Diese Möglichkeit sollte nur bei Versagen aller anderen Hilfen eingesetzt werden, da sie für den Patienten wenig angenehm ist.

Ösophagusluftabgabe

Der Patient soll lernen, die soeben eingedrückte Luft umgehend wieder abzugeben.

- Symbolisches Festhalten der Luftkugel mit der Hand in Höhe des Schlüsselbeins,
- Aktivierung der Zwerchfellaufwärtsbewegung durch Bewegungen während der Luftabgabe (Abdrücken des Körpers von der Wand oder der Stuhllehne, Ruderbewegung, Kugel beim Kegeln anschieben, Zusammendrücken eines Softballes vor

dem Körper, an verschränkten Fingern ziehen, Ton aus dem Mund mit der Hand herausziehen, Ton auf einem Tablett vorsichtig vor sich her schieben etc.),
- Aktivierung der Zwerchfellaufwärtsbewegung durch den Einsatz von Hilfsmitteln (z. B. Deuserband, Bali-Gerät),
- Steigerung des intraabdominalen Druckes (Vorstellung wie beim Toilettengang),
- Gefühl des „Übergebens" mit herabhängendem Oberkörper sowie,
- Hand des Therapeuten auf dem Bauch des Patienten gibt durch einen leichten Druck den richtigen Zeitpunkt der Luftabgabe an.

Durchführung für die Verschlusslautinjektion

8

Erklären des Funktionsprinzips

Durch Querschnittsdarstellungen der Artikulationsstellung bei den Plosiven /p/, /t/, /k/ können die Zungenabrollbewegungen verdeutlicht werden. ◘ Abb. 8.3 zeigt in einem Querschnitt des Mundraumes, wo Plosivlaute gebildet werden. Der Patient wird aufgefordert, isolierte Laute, Silben (vorzugsweise Plosive oder auch Frikative mit Vokal) oder einsilbige Wörter zu sprechen (▶ Anhang A3).

Beispiel

/p/, /t/, /k/, /f/, /s/,

/pa/, /ta/, /ka/,

Post, Takt, Kopf,

Fass, Fakt, Satz, Sack.

Wahrnehmen der Plosive und Frikative

Der Patient soll die abgegebene Mundluft bei den verschiedenen Lauten zunächst spüren. Der Luftstrom von /p/, /t/, /k/, /f/, /s/ wird am besten wahrgenommen, indem deutlich pseudoartikuliert und die Hand vor den Mund gehalten wird.

- Weitung des Ansatzrohres
  Während der Artikulation eine Feder oder einen Papierschnipsel auf die Hand legen und versuchen, diese durch die Mundluft zu bewegen; Artikulationswerkzeuge in Stellung einer der folgenden Laute bringen /p/, /t/, /k/, /f/, /s/.
- Lautverbindungen mit Plosiv/Vokal-Verbindung oder Frikativ/Vokal-Verbindung artikulieren
  - auf Silbenebene (/pa/, /ta/, /ka/, /fa/, /sa/),
  - auf Wortebene (Pass, Tat, Kopf, Fass, Sack).

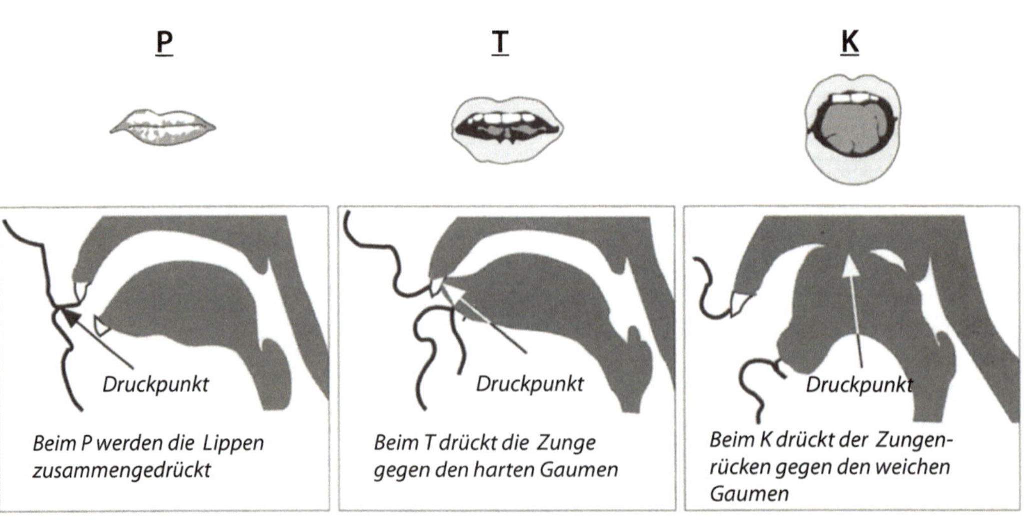

◘ **Abb. 8.3** Querschnittsdarstellung der Plosivbildungsorte. (Aus Lotter et al. 2001)

Ösophagusluftaufnahme

Teilweise ergeben sich durch die bewusste und betonte Artikulation spontane Ructi, wenn eutone Spannungsverhältnisse im Pharynx-, Hypopharynx- und Ösophaguseingangsbereich bestehen. Die Luft wird dann durch den intraoralen Druckaufbau bei der Plosivbildung regelrecht „eingespritzt". Nicht immer ist eine sofortige Ölab möglich. Insbesondere bei der Verschlusslautinjektion liegt der Ablauf der Ölau und Ölab so nah beieinander, dass sich beide Vorgänge in der Durchführung nicht trennen lassen.

- Artikulieren von /pataka/ mit der Vorstellung, es nach hinten zu sprechen,
- Einstülpen der Lippen beim Artikulieren von /p/, um das „Einspritzen" zu unterstützen,
- „Anlauf nehmen" – Pseudoflüsternd /pa/ zweimal artikulieren, beim dritten Mal mit höherer Intensität stimmhaft /pa/ sprechen,
- Zungenabrollbewegung durch /ptk/ oder /hamtak/ mit gleichzeitigem „Einspritzen" der Mundluft in die Speiseröhre sowie,
- begleitendes Kopfnicken während des „Einspritzens" (bei der Ölab leichte Anhebung des Kopfes).

Ösophagusluftabgabe

Der Patient wird angewiesen, aufsteigende Luft aus der Speiseröhre bei weit geöffnetem Mund abzugeben bzw. nach dem Verschlusslaut den folgenden Vokal zu dehnen (z. B. /P-ark/). Weitere Hilfen siehe unter Ösophagusluftabgabe bei der Injektion.

Durchführung für die Inhalation

Erklären des Funktionsprinzips

Anhand eines Schaubildes erhält der Patient Informationen zu seiner postoperativen Atem- und Sprechsituation, der Lage des Ösophagussphinkters, des Ösophagus und des Zwerchfells. Da die Luftaufnahme bei der Inhalationsmethode in engem Zusammenhang zur Inspiration steht, sollten in vereinfachter Form Informationen zur Atmung gegeben werden können. Hierzu zählen beispielsweise die Abwärtsbewegung des Zwerchfells während der Einatmung, das damit in Zusammenhang stehende Hervortreten der Bauchdecke sowie die damit verbundene Verlängerung der Speiseröhre. Der entstehende Unterdruck in der Speiseröhre unterstützt die Öffnung des Eingangsmuskels bzw. die Luftaufnahme (Sogbildung).

Weitung des Ansatzrohres und Wahrnehmung der Einatmung

Eine der wichtigsten Voraussetzungen für die Inhalationsmethode ist die Weitung des Ansatzrohres (z. B. durch das Gähnen, das Gefühl des Erschreckens/Erstauntseins) sowie die Einatmungstendenz des Thorax. Es handelt sich nur um eine Tendenz. Die gezielte Einatmung in den Thorax forciert eine ungewünschte Hochatmung. Der Patient soll in entspannter Situation locker und tief gähnen (ggf. mit Körperbewegungen).

Während der Weitungsübung kann es bereits zu einer Inhalation in die Speiseröhre kommen, welche durch ein leises Geräusch während des Gähnens oder einen anschließenden Ructus bestätigt wird. In diesem Fall hat sich beim Weiten des Ansatzrohres das PE-Segment geöffnet. Luft konnte durch den negativen Druck in der Speiseröhre aufgenommen werden. Nach erfolgter Inhalation soll der Patient versuchen, mit der in der Speiseröhre aufgenommenen Luft einen Vokal zu sprechen.

Ösophagusluftaufnahme

Während der Einatmung soll der Patient den Rachen weiten und die Luft „einsaugen".

- Dehnung des Ansatzrohres und der Speiseröhre durch kleine unterstützende, vorwärts gerichtete Bewegungen des Kinns oder des Kopfes,
- Vorstellung einer Luftblase, die in den geweiteten Mund angesaugt wird,
- fiktives Ansaugen der Luft mit einem Strohhalm,

- Vorstellung, den Inhalt eines großen Bierglases ohne Schluckbewegung in die Speiseröhre einzufüllen,
- Ausschlürfen eines leeren Glases,
- Luftblase aus den Händen trinken und,
- Vorstellung des Sich-Erschreckens oder Staunens.

Ösophagusluftabgabe

Die Hilfen zur Ölab bei der Inhalation sind identisch mit denen bei der Injektion (s. oben).

8.4.3 Indikation zur Methodenwahl

Ziel

- Festlegen der Stimmmethode für eine ökonomische und flüssige Ösophagusstimme anhand von visuellen, auditiven, taktilen und subjektiven Parametern aus Patientensicht.

Zur Identifizierung der vom Patienten tendenziell genutzten Stimmmethode werden alle Versuche der Ösophagusluftaufnahme und -abgabe sowie der Umgang mit der Atmung beobachtet und einer Methode zugeordnet. Patienten mit einer guten Selbstwahrnehmung können dem Therapeuten wichtige Hinweise auf die Realisierungsart geben und sollten unbedingt befragt werden, z. B. wie sie die Luft in die Speiseröhre befördern. Der Hinweis des Patienten, er benutze die Zunge wie eine „Pumpe", lässt beispielsweise eine eindeutige Zuordnung zur (Verschlusslaut-) Injektion zu, wenn parallel dazu z. B. Muskelbewegungen im Mund- und Halsbereich sichtbar sind. Eine Äußerung wie „Ich sauge die Luft an." ermöglicht das Einordnen zur Inhalationsmethode. Ist in diesem Beispiel eine Ösophagusluftaufnahme bei geöffnetem Mund ohne Zungenaktivität möglich, bestätigt sich diese Annahme.

Im Folgenden sind die Hinweise zusammengestellt, die das Einschätzen der jeweiligen Methode ermöglichen.

Mögliche Anzeichen der Injektionsmethode

Ösophagusluftaufnahme (Ölau)

Sichtbare Muskelaktivitäten (Verschluss) an den Lippen und am vorderen oder hinteren Zungenanteil, leichte Abwärtsbewegung mit dem Kopf, tendenziell synchrone Luftaufnahme zur Ein- oder Ausatmung (in- oder exspirationssynchron), evtl. Pumpgeräusch hörbar („clunk").

Ösophagusluftabgabe (Ölab)

Tendenziell synchrone Luftabgabe zur Ausatmung (exspirationssynchron).

Ösophagustonhäufigkeit

Willkürliche, relativ häufige und schnelle Tonproduktion möglich.

Mögliche Anzeichen der Verschlusslaut-Injektionsmethode

Ösophagusluftaufnahme (Ölau)

Luftaufnahme ist nur möglich bei einer Stellung der Artikulationsorgane folgender Laute: /p/, /t/, /k/, /b/, /d/, /g/, /f/, /s/, Muskelaktivität je nach verwendetem Laut sichtbar, tendenziell synchrone Luftaufnahme zur Ein- oder Ausatmung (in- und exspirationssynchron), evtl. Pumpgeräusche hörbar, schnelle Luftaufnahme möglich (teilweise so schnell, dass sie kaum nachvollzogen werden kann).

Ösophagusluftabgabe (Ölab)

Sehr kurzer Ton möglich, tendenziell synchron zur Ausatmung (exspirationssynchron).

Ösophagustonhäufigkeit

Willkürliche, häufige (immer in Kombination mit den Verschlusslauten) gebildete Töne und schnelle Tonproduktion möglich.

Mögliche Anzeichen der Inhalationsmethode

Ösophagusluftaufnahme (Ölau)

Evtl. sichtbare Einziehung am Platysma (Muskel des Halses), Vorwärtsbewegung des Kinns, leichte Aufwärtsbewegung des Brustkorbes, leichtes Anheben des Kopfes, Hauptmerkmal: Luftaufnahme bei geöffnetem Mund und ohne Zungenaktivität möglich, tendenziell synchrone Luftaufnahme zur Einatmung (inspirationssynchron), häufig einsaugendes Geräusch hörbar.

Ösophagusluftabgabe (Ölab)

Langer Ton möglich, tendenziell synchrone Luftabgabe zur Ausatmung (exspirationssynchron).

Ösophagustonhäufigkeit

Willkürliche, häufige und längere Tonproduktion möglich.

> **Die zuverlässigsten Informationen zur Methode erlangt man durch das differenzierte Betrachten der Ösophagusluftaufnahme.**

In dieser Phase ist die Luftabgabe von sekundärer Bedeutung für den Therapeuten. Kommt es bereits zum Ructus, bedeutet es eine große Motivation für den Patienten und sollte immer positiv verstärkt werden. Häufig verzögert sich jedoch die Luftabgabe und kann nicht immer sofort mit einem gesprochenen Wort koordiniert werden. In jedem Fall sollte der Therapeut den Patienten zur sofortigen Luftabgabe ermutigen und produzierte Töne wahrnehmen bzw. positiv verstärken.

Fazit

Wichtig für die Anbahnungsphase:

- Methodenunabhängiges Experimentieren hat zum Ziel herauszufinden, zu welcher Methode der Ösophagusluftaufnahme der Patient tendiert,
- Aufstoßen, Vorstellungsbilder, Veranschaulichung mittels anatomischer Schautafeln, Übungen zur Eutonisierung der Körperspannung, Übungen zur Weitung des Ansatzrohres, Übungen mit kohlesäurehaltigem Mineralwasser und Wahrnehmungsübungen am therapeutischen Vorbild können Hilfen sein, einen Ösophaguston beim Patienten zu provozieren.

Beim methodenabhängigen Experimentieren sind folgende Inhalte hilfreich und wichtig:

- Erklären des Funktionsprinzips,
- Wahrnehmung und Weitung des Ansatzrohres,
- Wahrnehmung der Einatmung (speziell bei der Inhalation),
- Wahrnehmung der Plosive und Frikative (speziell bei der Verschlusslautinjektion),
- Ösophagusluftaufnahme,
- Ösophagusluftabgabe.

Für das weitere therapeutische Vorgehen ist die Bestimmung der Art der Ösophagusluftaufnahme wichtig (Injektion, Verschlusslautinjektion, Inhalation). Dies ist durch Beobachtung des Patienten bei der Ructusproduktion sowie seinen Rückmeldungen über die Realisierungsart möglich. Bei der Einordnung in Injektion, Verschlusslautinjektion oder Inhalation ist die Analyse dieser Bereiche wichtig:

- Muskelaktivitäten an Lippen, Kinn, Mundboden und Platysma,
- Bewegungen des Kinns,
- Bewegungen des Kopfes,
- Mundschluss bzw. -öffnung bei der Ösophagusluftaufnahme,
- hörbares Pumpgeräusch,
- Länge und Klang des erzeugten Tones,
- Atmung sowie,
- Atemgeräusche während der Ösophagusluftabgabe.

8.5 Therapieaufbau/ Stabilisierungsphase der Injektions-/Verschlusslautinjektionsmethode

Die Erarbeitungsangebote der Stabilisierungsphase sind Voraussetzung für eine flüssige Ösophagusstimme bei allen Methoden der Ösophagusluftaufnahme und bilden die Grundlage für einen erfolgreichen Transfer.

Während dieses Therapieschrittes kommt es darauf an, durch häufige Wiederholungen den neuen Phonationsmechanismus zu automatisieren. Sobald herausgefunden wurde, dass der Patient zur Injektion/Verschlusslautinjektion neigt oder er die Methode bereits erfolgreich anwendet, ist es notwendig, gezielte Hilfestellungen sowohl bei der Ösophagusluftaufnahme wie auch -luftabgabe zu geben. Nicht jedem Patienten gelingt gleich in der ersten Stunde die zuverlässige, willkürliche Ölau. Während der Übungssituation kommt es häufig vor, dass die Patienten zwar die Luft in die Speiseröhre injizieren, jedoch nur explosionsartig, zeitlich stark verzögert oder während der Therapiestunde gar nicht abgeben können. In diesem Fall steht dem Therapeuten eine Vielzahl unterstützender Maßnahmen zur Verfügung. Diese sind identisch mit denen aus dem methodenabhängigen Experimentieren (▶ Abschn. 8.4.2). Im Vordergrund steht jetzt, die dort erarbeiteten Inhalte durch Wiederholung so zu festigen, dass sie vom Patienten stabil beherrscht werden. In dieser Phase hilft eine differenzierte und genaue Beobachtung häufig weiter, um den Problembereich (▶ Abschn. 8.5.1) zu erkennen und dem Patienten gezielte Übungen anbieten zu können. Manchmal müssen mehrere Hilfen miteinander kombiniert werden, wobei ein ständiges Wechseln der Hilfen den Patienten überfordern kann. Längere Übungsphasen sind ebenso wichtig wie Phasen, in denen der Patient reflektieren und sich entspannen kann. Übungspausen dienen u. a. dazu, Ösophagus und Magen ausreichend Zeit zu geben, die abgleitende Luft wieder frei zu geben.

Cave
Im Magen oder Darm festsitzende Luft führt im Extremfall möglicherweise zu kolikartigen Beschwerden. Medikamentöse Unterstützung zum Freisetzen der Luft kann in dieser Situation notwendig werden.

Ziel

- Konstante Produktion der Ösophagustöne unter Berücksichtigung der Injektion und/ oder Verschlusslautinjektion.

Durchführung

Optimale Voraussetzungen sind notwendig, um eine konstante Produktion der Töne zu ermöglichen. Dazu sind Hilfestellungen aus ▶ Kap. 6 heranzuziehen, z. B. aus:

- Körperwahrnehmung – Haltung – Tonus (▶ Abschn. 6.2),
- Atmung (▶ Abschn. 6.3) oder,
- Artikulation (▶ Abschn. 6.4).

Die konkreten Hilfen zur Stabilisierung des Ösophagustones sind identisch mit den Hilfen zum methodenabhängigen Experimentieren aus der Anbahnungsphase (▶ Abschn. 8.4.2).

Je Ölau wird zunächst **eine** Silbe gesprochen, wobei Lautkombinationen gewählt werden, die dem Patienten am leichtesten fallen. Hierzu eigenen sich vor allem sinnfreie Silben oder einsilbige Wörter mit Vokalen im Anlaut. Einsilber mit /e/, /i/, /u/ sollten wegen der Enge im Ansatzrohr zu einem späteren Zeitpunkt erfolgen. Um dem Patienten eine frühzeitige Aktivität und Teilhabe im Alltag durch eine Ersatzstimme zu ermöglichen, sollten Wörter mit alltagsrelevanter Bedeutung gesucht werden, die im günstigsten Fall artikulatorisch leicht zu bewältigen sind.

Exemplarisch werden Silben- und Wortmaterial für das weitere Vorgehen vorgestellt (▶ Anhang A3):

Beispiel

- Injektion

Silbenebene: /ap/, /op/, /up/, /ep/, /ip/; /at/, /ot/, / ut/, /et/, /it/; /ak/, /ok/, /uk/, /ek/, /ik/ etc.

Wortebene: Akt, Abt, Ast, Amt / oft, ob, Ost / und, Ulk, uns / Eck, es / ich, im, ins, in, ihr, etc.

- Verschlusslautinjektion

Silbenebene: /pa/, /po/, /pu/, /pe/, /pi/; /ta/, /to/, /tu/, /te/, /ti/; /ka/, /ko/, /ku/, /ke/, /ki/ etc.

Wortebene: Pass, Post, Pult, Pest, Pilz / Tag, Toast, Tusch, Test, Tipp / kalt, Kopf, Kunst, Keks, Kind

Bereits in dieser frühen Phase der Stabilisierung ist es für den Patienten motivierend, einsilbige Äußerungen in seinen Alltag aufzunehmen (z. B. „Tschö", „Tag", „ja", „nein", „nicht"). Damit beginnt bereits in einer sehr frühen Phase der Therapie der Transfer (▶ Kap. 11) und unterstützt den angstfreien Umgang mit der neuen Stimme (Stimmakzeptanz) bzw. die Partizipation im Alltag.

Manche Patienten zeigen in dieser Therapiephase geringe Atemgeräusche, die nicht im Detail bearbeitet werden müssen.

Der Hinweis, „leise" und „wenig angestrengt" zu sprechen, reicht bei einigen Patienten aus, um die Atemgeräusche auf ein Minimum zu reduzieren. Treten bereits in dieser Phase die Verständlichkeit stark beeinträchtigende Atemgeräusche auf, muss der Atemrhythmus eingeführt und parallel zur Stimmgebung konsequent eingehalten werden.

In der Stabilisierungsphase ist folgendes Vorgehen sinnvoll:

- Durch häufiges Wiederholen wird die Ösophagustonproduktion stabilisiert,
- Methoden aus den Therapiebereichen Körperwahrnehmung – Haltung – Tonus, Atmung und Artikulation unterstützen eine körperlich günstige Einstellung hinsichtlich der Ösophagustonproduktion,
- Gearbeitet wird zunächst mit Einsilbern, wobei auch das Erarbeiten alltagsorientierter Äußerungen sinnvoll ist.

8.5.1 Problembereiche bei der Ölau/Ölab bei Injektion/ Verschlusslautinjektion

Schwierigkeiten bei der Ölau/Ölab erfordern sowohl von Seiten des Therapeuten als auch des Patienten eine gute Fremd- und Eigenwahrnehmung. Hier können sich Patient und Therapeut gut ergänzen, indem sie das Fachwissen mit den Körperwahrnehmungen des Patienten verknüpfen und zum Auffinden der Ursache des Problems nutzen. Die Befragung des Patienten, wie welche Hilfe bei ihm wahrgenommen wird und wirkt, können dem Therapeuten wichtige Informationen zur Auswahl der adäquaten Hilfen liefern.

Bei den Problembereichen muss zwischen allgemeinen Schwierigkeiten (erhöhter Körpertonus, fehlerhafte Kopfhaltung, Verspannungen im Gesichtsbereich) und speziellen Problemen bei der Ölau und Ölab unterschieden werden.

Umgang mit Hilfen

Die Auflistung der möglichen Hilfen ist aufgrund ihrer Fülle nicht vollzählig und kann nur einen Einblick in die vielfältigen Möglichkeiten geben. Kenntnisse aus der Stimm- und Rhinophonietherapie sind hilfreich, um individuell zu unterstützen. Teilweise kann eine Hilfe für mehrere Problembereiche eingesetzt werden. Grundsätzlich orientieren sich die Hilfen an den körperlichen und intellektuellen Möglichkeiten des Patienten. Stammen Vorstellungshilfen aus den Erlebnisbereichen der Patienten, erhöhen sie ihre Effektivität. Es ist günstig, längere Zeit mit einer Hilfe zu arbeiten und diese zu variieren. Ein ständiges Angebot neuer Hilfen kann den Patienten verwirren und verunsichern. Die folgenden Tabellen fassen die Problembereiche (allgemein: ◘ Tab. 8.1, während der Ölau: ◘ Tab. 8.2, während der Ölab: ◘ Tab. 8.3) und deren mögliche Hilfen zusammen.

Tab. 8.1 Allgemeine Problembereiche und Hilfen für die Injektion/Verschlusslautinjektion

Allgemeine Problembereiche bei Injektion/Verschlusslautinjektion	Hilfen
Erhöhter Körpertonus der Schulter- und Nackenmuskulatur hat negative Auswirkungen auf das Ansatzrohr und das PE-Segment	- Aktive Lockerung durch Reissäckchen schwingen, Pinselübungen; gymnastische Übungen - Vorstellungshilfen zur Tonussenkung (möglichst aus dem Erlebnisbereich des Patienten), „müde sein", „in der warmen Sonne sitzen" - Passive Lockerung durch Abklopfen, Ausstreichen der Schultern und Arme, Massage, Ablageübung für Arme und Kopf - PMR nach Jacobson - Tonusregulierung in Anlehnung an G. Alexander
Fehlerhafte Kopfhaltung mit Verengung des Ansatzrohres durch „Abknicken" führt zu Verspannung im PE-Segment	- Haltungskorrektur im Sitzen und Stehen (ggf. vor dem Spiegel) - Vorstellung eines Marionettenfadens in der Kopfmitte, Balancieren eines Buches auf dem Kopf (vgl. Übungen aus der Stimmtherapie von z. B. Coblenzer und Muhar 2006)

Verspannungen im Gesichts- und Artikulationsbereich führt zu Verspannungen des PE-Segmentes	- Ansatzrohrlockernde Übungen:
	  - Abklopfen oder Ausstreichen des Gesichtes, Grimassen ziehen,
	  - Lockerungsübungen der Artikulationsmuskulatur (Lippen spitzen/breit ziehen, ausgiebiges Kauen wie die „Kuh auf der Wiese", Pleuelübung der Zunge, Gähnen, heißes Kartoffelgefühl, Staunen, Übungen aus ▶ Abschn. 6.4

8

8.5.2 Koordination von Atmung und Sprechablauf

Anatomisch und physiologisch betrachtet besteht postoperativ kein direkter Zusammenhang mehr zwischen Atmung und Phonation. Luft- und Speiseröhre sind voneinander getrennt.

Trotzdem kommt es aufgrund des prämorbid bestehenden neuro-physiologischen Regelkreises der Phonationsatmung zur tendenziellen Ausatmung während der Ösophagusstimmgebung. Zusätzlich fehlt der Luftröhre der Kehlkopf, der durch den Verschlussmechanismus der Glottis eine Art „exspiratorische Atembremse" darstellt (Kürvers 1997).

Beobachtet man Patienten während der Tonproduktion, fällt auf, dass einige unmittelbar vor der Ölau einatmen. Demzufolge füllen sich die Lungenflügel und beeinflussen die Druckverhältnisse in der Speiseröhre auf ungünstige Weise. Besonders in der Anbahnungsphase kann dadurch eine Tonproduktion erheblich erschwert oder unmöglich werden. Andere Patienten sind während der Therapie sehr angestrengt und konzentriert, sodass sie zu einer Hochatmung tendieren. Eine vegetative Entspannung wird demzufolge nur begrenzt möglich. Das beeinträchtigt die Voraussetzungen zur ökonomischen Ölau und Ölab (ungünstige Druckverhältnisse der Speiseröhre, muskuläre Verspannungen im Bereich des PE-Segmentes, eingeschränkte Aktivität des Zwerchfells durch verengten Brustkorb). Nicht alle Patienten sind in der Lage, die parallel zur Phonation entstehenden Atemgeräusche so gering zu halten, dass sie nicht störend für die Verständlichkeit der Ösophagusstimme sind.

Tab. 8.2 Problembereiche und Hilfen bei der Ölau für die Injektion/Verschlusslautinjektion

Problembereiche Ölau bei Injektion/Verschlusslautinjektion	Hilfen
Entweichen der Mundluft durch die Nase	- Aktivierung des Gaumensegels durch Luftstauübungen aus der Rhinophonietherapie; Vorstellungshilfen: z. B. Gähnen, Erschrecken, Staunen; Zuhalten der Nase
Geringer Muskeltonus des Ösophagussphinkters	- Bewegungshilfen während der Ölau mit allgemeiner Steigerung des Tonus: Tennisball zusammendrücken, mit dem Fuß auf einen festen Ball treten, Zehen zusammenkrallen, von außen mit den Fingern Druck auf das PE-Segment geben (Spangengriff)
Erhöhter Muskeltonus des Ösophagussphinkters	- Ganzkörperliche Entspannungsübungen (u. a. Schulter und Nacken), Korrektur der Kopfhaltung, Übungen zur Weitung des Ansatzrohres (▶ Kap. 6), Vorstellung der „leisen" Ösophagustonproduktion

Abgleiten der aufgenommenen Luft in tiefere Strukturen (z. B. Magen) durch zu spät einsetzende Zwerchfellaufwärtsbewegung	- Bewusstmachung der Zwerchfellbewegung durch Stimulierung der Bauch-Flanken-Atmung, Husten
	- Stimulierung der Zwerchfellaufwärtsbewegung durch Vorstellungshilfen (Würgegefühl, Toilettengang) oder Bewegungshilfen (z. B. Tisch wegschieben, Gegeneinanderdrücken der Handflächen vor dem Brustkorb, Zusammendrücken eines Bali-Gerätes, Luftballon sofort nach erfolgter Ölau zusammendrücken und dabei Tonabgabe versuchen)
	  - Bewegungshilfe/Vorstellung sofort mit Ölab verbinden, um aufgenommene Luft aufwärts zu befördern
	  - Abklopfen des Rückens des Patienten, gleichzeitig „pleueln" lassen
	  - Aktiver Einsatz der „Bauchpresse" (= aktives Einziehen der Bauchdecke)
	  - Auf- und Abgehen im Zimmer
	  - Sofortige Artikulationsstellung des /a/ einnehmen bei gleichzeitiger Weitung des Ansatzrohres und flach gelegter Zunge im Mundboden

Unwillkürliche Einatmung bei der Ölau führt zu Tonuserhöhung im PE-Segment bzw. zu Atemgeräuschen bei der Ölab	- Wahrnehmungsübungen zur costo-abdominalen Atmung (taktilkinästhetisch, visuell, auditiv) - Wahrnehmen der Ausatmung vor dem Tracheostoma durch Hand/ Feder oder Spiegel (beschlägt durch Atemluft) davor halten - Erarbeitung des Atemrhythmus in den die Ölau und Ölab gesetzt werden soll (Abschn. ▶ 8.5.2)

Tab. 8.3 Problembereiche und Hilfen bei der Ölab für die Injektion/Verschlusslautinjektion

Problembereiche Ölab bei Injektion/ Verschlusslautinjektion	Hilfen
Verhindern der Ölab durch Anheben des Zungenrückens, welche die aufsteigende Ölab bereits im Ösophagussphinkterbereich bremst	- Wahrnehmen der Zungenmuskulatur in Ruhe und bei der Artikulation - Weitstellung des Mund- und Rachenbereiches durch Gähnen, Zunge in den Mundboden legen, PMR nach Jacobson für die Gesichts- und Mundmuskulatur, geöffneten Unterkiefer leicht nach vorne schieben, Mund in Vokalstellung zum /a/ oder /o/ bringen, Staunen
Geringer Muskeltonus des Ösophagussphinkters (Luft entweicht unkontrolliert und stimmlos)	- Aufbau eines adäquaten Muskeltonus durch: - Bewegungshilfen während der Ölab: Tennisball kräftig auf den Boden prellen; Tennisball zusammendrücken etc. - Von außen mit den Fingern Druck auf das PE-Segment geben
Erhöhter Muskeltonus des Ösophagussphinkters	- Abbau des Muskeltonus durch: - Ganzkörperliche Entspannungsübungen aus dem Bereich „Tonus" (► Abschn. 6.2) für Schulter und Nacken - Korrektur der Kopfhaltung, Weitung des Ansatzrohres - Vorstellung der leisen Ösophagustonproduktion
Festsitzen der aufgenommenen Sprechluft in tiefer gelegenen Strukturen (unterer Anteil der Speiseröhre oder Magen)	- Forcierung der Zwerchfellaufwärtsbewegung (Tab. 8.2)
Unwillkürliche Ausatmung bei der Ölab führt zu Atemgeräuschen während der Ösophagustonproduktion	- Wahrnehmung der Atmung (Tab. 8.2)

Atemablauf während der Injektions- und Verschlusslautinjektionsmethode

Die Ölau kann bei der Injektions- und Verschlusslautinjektionsmethode entweder in der Endphase der Ausatmung oder bei minimaler Einatmungstendenz erfolgen. Dadurch ergibt sich bei Ösophagussprechern während der Ölab eine geringfügige Tendenz, parallel zur Ausatmung (tendenziell exspirationssynchron) zu sprechen. Diese Tendenz ist immer vorhanden und kann auch nur begrenzt durch das Einhalten eines günstigen Atemablaufes beeinflusst werden (Kürvers 1997).

Die folgende Darstellung visualisiert den Atemablauf während der Phonation eines kehlkopflosen Patienten bei der Injektionsmethode:

- Einatmen (E),
- Ausatmen (A),
- Ösophagusluftabgabe (Ölab),
- Atemluft anhalten (Lufthaltepause = LHP),

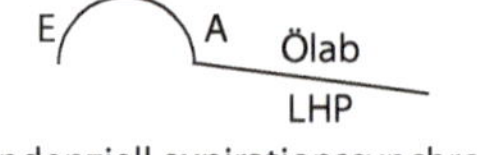

tendenziell expirationssynchron

Ziel

- Stabilisierung der Ösophagusstimme mit möglichst geringen tonbegleitenden Atemgeräuschen.

Durchführung

Wahrnehmen der physiologischen costoabdominalen Atmung

Durch entsprechende Übungen aus dem Bereich Atmung (▶ Abschn. 6.3) wird der Patient für die eigene Ruheatmung sensibilisiert. Der Patient soll eine costoabdominale Atmung mit dreiteiligem Atemrhythmus (Einatmen – Ausatmen – Atempause) spüren lernen. Eine ruhige Atmung minimiert grundsätzlich die Gefahr störender Atemgeräusche für die Stimmgebung.

Vorstellung der leisen Stimmgebung

Eine Minimierung des Atemgeräusches kann durch die Vorstellung der leisen Stimmgebung erzielt werden.

Einführung des Atemablaufes ohne Tongebung

Hilfreich in der Therapie ist das optische Darstellen des Atemrhythmus in Form einer Skizze. Schematische Darstellungen sind für den Patienten gut nachvollziehbar und bieten während der Phonation eine schnelle visuelle Unterstützung bzw. Orientierung. Um in patientengerechter Form die Trennung von Atmung und Stimme verständlich darstellen zu können, hat sich in der Praxis folgendes Schema bewährt:

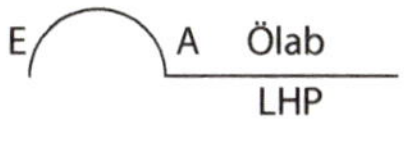

E A Ölab
LHP

Während der LHP soll der Patient durch Halten der Hand, einer Feder oder dünnem Papier vor dem Tracheostoma das konsequente Luftanhalten in der LHP kontrollieren. Zunächst braucht der Patient den Atem nur für wenige Sekunden anhalten.

Tipp

Bei der schematischen Darstellung für den Patienten wird die Phase der LHP als eine nicht abfallende, sondern waagerechte Linie dargestellt, um das tendenzielle Ausatmen während der späteren Tongebung nicht zu verstärken. Das heißt, dass die in der Therapie verwendete Zeichnung idealisierte Verhältnisse abbildet, aber für den Patienten verständlich wird. Die physiologischen Abläufe in dem Schema werden damit jedoch nicht genau wiedergegeben.

Mehrere Atemabläufe können nacheinander geschaltet werden, sodass sich eine Automatisierung des Vorganges entwickeln kann.

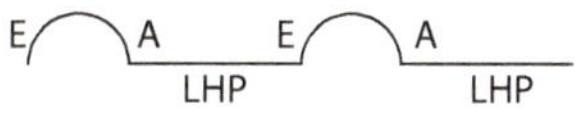

E A E A
LHP LHP

Anschließend erfolgt die Ölau mit dem direkten Versuch der Ölab innerhalb der LHP. Hierbei hat sich eine schematische Darstellung bewährt, die dem Patienten zu diesem Zeitpunkt der Therapie deutlich die Trennung von Atmung und Phonation widerspiegelt. Dabei wird eine klare Zuordnung von Atmung bzw. Stoma einerseits und Stimme bzw. Mund andererseits vorgenommen.

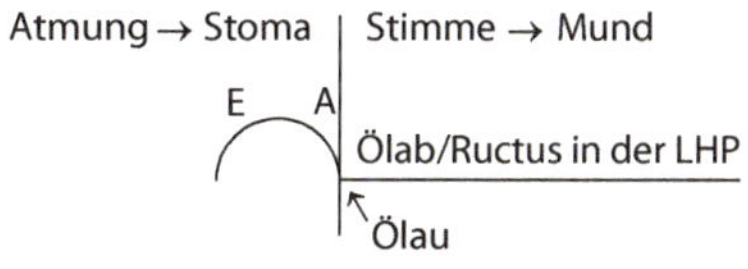

Atmung → Stoma | Stimme → Mund
E A
Ölab/Ructus in der LHP
Ölau

Um eine praktikable Darstellung für die anschließenden Therapieschritte zu ermöglichen, wird in der Therapie dann nur noch das patientengerechte Schema verwendet.

⇓ = Ösophagusluftaufnahme ⇑ = Ösophagusluftabgabe

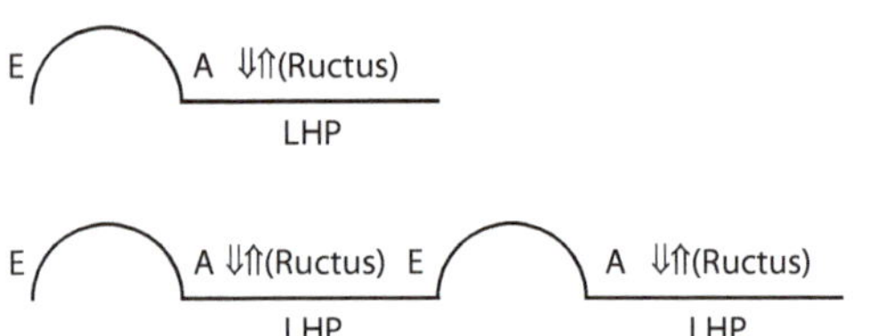

Verlängerung der LHP

Das Ziel der Verlängerung der LHP ist ein individueller und ökonomischer Umgang mit der Luft. Es kommt nicht darauf an, so lange wie möglich die Luft anzuhalten. Eine Verlängerung wird erzielt, indem der Patient beispielsweise mit den Fingern die Sekunden der LHP mitzählt. Darauf aufbauend kann der Patient in der LHP auch pseudoflüsternd und ohne Atemgeräusch zählen. Die Länge der LHP variiert in der Therapie je nach Äußerungslänge.

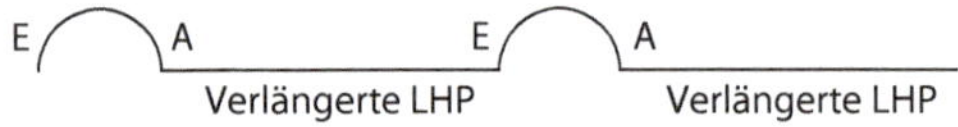

Koordination von erweiterten Äußerungen und Atmung

Ist ein relativ konsequentes Anhalten der Luft möglich und der Ton willkürlich und zuverlässig verfügbar, können mehrere Tongebungen auf eine verlängerte LHP folgen. Im Rahmen der Stabilisierung der Ösophagusstimme (► Abschn. 8.7.1) erfolgt die

1. Ösophagustonbeschleunigung

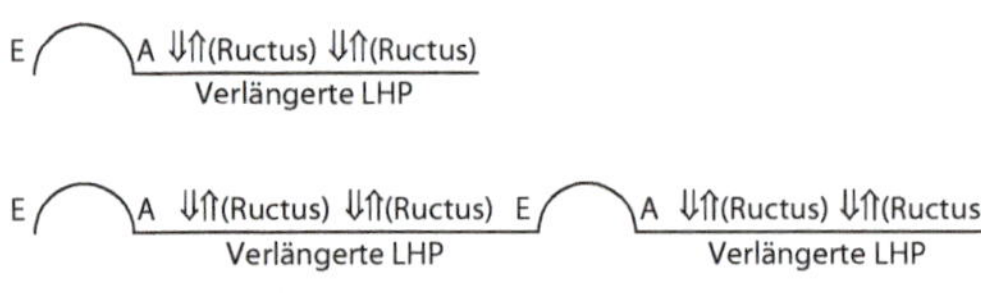

2. Ösophagustonverlängerung

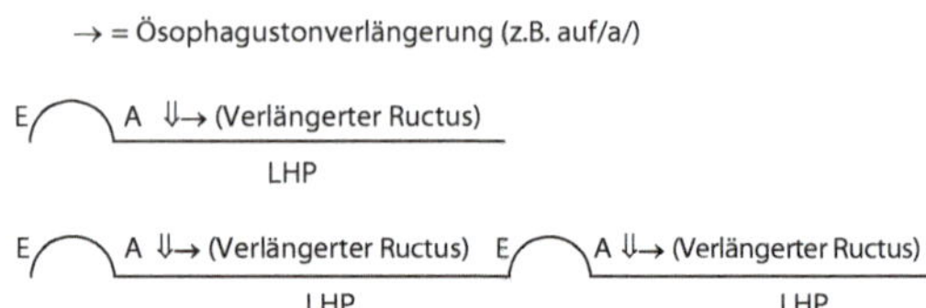

Auch hierbei ist auf möglichst konsequentes Anhalten der Luft während der Stimmgebung zu achten, um die die Verständlichkeit beeinträchtigenden Atemgeräusche zu vermindern.

8.5.3 Bedeutung der Verschlusslautinjektion

Bereits in ► Abschn. 8.2.1 wurde auf die Verschlusslautinjektion als Sonderform und ökonomische Ergänzung der Injektionsmethode hingewiesen.

▪ Tonentstehung bei der Verschlusslautinjektion

Hauptsächlich der Verschluss der Plosive (daneben auch der Frikative) wird genutzt, um Sprechluft über das PE-Segment in die Speiseröhre zu „pumpen“ oder „schaukeln“. Dabei muss der Verschluss im Mundraum etwas länger angehalten werden. Durch die verstärkten Lippen-, Zungen- und Wangenbewegungen wird der aufgebaute Druck (= Luftvolumen) bei Verengung des Mund-Rachen-Raumes und Entspannung des Ösophagussphinkters im Pharynxbereich nach hinten in die Speiseröhre abgegeben. Ist die Ölau durch die Laute (/p/, /t/, /k/, /b/, /d/, /g/) erfolgt, kann der Verschluss mit den Lippen oder der Zunge artikuliert werden und der Konsonant erklingt. Gelingt eine direkt anschließende Ölab, kann der folgende Vokal stimmhaft gesprochen werden (/pa/, /po/ etc.). Bei verspätetem oder nicht erfolgtem Ructus müssen Hilfen zur Ölau und/ oder Ölab gegeben werden (■ Tab. 8.3).

■ Anbahnungsphase

Diese Phase unterscheidet sich bei der Verschlusslautinjektion von der Injektionsmethode im Angebot des Silben- und Wortmaterials. Hierbei muss darauf geachtet werden, dass Plosiv-Vokal-Kombinationen vorgegeben werden, damit eine Ölau erfolgen kann. Häufig produzieren Patienten ganz zufällig durch das Bemühen um eine deutliche Artikulation der Laute die Verschlusslautinjektion, die dann bewusst gemacht werden kann.

Der Vorteil dieser Methode liegt in

- einer schnellen und unauffälligen Luftaufnahme (sehr gute Beschleunigungsfähigkeit der Ölau), da während des Artikulierens eine automatische Aufnahme der Sprechluft über die Plosive/Frikative erfolgt,
- der Möglichkeit, bereits in einer frühen Phase der Therapie längere Worte erarbeiten zu können (z. B. Packpapier),
- einer höheren Sprechflüssigkeit durch das „Springen" von Plosiv zu Plosiv (ggf. auch Frikativ).

Die Grenze der Methode zeigt sich im Verlauf der Stabilisierungsphase, da zu diesem Zeitpunkt die Äußerungen systematisch verlängert werden und eine Auswahl des Wortmaterials ausschließlich mit Plosiven/Frikativen nicht mehr möglich ist. Spätestens jetzt muss die Injektions- oder Inhalationsmethode dazu gelernt werden, um auch Wörter mit Vokalen oder anderen Konsonanten sprechen zu können.

Der Atemablauf, die Koordination von Sprechablauf und Atmung, die Erarbeitung der Einzelziele der Stabilisierungsphase sowie des Transfers unterscheiden sich nicht von der Injektionsmethode.

Fazit

Sobald ein Ösophaguston sicher produziert werden kann, ist die Stabilisierungsphase erreicht, in der mit gezielten Hilfen eine sichere Tonproduktion weiter ausgebaut werden soll.

Eine fein abgestimmte Koordination von Atmung und Phonation

- ermöglicht eine optimale Zwerchfellbeweglichkeit,
- hat einen positiven Einfluss auf die Ösophagusdruckverhältnisse,
- optimiert die Schwingungsfähigkeit des PE-Segments,
- trägt zur Verbesserung der Verständlichkeit durch Verminderung der Atemgeräusche bei der Ölab bei,
- führt zu einer ausgeglichenen vegetativen Spannung.

Die Verschlusslautinjektion

- ist eine ökonomische Ergänzung zur Injektionsmethode,
- ermöglicht eine schnelle Ölau bei der Artikulation der Plosive und Frikative.

8.6 Therapieaufbau/ Stabilisierungsphase der Inhalationsmethode

Die Erarbeitungsangebote der Stabilisierungsphase sind Voraussetzungen für eine flüssige Ösophagusstimme mittels Inhalation und bilden die Grundlage für einen erfolgreichen Transfer.

Während dieses Therapieschrittes kommt es darauf an, durch häufige Wiederholungen den neuen Phonationsmechanismus zu automatisieren. Sobald herausgefunden wurde, dass der Patient zur Inhalation neigt oder er die Methode bereits erfolgreich anwendet, ist es notwendig, gezielte Hilfestellungen sowohl bei der Ösophagusluftaufnahme wie auch -luftabgabe zu geben. Nicht jedem Patienten gelingt gleich in der ersten Stunde die zuverlässige, willkürliche Ölau. Während der Übungssituation kommt es häufig vor, dass die Patienten zwar die Luft in die Speiseröhre inhalieren, jedoch nur explosionsartig, zeitlich stark verzögert oder während der Therapiestunde gar nicht abgeben können. In diesem Fall steht dem Therapeuten eine Vielzahl unterstützender Maßnahmen zur Verfügung. Diese sind identisch mit denen aus dem methodenabhängigen Experimentieren (▶ Abschn. 8.4.2).

Im Vordergrund steht jetzt, die dort erarbeiteten Inhalte durch Wiederholung so zu festigen, dass sie vom Patienten stabil beherrscht werden. In dieser Phase hilft eine differenzierte und genaue Beobachtung häufig weiter, um den Problembereich (▶ Abschn. 8.6.1) zu erkennen und dem Patienten gezielte Übungen anbieten zu können.

Teilweise müssen mehrere Hilfen miteinander kombiniert werden, wobei ein ständiges Wechseln der Hilfen den Patienten überfordern kann.

Längere Übungsphasen sind ebenso wichtig wie Phasen, in denen der Patient reflektieren und sich entspannen kann. Übungspausen dienen u. a. dazu, Ösophagus und Magen ausreichend Zeit zu geben, die abgleitende Luft wieder freizugeben.

Cave

Im Magen oder Darm festsitzende Luft kann im Extremfall zu kolikartigen Beschwerden führen. Medikamentöse Unterstützung zum Freisetzen der Luft wird in dieser Situation notwendig.

Ziel

- Konstante Produktion der Ösophagustöne unter Berücksichtigung der Inhalationsmethode.

Durchführung

Die Inhalte „Bausteine der logopädischen Therapie (▶ Kap. 6) müssen bereits erarbeitet worden sein, um auf die notwendigen Voraussetzungen zur Tonstabilisierung zurückgreifen zu können:

- Körperwahrnehmung – Haltung – Tonus (▶ Abschn. 6.2),
- Atmung (▶ Abschn. 6.3),
- Artikulation (▶ Abschn. 6.4).

Je Ölau wird zunächst eine Silbe gesprochen, wobei Lautkombinationen gewählt werden, die dem Patienten am leichtesten fallen. Hierzu eignen sich vor allem sinnfreie Silben oder einsilbige Wörter mit Vokalen im Anlaut. Einsilber mit /e/, /i/, /u/ sollten wegen der Enge im Ansatzrohr zu einem späteren Zeitpunkt erfolgen.

Exemplarisch werden Silben- und Wortmaterial für das weitere Vorgehen vorgestellt (▶ Anhang A3).

Die konkreten Hilfen zur Stabilisierung der Ölau sind identisch mit den Hilfen aus der Anbahnungsphase (▶ Abschn. 8.4.2).

Inhalation

Beispiel

Silbenebene: /ap/, /op/, /up/, /ep/, /ip/; /at/, /ot/, /ut/, /et/, /it/; /ak/, /ok/, /uk/, /ek/, /ik/ etc.

Wortebene: Akt, Abt, Ast, Amt / oft, ob, Ost / und, Ulk, uns / Eck, es / ich, im, ins, in, ihr, etc.

Tipp

Bereits in dieser frühen Phase der Stabilisierung ist es für den Patienten motivierend, einsilbige Äußerungen in seinen Alltag aufzunehmen (z. B. „Halt", „ja", „nein", „nicht"). Damit beginnt bereits in einer sehr frühen Phase der Therapie der Transfer (▶ Kap. 11). Der angstfreie Umgang mit der neuen Stimme (Stimmakzeptanz) wird unterstützt bzw. eine Teilhabe an der alltäglichen Kommunikation ermöglicht.

Im Vergleich zur Injektionsmethode entstehen während der Inhalationsmethode stärkere Atemgeräusche, da eine Ösophagusluftaufnahme nur innerhalb der Inspiration (inspirationssynchron) möglich ist. Treten die Verständlichkeit beeinträchtigende Nebengeräusche durch das Stoma auf, ist eine genaue Erarbeitung der „Koordination von Atmung und Sprechablauf" notwendig (▶ Abschn. 8.6.2).

8.6.1 Problembereiche bei der Ölau/Ölab bei Inhalation

Zum Teil überschneiden sich die Schwierigkeiten während der Luftaufnahme und -abgabe bei der Inhalation im Vergleich zur Injektion/Verschlusslautinjektion. Die entscheidenden Unterschiede dieser Methode liegen in der Art der Ölau (Ansaugen der Sprechluft) sowie des dazu notwendigen Atemablaufes (inspirationssynchron). Dadurch ergeben sich für die Inhalationsmethode teilweise andere Probleme (▣ Tab. 8.4, 8.5 und 8.6) und entsprechende Hilfestellungen.

8.6.2 Koordination von Atmung und Sprechablauf

Wie bereits mehrfach betont (▶ Abschn. 6.3 bzw. 8.5.2 bei der Injektion/Verschlusslautinjektion) erfolgt aufgrund der Laryngektomie eine irreversible Veränderung der anatomischen und physiologischen Atemverhältnisse. Treten störende Atemgeräusche während der Stimmgebung auf, muss ein methodenabhängiger Atemablauf erarbeitet und stabilisiert werden.

▪ Atemablauf während der Inhalationsmethode

Im Gegensatz zur Methode der Injektion und Verschlusslautinjektion erfolgt die Aufnahme der Sprechluft in den Ösophagus synchron zur Einatmung (inspirationssynchron). Während der Ösophagusluftaufnahme werden der

▣ **Tab. 8.4** Allgemeine Problembereiche und Hilfen für die Inhalation

Allgemeine Problembereiche bei Inhalation	Hilfen
Erhöhter Körpertonus der Schulter- und Nackenmuskulatur hat Auswirkungen auf das Ansatzrohr und das PE-Segment	- Aktive Lockerung durch Reissäckchen schwingen, Pinselübungen, gymnastische Übungen - Vorstellungshilfen zur Tonussenkung (unbedingt aus dem Erlebnisbereich des Patienten): „müde sein", „in der warmen Sonne sitzen" - Passive Lockerung durch Abklopfen, Ausstreichen der Schultern und Arme, Massage, Ablageübung für Arme und Kopf - PMR nach Jacobson - Tonusregulierung in Anlehnung an G. Alexander
Fehlerhafte Kopfhaltung mit Verengung des Ansatzrohres durch „Abknicken" führen zu Verspannungen im PE-Segment	- Haltungskorrektur im Sitzen und Stehen (ggf. vor dem Spiegel) - Vorstellung eines Marionettenfadens in der Kopfmitte, Balancieren eines Buches auf dem Kopf (Übungen aus der Stimmtherapie z. B. von Coblenzer und Muhar 2006)
Verspannung im Gesichts- und Artikulationsbereich führen zu Verspannungen im PE-Segment	- Ansatzrohrlockernde Übungen: - Abklopfen oder Ausstreichen des Gesichtes, Grimassen ziehen - Lockerungsübungen der Artikulationsmuskulatur (Lippen spitzen/breit ziehen, ausgiebiges Kauen wie die „Kuh auf der Wiese", Pleuelübungen der Zunge, Gähnen, heißes Kartoffelgefühl, Staunen, Übungen aus ▶ Abschn. 6.4)

Tab. 8.5 Problembereiche und Hilfen bei der Ölau für die Inhalation

Problembereiche Ölau bei der Inhalation	Hilfen

Geringe Sogbildung aufgrund zu geringer Inspirationstendenz	- Korrektur der gesamten Körper- und Kopfhaltung (▶ Abschn. 6.2)
	- Weiten der Atemräume:
	  - Hand auf den Bauch legen, Mund locker öffnen, Rachenweite herstellen (z. B. Gähnvorstellung), Bauch beim Einatmen verstärkt vorschnellen lassen, unterstützend dazu den Unterkiefer vorschieben
	  - Kinn auf die Brust sinken (langer Nacken), Oberkörper einfallen lassen, danach Oberkörper und Kopf aufrichten, Kopf überstrecken, bei geöffnetem Mund einatmen
	  - Vorbereitung einer verstärkten Inspirationstendenz durch Vorstellungshilfen wie „Staunen", „sich erschrecken", „Horchen", Vorstellungshilfen (z. B. wie Fisch nach Luft schnappen, Nuss hochwerfen und mit dem Mund auffangen)

Mit dem Atemrhythmus unkoordinierte Ölau	- Erarbeitung der costoabdominalen Atmung (▶ Abschn. 6.3)
	- Erarbeitung des Atemrhythmus in den die Ölau und Ölab gesetzt werden sollen
	  - Einübung und Verlängerung der Lufthaltepause z. B. durch Zählen, Reihensprechen, kurze Sätze sprechen während der LHP
	  - Anweisung: langsames Einatmen
	  - Vorstellung, die Inspiration geschehe im Zeitlupentempo

Geringer Muskeltonus des Ösophagussphinkters	- Bewegungshilfen während der Ölau mit allgemeiner Steigerung des Tonus: z. B. Unterarm mit entsprechender Geschwindigkeit zum Oberkörper hin beugen bei eventueller Faustbildung (diese Bewegung könnte entgegengesetzt und langsam ausgeführt zur Ölab genutzt werden)
Erhöhter Muskeltonus des Ösophagussphinkters	- Ganzkörperliche Entspannungsübungen (u. a. Schulter und Nacken), Korrektur der Kopfhaltung, Übungen zur Weitung des Ansatzrohres (▶ Kap. 6), Vorstellung der „leisen" Ösophagustonproduktion
Zu lautes Einsauggeräusch	- Tonusregulation - Temporeduzierung bei der Ölau
Festsitzen oder Abgleiten der aufgenommenen Luft in tiefere Strukturen (z. B. Magen) durch zu spät einsetzende Zwerchfellaufwärtsbewegung und/oder zu starken Tonus des Ösophagussphinkters	- Taktile Hilfen: Hand liegt auf dem Brustbein; Vorstellung, die Luftaufnahme wird bis zur Hand begrenzt - Üben der schnelleren/sofortigen Ölab - Forcierung der Zwerchfellaufwärtsbewegung, z. B. durch Abstützen von der Stuhlsitzfläche, Zusammendrücken der Handflächen vor dem Brustkorb (auch als Partnerübung), Tennisball auf den Boden prellen - Übungen aus Tab. 8.2 anwenden

Tab. 8.6 Problembereiche und Hilfen bei der Ölab für die Inhalation

Problembereiche Ölab bei der Inhalation	Hilfen
Geringer Muskeltonus des Ösophagussphinkters (Luft entweicht unkontrolliert und stimmlos)	- Aufbau eines adäquaten Muskeltonus durch Bewegungshilfen während der Ölab: z. B. Tennisball kräftig auf den Boden prellen, Tennisball zusammendrücken, mit Händen gegen einen Widerstand drücken, von außen mit den Fingern Druck auf das PE-Segment geben

Erhöhter Muskeltonus des Ösophagussphinkters	- Abbau des Muskeltonus durch:
	  - Ganzkörperliche Entspannungsübungen aus dem Bereich „Tonus" (► Abschn. 6.2)
	  - Korrektur der Kopfhaltung, Weitung des Ansatzrohres, ganzkörperliche Entspannungsübungen (u. a. Schulter und Nacken)
	  - Vorstellung der leisen Ösophagustonproduktion

Festsitzen oder Abgleiten der aufgenommenen Sprechluft in tiefer gelegenen Strukturen (unterer Teil der Speiseröhre oder Magen) durch zu spät einsetzende Zwerchfellaufwärtsbewegung und/oder zu starken Tonus des Ösophagussphinkters	- Forcierung der Zwerchfellaufwärtsbewegung parallel zur Ölab durch z. B. Abstützen von der Stuhlsitzfläche, Zusammendrücken der Handflächen vor dem Brustkorb (auch als Partnerübung), Tennisball auf den Boden prellen - Aktiver Einsatz der „Bauchpresse" - Üben der schnelleren Ölab - Verringerung des Tonus – insbesondere im Ösophagussphinkter z. B. durch Gähnen, Erschrecken, Erstaunt sein - Taktile Hilfen: Hand liegt auf dem Brustbein; Vorstellung, die Luftaufnahme wird bis zur Hand begrenzt - Übungen aus Tab. 8.2
Zu lautes Atemgeräusch	- Vorstellung: leise sprechen/flüstern - Schulung der Eigenwahrnehmung: z. B. *taktil*, indem die Hand vor das Tracheostoma gehalten wird, der Atemdruck gespürt wird; *visuell*, indem eine Feder vor das Tracheostoma gehalten wird und die Stärke der Bewegung beobachtet werden kann; *auditiv*, indem die Stärke des Atemgeräusches bewertet wird.

durch den negativen intrathorakalen Druck hervorgerufene Sog und die parallel dazu stattfindende Erweiterung der Speiseröhre genutzt.

Parallel zur Produktion der Ösophagustöne besteht tendenziell eine Ausatmung (tendenziell exspirationssynchron).

Die folgende Darstellung verdeutlicht die Parallelität zwischen Atmung und Sprechablauf, mit den verwendeten Abkürzungen:

- Einatmen (E),
- Anhalten der Atemluft (Lufthaltepause = LHP),
- Ösophagusluftabgabe (Ölab) und
- Ausatmen (A).

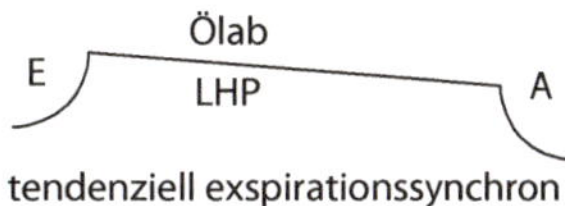

Ziel

- Stabilisierung der Ösophagusstimme mit möglichst geringen, tonbegleitenden Atemgeräuschen.

Durchführung

Wahrnehmen der physiologischen costoabdominalen Atmung (► Abschn. 6.3)

Vorstellung der leisen Stimmgebung

Die Vorstellung einer leisen Phonation reduziert das Atemgeräusch.

Einführung des Atemablaufes ohne Tongebung

Aufgrund der notwendigen Einatmung während der Inhalationsmethode ergibt sich nach der Erarbeitung einer physiologischen Atmung folgender Atemablauf:

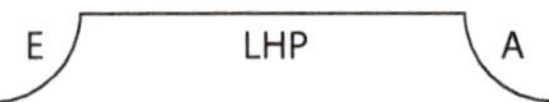

Die entsprechende schematische Darstellung wird dem Patienten zur visuellen Unterstützung in patientengerechter Form angeboten.

> **Tipp**
>
> Bei der schematischen Darstellung für den Patienten wird die Phase der LHP, als eine nicht abfallende, sondern waagerechte Linie dargestellt, um das tendenzielle Ausatmen während der späteren Tongebung nicht zu verstärken. Das heißt, dass die in der Therapie verwendete Zeichnung idealisierte Verhältnisse abbildet und die Durchführung für den Patienten verständlicher machen soll. Die physiologischen Abläufe in dem Schema werden damit aber nicht genau wiedergegeben. Um eine einheitliche Darstellung zur Inhalationsmethode möglich zu machen bzw. dem Patienten nicht mit den komplexen Vorgängen zu verunsichern, werden in den Behandlungen die patientengerechten Darstellungen verwendet.

Zunächst steht das konsequente Einhalten der LHP, im Vordergrund, indem für mehrere Sekunden die Luft nach der Einatmung gestoppt werden soll. Eine Kontrolle der LHP erfolgt durch das Vorhalten der Hand vor das Tracheostoma, eines Spiegels (beschlägt bei Ausatmung), einer Feder oder eines dünnen Papiers (bewegen sich bei Ausatmung). Um eine Automatisierung des Atemablaufes zu erreichen, werden mehrere Abläufe direkt nacheinander durchgeführt – in Abhängigkeit der individuellen Möglichkeiten des Patienten:

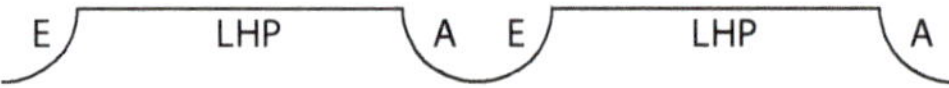

Ist der Patient mit der neuen Atemführung vertraut und in der Lage, mehrere Atemabläufe konsequent einzuhalten, kann anhand einer schematischen Darstellung der Zeitpunkt der Ösophagusluftaufnahme und -abgabe erklärt bzw. der Zusammenhang zwischen Einatmung und Ölau visuell dargestellt werden.

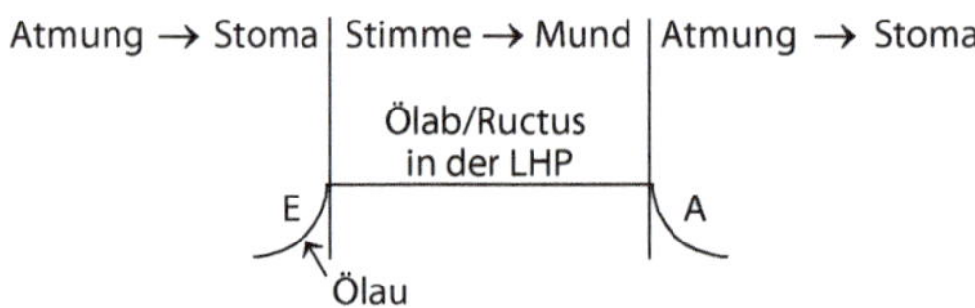

Sind die Zusammenhänge zwischen Atmung und Stimme erklärt, erfolgt die Ölau direkt während der Einatmung mit anschließendem Versuch des Ructus.

Hierzu bewähren sich die schematischen Darstellungen in patientengerechter Form.

⇓ = Ösophagusluftaufnahme ⇑ = Ösophagusluftabgabe

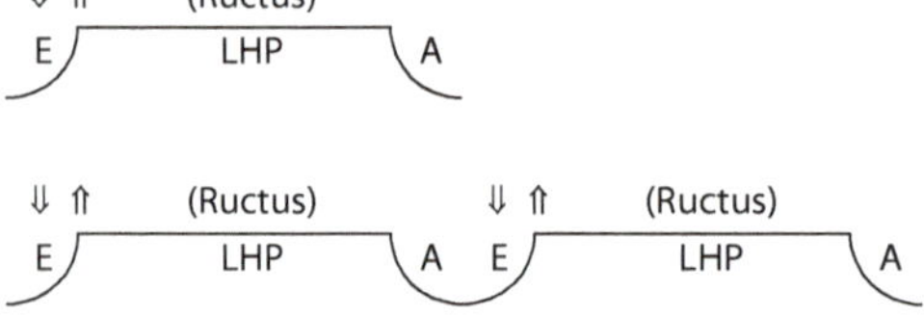

Verlängerung der LHP,

Die Erweiterung der LHP ist notwendig, um längere Äußerungen ohne störende Atemgeräusche sprechen zu können. Der Patient kann die LHP verlängern, indem er innerhalb dieser Atempause die Zeit des Luftanhaltens sukzessive erweitert. Dabei muss auf die individuelle Atemsituation Rücksicht genommen werden.

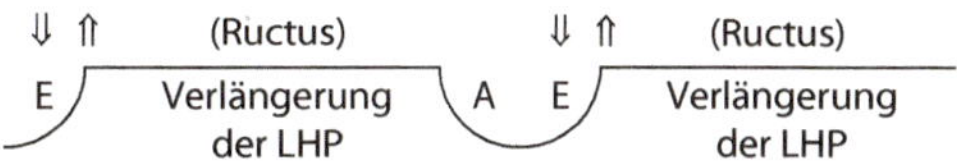

Koordination von erweiterten Äußerungen und Atmung

Ist der Patient in der Lage, die LHP konsequent und entsprechend lang einzuhalten und dabei einen Ton zu sprechen, werden die Äußerungen schrittweise durch A) die Ösophagustonbeschleunigung und B) die Ösophagustonverlängerung ausgebaut (▶ Abschn. 8.7.1).

A) Ösophagustonbeschleunigung

- **Ziel**
  - Möglichst konstante, flüssige und beschleunigte Tonproduktion mit möglichst wenigen Atemgeräuschen.

- **Durchführung**
  - Steigerung der Luftaufnahmen und -abgaben bis hin zu mehrsilbigen Äußerungen, Dialogen, Spontansprache (▶ Abschn. 8.7.1).

⇓⇑ (Ructus) ⇓⇑ (Ructus)
E Verlängerte LHP

⇓⇑ (Ructus) ⇓⇑ (Ructus) ⇓⇑ (Ructus) ⇓

E Verlängerte LHP

⇓⇑ (Ructus) ⇓⇑ (Ructus) ⇓⇑ (Ructus) ⇓⇑ (Ructus) ⇓⇑ (Ructus)

E Verlängerte LHP A E Verlängerte LHP

B) Ösophagustonverlängerung

- **Ziel**
  - Möglichst konstante, flüssige und beschleunigte Tonproduktion mit möglichst wenigen Atemgeräuschen.

- **Durchführung**
  - Vergrößerung der Ösophagusluftaufnahme bzw. Verlängerung des Ructus (▶ Abschn. 8.7.1).

→ = Ösophagustonverlängerung (z. B. auf /a/)

⇓⇑ → (Verlängerter Ructus)

E LHP A

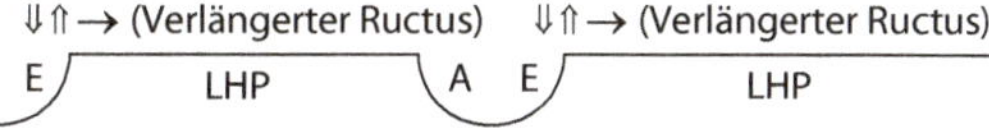

  - Bei störenden Atemgeräuschen während der Stimmgebung muss ein methodenabhängiger Atemablauf erarbeitet und stabilisiert werden.

Fazit

- Durch häufiges Wiederholen wird die Ösophagustonproduktion stabilisiert,
- Methoden aus den Therapiebereichen Körperwahrnehmung – Haltung – Tonus, Atmung, Artikulation unterstützen eine körperlich günstige Einstellung hinsichtlich der Ösophagustonproduktion,
- Gearbeitet wird zunächst mit Einsilbern, wobei auch das Erarbeiten alltagsorientierter Äußerungen sinnvoll ist,
- Die Problembereiche bei der Ölau/Ölab für die Inhalationsmethode ähneln denen der Injektions-/Verschlusslautinjektionsmethode,
- Die einzelnen Hilfen können für mehrere Problembereiche benutzt werden.

8.7 Methodenidentische Therapieinhalte

Für die verschiedenen Methoden der Klassischen Ösophagusstimme sind die Erweiterung der Äußerungslängen, die Koordination der deutlichen Artikulation sowie die Erarbeitung prosodischer Elemente identisch. Lediglich der **Atemablauf unterscheidet** sich in dieser Phase bei der Anwendung der Injektion/Verschlusslautinjektion bzw. Inhalation.

8.7.1 Erweiterung der Äußerungslängen

Ziel

- Erweiterung der Äußerungen durch schnelle und automatisierte Ösophagusluftaufnahme sowie durch Tonverlängerung.

Methoden

Ösophagustonbeschleunigung

Einer kurzen Äußerungslänge folgt zügig eine erneute Ölau. Die Realisierung der Ösophagustonbeschleunigung steht im Vordergrund, da sie das „Gerüst" für eine häufige und schnelle Tongebung bildet.

Ösophagustonverlängerung

Auf eine Ölau/Ölab erfolgen zwei und mehrere Silben. Diese Methode schließt sich sehr bald nach Erarbeitung der Ösophagustonbeschleunigung an, denn hiermit wird eine flüssige Tongebung sichergestellt.

Durchführung der Ösophagustonbeschleunigung

Sobald der Patient den Ructus willkürlich und zuverlässig unter Berücksichtigung der methodenabhängigen Koordination von Atmung und Sprechablauf produzieren kann, wird die Äußerung erweitert. Die Beschleunigung der Ölau zielt auf die schnelle Koordination zwischen Luftaufnahme und -abgabe ab und unterstützt die Automatisierung des Phonationsprozesses. Dabei soll zunächst jeder Ölau eine Ölab folgen. ◘ Tab. 8.7 zeigt hierzu Übungsbeispiele.

> **Tipp**
>
> Die Aufeinanderfolge der Ructi ist erfahrungsgemäß zu Beginn der Stabilisierung noch langsam, wird im Verlauf der Therapie jedoch zunehmend schneller. Das Wortmaterial sollte sich zunächst aus Silben und Wörtern zusammensetzen, die dem Patienten die Ölab erleichtern. Ebenso bieten sich alltagsrelevante Äußerungen an, um den Patienten zu einem schnellen Gebrauch der neuen Stimme zu motivieren, wodurch sich für ihn eine bessere Teilhabe am Alltagsgeschehen entwickeln kann (z. B. „Komm doch", „Wo denn", „Ich auch", „Und ob").

Zunächst wird dem Patienten zweisilbiges Silben- oder Wortmaterial vorgegeben. Häufig kommt es aufgrund der Verlängerung der Äußerungen zu vermehrten Atemgeräuschen, die der Patient zunächst wahrnehmen lernen muss. Er wird angewiesen, unter Einhalten der LHP, mit der ersten Luftaufnahme den ersten Teil der Äußerung zu sprechen und mit einer zweiten Ölau den restlichen Teil. Dazu bieten sich schematische Darstellungen an, um dem Patienten den Ablauf bewusst machen zu können.

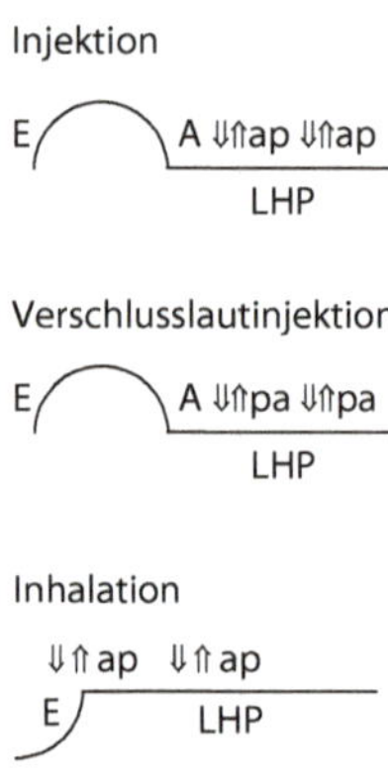

Erarbeitungsmöglichkeiten zur Ösophagustonbeschleunigung

◘ Tab. 8.8 stellt verschiedene Methoden dar, die als Hilfe bei der Ösophagustonbeschleunigung eingesetzt werden können.

Die ersten zweisilbigen Äußerungen sind für den Patienten oft schwierig, da häufig z. B. die Luftaufnahme bei der ersten Silbe erschwert ist und die Luftabgabe bei der zweiten Silbe spät erfolgt. Auch wenn noch nicht beide Silben gelingen, ist ein konstantes Üben notwendig, um den Ablauf zu automatisieren.

Kann der Patient Zweisilber anwenden, werden die Äußerungen unter Berücksichtigung des Atemablaufes erweitert auf 3- und 4-Silber (Übungsbeispiel A für die Injektionsmethode). Je nach Patient muss der Atemablauf variabel eingesetzt werden. Manche Patienten können bereits 3- und 4-silbige Äußerungen auf eine Lufthaltepause sprechen, anderen fällt das Einhalten einer verlängerten Lufthaltepause schwer. In diesem Fall werden die Äußerungen nach Sinneinheiten ausgewählt und in 2 Atemabläufe eingeteilt (Übungsbeispiel B für die Injektionsmethode). Eine Verlängerung der Lufthaltepause muss entsprechend vorher geübt werden.

◘ **Tab. 8.7** Übungsbeispiele zur Ösophagustonbeschleunigung

Injektion und Inhalation	Verschlusslautinjektion
⇓ ⇑ap ⇓ ⇑ap	⇓ ⇑ pa ⇓ ⇑ pa
⇓ ⇑ ab ⇓ ⇑ acht	⇓ ⇑ Pa ⇓ ⇑ ket
⇓ ⇑ ein ⇓ ⇑ Ast	⇓ ⇑ Tas ⇓ ⇑ te
⇓ ⇑ ich ⇓ ⇑ auch	⇓ ⇑ Tas ⇓ ⇑ ta ⇓ ⇑ tur
⇓ ⇑ es ⇓ ⇑ ist ⇓ ⇑ acht	⇓ ⇑ Gu ⇓ ⇑ ten ⇓ ⇑ Tag
etc.	etc.

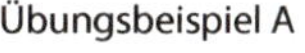
Übungsbeispiel A

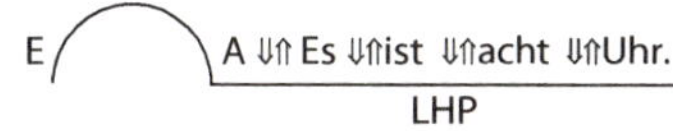

◘ **Tab. 8.8** Hilfen zur Ösophagustonbeschleunigung

Methoden	Hilfen bei Injektion/ Verschlusslautinjektion	Hilfen bei Inhalation
Bewegungs- und Vorstellungsbilder	- Luft wippt/schaukelt schnell am Speiseröhreneingang hin und her - Oberkörper bewegt sich im Rhythmus der Ölau (rückwärts) bzw. Ölab (vorwärts) - Begleitende Hand- oder Fußbewegungen	- Luft steigt schnell am Speiseröhreneingang auf und ab (Vergleich mit einem Fahrstuhl) - Oberkörper bewegt sich im Rhythmus der Ölau (aufwärts) bzw. Ölab (abwärts) - Begleitende Hand- oder Fußbewegungen
Lockerungsübungen für Mund- und Halsbereich/Ansatzrohrlockernde Übungen	- Ausstreichen des Unterkiefers - Wangen schnell hintereinander aufblasen - Befeuchten der Schleimhäute durch Getränke	- Ausstreichen des Unterkiefers - Wangen schnell hintereinander aufblasen - Befeuchten der Schleimhäute durch Getränke
Training	- Häufiges Produzieren bereits gut realisierbarer Silben und Wörter - Reihensprechen und Zählen auf Zeit - Kurze Abschnitte lesen und Zeit stoppen	- Häufiges Produzieren bereits gut realisierbarer Silben und Wörter - Reihensprechen und Zählen auf Zeit - Kurze Abschnitte lesen und Zeit stoppen

Übungsbeispiel B

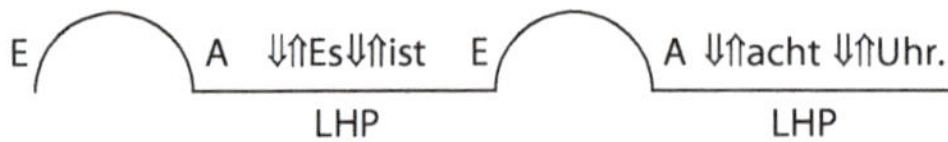

Nach den o. g. Übungsbeispielen kann die Äußerungslänge systematisch erweitert werden, wobei eine Berücksichtigung des Atemrhythmus notwendig ist, um störende Atemgeräusche zu minimieren. Die Silben- oder Wortanzahl pro LHP muss sich an den individuellen Möglichkeiten des Patienten orientieren und sollte Sinneinheiten beim Sprechen berücksichtigen:

Richtig (Injektion)

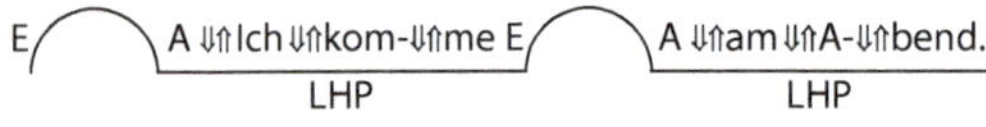

Falsch (Injektion)

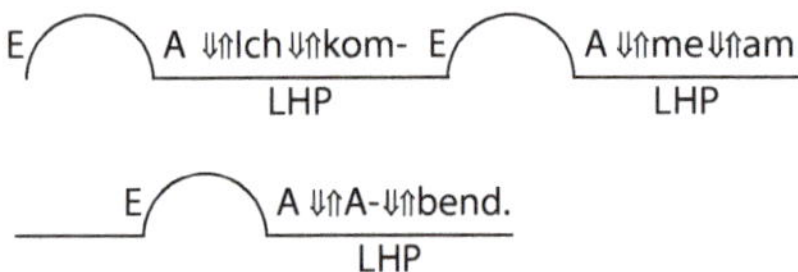

Durchführung der Ösophagustonverlängerung

Kann der Patient mehrsilbiges Wortmaterial silbenweise sprechen (Ösophagustonbeschleunigung), beginnt die Arbeit an der Verlängerung des Ösophagustones, indem eine Ölau für mehr als eine Silbe verwendet wird.

Folgende Faktoren bewirken eine Verlängerung des Tones:

- Durch eine maximale Weitstellung des Ansatzrohres kann bei der Injektion eine größere Luftmenge in die Speiseröhre (bis zu 80 cm^3 (Snidecor 1981)) aufgenommen werden. Die Inhalation ermöglicht durch die Technik des Ansaugens der Luft bereits ein vergrößertes Luftreservoir,
- Die Luft wird kurzzeitig im oberen Drittel der Speiseröhre unterhalb der Pseudoglottis gehalten,
- Dem Zwerchfell kommt bei der Luftabgabe eine besondere Bedeutung zu, da die abzugebende Luftmenge durch die Aufwärtsbewegung sparsam dosiert werden kann. Parallel zur Aufwärtsbewegung des Zwerchfells entsteht eine Verengung der Speiseröhre von unten her („antiperistaltische Bewegung") und die Luft strömt aus dem Ösophagus aus (Snidecor 1981). Konzentriert sich der Patient auf eine vorsichtige und lang gezogene Tongebung, entsteht ein längerer Ösophaguston,
- Bereits das häufige Trainieren der Ölau vergrößert das Luftreservoir.

Erarbeitungsmöglichkeiten zur Ösophagustonverlängerung

1. Übung zur Ösophagustonverlängerung durch Weitung des Ansatzrohres, um ausreichend Luft in die Speiseröhre befördern zu können (Tab. 8.9),
2. Vergrößerung des Luftreservoirs in der Speiseröhre (Tab. 8.10),
3. Dehnungsübungen auf Vokal oder Plosiv und Vokal mit dosierter Zwerchfellaufwärtsbewegung (Tab. 8.11),
4. Erarbeitung der Ösophagustonverlängerung im Kontrast durch Vokaldehnungen mit Minimalpaaren.

Beispiel

Inhalations- und Injektionsmethode: z. B.

All – Aal
Ass – Aas

Verschlusslautinjektion: z. B.

Bett – Beet
Bann – Bahn
kann – Kahn
Trip – Trieb

In ► Anhang A3 befindet sich ein Überblick möglicher Wortlisten.

Tab. 8.9 Übungen zur Lockerung des Ansatzrohres

Ziel	Hilfen
Ansatzrohr-lockerung	- Kiefer ausstreichen - Luftkugel im Mund hin und her schieben - Zunge schnell nach rechts/links bzw. oben /unten bewegen - Zungenspitze an die unteren Schneidezähne legen und Zungenrücken nach vorne drücken - Gähnen - Heißes Kartoffelgefühl herstellen etc.

Tab. 8.10 Vorstellungs- und Bewegungshilfen zur Vergrößerung der Ösophagusluftmenge

Stimmmethode	Hilfen
Injektion/Verschluss-lautinjektion	- Vorstellung eines Fischmaules, das viel Wasser aufnimmt - Große Seifenblase wird im Mund langsam nach hinten in die Speiseröhre geschoben - Mit weit geöffneten Armen eine Luftkugel/Seifenblase zum Mund hin bewegen etc. - Nochmaliges Nachdrücken der Luft in die Speiseröhre etc.
Inhalation	- Unterkiefer ist eine „Baggerschaufel", die ein Stück Luft aus dem Raum beißt, wobei die Stücke jeweils größer werden - Vorstellung eines Fischmaules - Staunen, Gähnen - Alle Ansatzrohrweitenden Übungen

Tab. 8.11 Übungen zur dosierten Zwerchfellaufwärtsbewegung während der Ösophagustonverlängerung

Ziel	Hilfen
Dosierte Zwerchfell-aufwärtsbewegung	- Bewusste Aktivierung des Zwerchfells mit taktiler Kontrolle durch die auf dem Bauch liegende Hand - Langsames Öffnen der Faust während der Tongebung wie das Öffnen einer Blumenblüte - Alle ziehenden oder schiebenden Bewegungen mit den Armen oder Händen (z. B. Zusammendrücken eines Bali-Gerätes oder eines Softballes bei gleichzeitig verlängerter Ölab, Ton aus dem Mund langsam herausziehen wie einen Kaugummi, Auseinanderziehen eines Gummis während der Tongebung, Ruderbewegungen)

5. Erarbeitung der Vokalverbindung zur Ösophagustonverlängerung („Verschleifen" von Vokalen oder Hinzufügen exakt artikulierter Konsonanten).

Die Erarbeitung erfolgt zweistufig, indem zunächst zwischen den beiden Vokalen eine Pause gemacht wird und im zweiten Schritt die Vokale ohne Pause gesprochen werden.

Beispiel

Inhalations- und Injektionsmethode:

a → e	*o → a*	*u → a*
a → o	*o → u*	
a → i	*o → i*	

asa, afa, aba, ada, oso, ono, obo, odo, esa, isa, ela, ina etc,

Verschlusslautinjektion:

pa → e	*a → o*	*ka → o*
pa → o	*to → a*	*ke → a*
pa → i	*ti → a*	*ko → a*

6. Erarbeitung der Ösophagustonverlängerung durch Betonung der 2. Silbe eines Wortes.

Beispiel

Inhalations- und Injektionsmethode:

Auf – ***bau,*** *Auf –* ***takt,***
Um – ***sicht,*** *Um –* ***kehr,***

Verschlusslautinjektion:

Pa – ***pier,***	*to –* ***tal,***

7. Erarbeitung der Ösophagustonverlängerung anhand von Wortverlängerungen oder Hinzufügen des Artikels bei Nomen.

Beispiel

Inhalations- und Injektionsmethode:

Frau – Frauen
Ast – Äste
Bau – bauen
Therapeut – Therapeutin
Frau – die Frau
Ast – der Ast
Bau – der Bau
Therapeut – der Therapeut

Verschlusslautinjektion:

Tat – Taten
Kap – Kappe
Punkt – Punkte
Tat – die Tat
Kopf – der Kopf
Punkt – der Punkt

Wie bereits bei der Ösophagustonbeschleunigung erwähnt wurde, ist die Berücksichtigung des Atemablaufes bei störenden Atemgeräuschen während der Ösophagustonverlängerung ebenso notwendig. Das Wortmaterial kann den Patienten so angeboten werden, dass eine optische Hilfe durch das Atemablaufschema gegeben wird.

Beispiel für die Injektionsmethode.

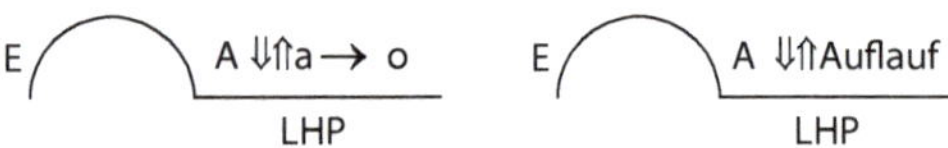

Darüber hinaus bieten sich alle Übungen zur Atemwahrnehmung und Korrektur an (◘ Tab. 8.5 und ◘ 8.6).

Erarbeitungsmöglichkeiten zur Erweiterung der Äußerungslängen

Die Auswahl des Übungsmaterials richtet sich nach

- der Methode der Ösophagusstimme,
- dem Leistungsstand des Patienten und,
- den Bedürfnissen des Patienten.

Die Äußerungslängen werden je nach Schwierigkeitsgrad systematisch erarbeitet und erstrecken sich über

- Einsilber,
- zwei- und mehrsilbige Worte bzw. Äußerungen,
- Ergänzung des Artikels oder der femininen Form,
- kurze Sätze (evtl. bereits in kurzer Dialogform, um den Transfer zu unterstützen),
- zunehmend verlängerte Satzstrukturen,
- Dialoge (u. a. am Telefon),
- Gedichte (anfänglich mit kurzen Zeilen),
- Fließtexte (z. B. Tageszeitung),
- Bildbeschreibung und Nacherzählungen,
- Rollenspiele sowie,
- In-vivo-Arbeit (► Abschn. 11.1.3).

8.7.2 Koordination von Ölab und Artikulation

Die Ursachen für eine eingeschränkte Artikulation können vielfältig sein und bedürfen der genauen Analyse. Nicht selten besteht bereits prämorbid eine eingeschränkte Verständlichkeit, z. B. aufgrund habitueller Faktoren oder einer postoperativ noch nicht abgeschlossenen zahnprothetischen Versorgung. Auch Zungenteilresektionen oder Einschränkungen der Artikulatoren aufgrund der lymphatischen Schwellungen im Gesichtsbereich können zu einer undeutlichen Aussprache führen.

Beim Erlernen der Klassischen Ösophagusstimme besteht zusätzlich das Problem einer anfänglich mangelnden Koordination zwischen der Luftabgabe und dem korrekten Artikulationsbeginn oder -ende. Besonders in den ersten Wochen der Behandlung fallen dem Patienten das „Abpassen der Luft" und das rechtzeitige Sprechen der Laute schwer.

Ziel

- Koordination von Ösophagusluftabgabe und deutlicher Artikulation.

Methoden

- Vorbereitende mundmotorische Übungen (▶ Abschn. 6.3),
- Wahrnehmungsübungen der Laute (visuelle und auditive Selbstkontrolle) mit Hilfe eines Spiegels oder Tonträgers,
- Wahrnehmungsübungen zur (dosierten) Ösophagusluftabgabe.

Durchführung

1. Koordination von Ölab und Artikulation durch ausgewähltes Wort- und Textmaterial (Aufbau über sinnfreie Silben bis hin zur Spontansprache),

> **Vokale und Plosive erleichtern die Tongebung bei der Injektions- und Inhalationsmethode. Plosive bzw. Plosiv-Konsonanten-Verbindungen unterstützen die Verschlusslautinjektion.**

2. Differenzierung von stimmhaft versus stimmlos. Unterscheidungsübungen durch lenis – fortis, wobei Wörter mit dem stimmlosen Wortanlaut zuerst gesprochen werden sollen (Torf – Dorf),
3. Stärkung des Reibegeräusches bei Frikativen (z. B. Kaffee, verschwunden, Fischers Fritz fischt frische Fische),
4. Training der stimmhaften Phonation von Nasalen und Liquiden.

> **Besonders Nasale und Liquide im Auslaut sind für Ösophagussprecher schwierig und können durch Lockerung der Artikulations- und stimmgebenden Muskulatur sowie der Ösophagustonverlängerung trainiert werden (z. B. Zahl, Fußball, Baum, Brunnen, Mahlende Müller malen Mehl.).**

Tipp

In der Therapieplanung ist ein systematisches Vorgehen notwendig. Die Erarbeitung sollte immer von leichten zu schwierigen Artikulationsübungen gehen und Übungen mit Minimalpaaren einschließen. Auch Elemente der bewegungsunterstützenden Lautanbahung in der Dyslalietherapie (Weinrich und Zehner 2016) können eine effektive Unterstützung in der Erarbeitung von Ton und Artikulation sein.

In der Regel kann diese Arbeit als „Feinarbeit" betrachtet werden. Einem großen Teil der Patienten ist in dieser Phase der Behandlung die differenzierte Detailarbeit zu aufwändig, sodass sie nur in Einzelfällen notwendig wird.

8.7.3 Erarbeitung prosodischer Parameter

Die **Prosodie** wird auch als Ausdrucksmerkmal gesprochener Sprache bezeichnet und steht in enger Beziehung zu den Gefühlen. Mittels prosodischer Parameter (u. a. Stimmklang, Rhythmus, Dynamik und Modulation) kann der Sprecher seinen Worten verschiedene Intentionen verleihen. Ein Beispiel folgt dazu anhand des Merkmals Dynamik:

Beispiel

Ich kann das.	*Ich* ***kann*** *das.*	*Ich kann* ***das.***

Liest man die fett gedruckten Wörter lauter, ergeben sich unterschiedliche Aussagen des jeweils gleich lautenden Satzes.

Trotz eingeschränkter stimmlicher Parameter bietet die Ösophagusstimme wichtige veränderliche Größen, die der Stimme Natürlichkeit, Verständlichkeit und Emotionalität verleihen. Diese auszubauen, ist für den laryngektomierten Menschen von besonderer Bedeutung. Die Ösophagusstimme klingt anfänglich monoton, langsam, leise und wenig ausdrucksfähig. Häufig entstehen auf dieser Basis Missverständnisse zwischen den Gesprächspartnern und dem Betroffenen, wenn z. B. die Lautstärke fehlt oder die eigentliche Bedeutung der gesprochenen Äußerung aufgrund fehlender sprachlicher Akzente nicht korrekt interpretiert wurde. Äußert der Patient beispielsweise den Satz „Ich möchte das nicht.", steht ihm neben der eingeschränkten Stimme nur Mimik und Gestik zur Verfügung, um die Emotionalität der Aussage deutlich zu machen. Ist er jedoch in der Lage, durch Stimmklang, Rhythmus, Dynamik und Modulation seine eigentliche Intention deutlich zu machen und dies zusätzlich durch den Einsatz von Körpersprache zu unterstreichen, kann der Ausdruck besser nachvollzogen werden.

Einige Fortschritte in den prosodischen Möglichkeiten ergeben sich von allein durch das regelmäßige Üben und Sprechen mit der Ösophagusstimme.

Die normalen Fortschritte beim Erlernen der Ösophagusstimme reichen in der Regel nicht aus, um das Optimum der individuellen stimmlichen Qualität zu erreichen. Folgende Parameter können anhand gezielter Übungen deutlich verbessert werden:

1. Stimmklang,
2. Rhythmus,
3. Dynamik sowie,
4. Modulation.

Der Therapeut sollte den Patienten in jeder Therapiephase motivieren, das Maximum der stimmlichen Rehabilitation erreichen zu wollen. Dazu zählen die o. g. Parameter, die durch gezielte Übungen (z. B. mit Einsatz von Audio- oder Videoaufnahmen) wieder einen emotionalen Ausdruck der Stimme ermöglichen.

Tipp

Feedbackverfahren. Erwähnenswert ist an dieser Stelle der sensible Einsatz von Medien in Form von Audioaufnahmen oder Video. Das Arbeiten mit Aufnahmen bietet in dieser Therapiephase sicher eine gute Feedbackmöglichkeit. Jedoch nicht für jeden Patienten ist die direkte Konfrontation mit seiner Stimme geeignet.

Daher muss der Einsatz von Medien durch den Therapeuten gut vorbereitet werden. Gegenüber der Verwendung einer Audioaufnahmen liegt der Vorteil bei einem Video in dem zusätzlichen Bild (neben dem Ton), welches die Verständlichkeit der Ösophagusstimme erheblich unterstützt und wodurch zusätzlich der Umgang mit Mimik und Gestik beurteilt werden kann. Zusätzlich lenkt der Videoeinsatz den Beobachtungsaspekt von der isolierten Betrachtung der Stimme weg zu der allgemeinen Kommunikationsfähigkeit.

Eine Erarbeitung der verschiedenen Akzente der Stimme ist möglich, wenn folgende Voraussetzungen in der Therapie geschaffen wurden:

- ausgeglichene Spannungsverhältnisse im Rachen- und PE-Segment,
- gute willkürliche Steuerung des PE-Segmentes,
- optimaler Einsatz des Atemablaufes,

- bewusster Einsatz einer costoabdominalen Atmung mit guter Zwerchfellaktivität und,
- Vergrößerung der Ösophagusluftaufnahmekapazität.

Sind diese Voraussetzungen erfüllt, kann in der Therapie an den einzelnen prosodischen Parametern gearbeitet werden.

Stimmklang

Die Beurteilung des Stimmklanges ist völlig subjektiv und beurteilt den Gesamteindruck der Stimme. Zu Beginn der Therapie klingt der Ructus noch sehr „grob", vielleicht „gepresst" und „gurgelnd". Die Ursache dafür liegt in der nur kurz und noch nicht optimal schwingenden Pseudoglottis, die sich erst im Verlauf der Therapie herausbildet. Da sich die Schwingungen am PE-Segment durch häufiges Benutzen der Ösophagusstimme „verfeinern", kommt es zu einer automatischen Klangverbesserung.

▪ Ziel

- Müheloser und natürlicher Stimmklang durch ein Höchstmaß an Ökonomie.

▪ Durchführung

Regelmäßiges Üben und der häufige Einsatz der Stimme bewirken eine selbstverständliche Verbesserung des Stimmklanges. Entscheidend für einen angenehmen Klang ist der ökonomische, flüssige und lockere Einsatz der Stimme.

▪ Übungen zur Verbesserung des Stimmklanges

Den Stimmklang beeinflussen in positiver Weise folgende Übungen:

- Lockerungsübungen für das Ansatzrohr,
- deutliche Artikulation,
- möglichst häufiges Nutzen der neuen Stimmtechnik im Alltag,
- Übungen zur Tonbeschleunigung und -verlängerung und,
- Übungen auf Wort-, Satz-, Text- sowie Dialogebene bis hin zur Spontansprache.

Rhythmus

Veränderungen in der Tonlänge (Wechsel zwischen langen und kurzen Silben und Wörtern) und eine angemessene Sprechgeschwindigkeit mit Pausen werden beim rhythmischen Akzent beachtet. Zunächst kann der kehlkopflose Patient aufgrund der noch geringen Ösophagusluftaufnahme, der mangelnden Dosierungsfähigkeit der Phonationsluft und der eingeschränkten Schwingungen des PE-Segmentes nur kurze Töne produzieren. Ebenso ist die Sprechgeschwindigkeit anfänglich durch die langsame Ölau, teilweise erschwerte Ölab und die notwendige Koordination zwischen Atem- und Sprechablauf verlangsamt.

a) Tonlänge

▪ Ziel

- Erhöhung der Verständlichkeit von Dehnungen und Kontrasten durch verlängerte Tonproduktion (z. B. bei Minimalpaaren).

▪ Durchführung

Zunächst muss durch Weitung des Ansatzrohres eine Vergrößerung der Ölau sichergestellt sein bzw. die Ölab durch eine dosierte Zwerchfellaufwärtsbewegung unterstützt werden (▶ Abschn. 8.7.1, Ösophagustonverlängerung). Im Anschluss daran erfolgen Übungen durch Vokaldehnungen, die im Kontrast auf Wort- und Satzebene gesprochen werden.

▪ Durchführungsbeispiele zu Kontrastübungen

Der Patient spricht direkt nacheinander zunächst die Wörter im Kontrast. Gelingt es dem Patienten, die unterschiedliche Länge des Vokals im Wort deutlich zu sprechen, kann auf Satzebene geübt werden.

Beispiel

- Ofen – offen

Der Ofen ist heiß. – Das Geschäft ist offen.

Der Ofen ist offen.

- Polen – Pollen

Wir fahren nach Polen. – Das sind Pollen.

In Polen gibt es Pollen.

- Lote – Lotte

Ich kaufe Lote. – Da kommt Lotte.

Lotte braucht Lote.

Anschließend sollten kurze Texte mit den Zielitems geübt werden.

b) Sprechgeschwindigkeit

- **Ziel**
  - Anpassung der Sprechgeschwindigkeit an die individuellen Möglichkeiten.

- **Durchführung**

Durch die zunehmende stimmliche Kompetenz des Patienten verbessert sich die Sprechgeschwindigkeit in der Regel von allein. Wird der Sprechfluss trotzdem häufig unterbrochen, muss durch genaues Betrachten der Sprechweise der Problembereich herausgefunden werden. Ursache einer verzögerten Geschwindigkeit kann beispielsweise in der zu langsamen Ösophagusluftaufnahme oder auch -abgabe liegen.

- **Durchführungsbeispiele zur Anpassung der Sprechgeschwindigkeit**

Um die Zeit zwischen der Luftaufnahme und -abgabe zu verringern, können die in ▶ Abschn. 8.7.1 beschriebenen Übungen zur „Erweiterung der Äußerungslängen" (Ösophagustonbeschleunigung) bei optimaler Koordination von Atem- und Sprechphasen geübt werden. Verwendet der Patient selten eine Ösophagustonverlängerung, kommt es zu zeitaufwändigem „Nachinjizieren" bzw. „Nachinhalieren". In diesem Fall kann das Üben der Ösophagustonverlängerung ▶ Abschn. 8.7.1, das Luftreservoir in der Speiseröhre vergrößern und einen fließenden Sprechablauf begünstigen.

Ein immer gleich lautender Text kann aufgenommen und nach Silben oder Wörtern ausgezählt werden. Dies ermöglicht einen Vergleich und macht die Übungsfortschritte nach einem bestimmten Zeitraum messbar. Die optimale Koordination von Sprechablauf und Atmung ermöglicht darüber hinaus eine Verbesserung der Sprechgeschwindigkeit.

Tipp

Die Sprechgeschwindigkeit darf nicht auf Kosten der Stimmqualität gehen. Ein Erreichen der vor der Operation bestehenden Sprechgeschwindigkeit ist oftmals sehr schwierig und sollte nicht Maßstab der Therapie sein.

Dynamik (Lautstärke)

Der maximale Schalldruckpegel der Ösophagusstimme ist im Allgemeinen leiser (70–80 dB) als bei Normalstimmen (100–110 dB) (Friedrich 2013; Halfpap 2007). Die Lautstärke hängt von der Lokalisation, Masse und Elastizität des PE-Segmentes ab, ebenso von dem Druck unterhalb desselben. Durch eine Erhöhung des Luftdrucks innerhalb der Speiseröhre tritt die Luft mit erhöhter Geschwindigkeit durch das PE-Segment und erzeugt dort größere Schwingungsamplituden.

- **Ziel**
  - Steigerungsfähigkeit der Stimme (beinhaltet sowohl die maximale Lautstärke als auch die Fähigkeit zu leisem Sprechen).

- **Durchführung**

Zunächst kann sich der Patient durch eine seitliche Kompression an der Halsaußenseite mit den Fingern in Höhe des PE-Segmentes helfen (Manuelle Kompression/Spangengriff). Dieser Druck verstärkt die Stimme kurzfristig (Einsatz z. B. beim lauten Rufen).

Alle Bewegungen, die zu einer Tonuserhöhung im Zwerchfell- und PE-Segment (z. B. Wegschieben eines Tisches) führen, sind ebenso zur Lautstärkesteigerung geeignet.

Durchführungsbeispiele zur Dynamiksteigerung der Stimme

Beispiel

- 1. Wort leise, 2. Wort laut sprechen (z. B. komm, komm) – umgekehrt fällt es schwerer!
- 1. Silbe leise, 2. Silbe laut sprechen (z. B. Pi-lot),
- Wörter aus einem Satz durch die Lautstärke herausheben (z. B. Das Haus ist groß.),
- Silben oder Wörter in 3 verschiedenen Lautstärken sprechen: leise – normal – laut,
- Emotionstragende Sätze üben (z. B. Geh weg!),
- Patient und Therapeut stellen sich in entgegengesetzte Ecken des Raumes oder Rücken an Rücken. Der Patient spricht oder liest Zahlen ab, der Therapeut- gibt Rückmeldung über das Verstandene,
- Lautes Sprechen mit Störlärm üben (z. B. geöffnetes Fenster, Radio), Schwierigkeitsstufen langsam erhöhen (beachte auch Erarbeitungshilfen zur Dynamiksteigerung in Tab. 8.12).

Während des Übens der Lautstärke sind verschiedene Aspekte zu beachten.

Der Versuch, lauter sprechen zu wollen, hat häufig die Zunahme der Atemgeräusche (aufgrund eines erhöhten Anblasedrucks) zur Folge. Dies muss der Patient wissen, wahrnehmen und regulieren lernen.

Da Lautstärke und Modulation miteinander korrelieren, führt häufig eine Veränderung der Lautstärke gleichzeitig zu einer Veränderung der Tonhöhe.

Wichtiger als die Stimmlautstärke ist eine deutliche Artikulation.

Modulation

Die Modulationsfähigkeit der Ösophagusstimme hängt von dem möglichen Stimmumfang ab. Aufgrund der mangelnden Elastizität des PE-Segmentes ist die Modulationsfähigkeit bei kehlkopflosen Menschen eingeschränkt (Stimmumfang bei Ösophagussprechern = Terz-Oktave). Ebenso ist die Dauer des Tones mitentscheidend, da die Sprechluft so gut eingeteilt werden muss, dass beispielsweise erst die 2. oder 3. Silbe eines Wortes betont werden kann.

Zwischen Tonhöhe und Lautstärke besteht bei kehlkopflosen Sprechern eine hohe Korrelation, sodass ein Erarbeiten verschiedener Tonhöhen häufig Veränderungen der Stimm-

Tab. 8.12 Erarbeitungshilfen zur Dynamiksteigerung

Dynamiksteigernde Übungen	Hilfen
Bewegungs- und Vorstellungshilfen zur Aktivierung der Zwerchfelltätigkeit	- Während der verstärkten Phonation Ball vor den Körper oder gegen die Wand drücken, Tisch oder Wand wegschieben, kraftvolle Ruderbewegung der Arme, Deuserband ziehen, Bali-Gerät zusammendrücken - Betonen der Zielsilbe oder des Zielwortes
Einsatz von Körpersprache zur Unterstützung der Intention	- Einsatz von Mimik und Gestik beim lauten Rufen
Manuelle/technische Übungen	- Manuelle Kompression (Spangengriff) des PE-Segmentes - Einsatz von Stimmverstärkern mit Mikrofon und Lautsprecher, Telefonverstärker

intensität zur Folge hat (erhöhter Ton bei verstärkter Lautstärke).

Ziel

- Erarbeitung des Stimmausdrucks durch Tonhöhenveränderungen.

Durchführung

Eine Betonung der Zwerchfellaktivität hilft entscheidend bei der Erarbeitung der Modulation, da hier die Druck- und Spannungsverhältnisse der stimmgebenden Muskulatur verändert werden.

Ebenso kann der Patient versuchen, in Abhängigkeit von der Kopfhaltung verschiedene Tonhöhen an einem für ihn leicht zu sprechenden Wort/Silbe auszuprobieren. Die Aufwärtsbewegung des Kopfes oder auch das Vorschieben des Kinns bewirken eine Spannungssteigerung innerhalb des PE-Segmentes, welche zu einer Erhöhung der Grundfrequenz beiträgt; ein Senken des Kopfes bzw. das Zurücknehmen des Kinns führt zur Entspannung des PE-Segmentes und verringert die Schwingungsfrequenz. Weiterhin wird das Ansatzrohr durch die veränderte Kopfhaltung in seiner Länge und Form beeinflusst.

Die Ölau muss in normaler Kopfhaltung erfolgen, da es sonst zu Verspannungen während der Luftaufnahme kommt, die eine ökonomische Injektion verhindern. Erst während der Ölab darf die Kopfhaltung entsprechend der Tonhöhe verändert werden.

Durchführungsbeispiele zur Modulationsfähigkeit der Stimme

Das Arbeiten im Kontrast (Wechsel zwischen hoch und tief) ermöglicht einen direkten auditiven Vergleich (Tab. 8.13).

Tab. 8.13 Erarbeitungshilfen zur Modulation

Modulationsübungen	Hilfen
Tonhöhenveränderung durch Kopfhaltung	Beispiel: - Anheben des Kopfes ↗ ap/pa - Senken des Kopfes ↘ ap/pa
Bewegungs- und Vorstellungshilfen	- „Treppensteigen der Töne" mit der Hand begleiten, wobei nach jedem Ton eine kleine Pause gemacht wird, um sich auf eine Erhöhung der Stimme einstellen zu können (ggf. mit Unterstützung der Kopfhaltung) /ap/;/pa/ /ap/;/pa/ /ap/;/pa/ - „Gleiten der Töne" mit der Hand begleiten, wobei eine gute Tonverlängerung Voraussetzung ist. ah/pa ↗ /ah/;/pa/ ↘ ah/pa - Übungen mit Aussagesätzen „Guten Tag" (↗), „Mir geht es gut." (↗) etc. - Übungen mit Fragesätzen „Wo bist Du?"(↗), „Hast Du Hunger?" (↗), „Wie geht es?" (↗) etc.
Ösophagustonverlängerung	- Vokaldehnungsübungen etc. (▶ Abschn. 8.7.1)
Einsatz von Körpersprache	- Pantomimisches Arbeiten - Einsatz von Mimik und Gestik vor dem Spiegel oder auf Video (schimpfen, freundlich oder böse sprechen etc.)

Das Übungsmaterial kann neben sinnfreien Silben, Wörtern und Sätzen natürlich auch Texte jeglicher Art umfassen.

Fazit

Zwei Komponenten führen zur Erweiterung der Äußerungslängen:
- Ösophagustonbeschleunigung,
- Ösophagustonverlängerung.

Eine genaue Koordination von korrektem Artikulationsbeginn oder -ende und der Phonation tragen zur Verständlichkeit bei.

Trotz einer eingeschränkten stimmlichen Bandbreite im Vergleich zur Phonation mit Kehlkopf bietet die Ösophagusstimme Möglichkeiten zur Prosodie über:
- Stimmklang,
- Rhythmus,
- Dynamik und,
- Modulation.

Literatur

Biesalski P, Frank F (1982) Phoniatrie – Pädaudiologie. Thieme, Stuttgart/New York

Blom E, Singer M, Hamaker R (1998) Tracheoesophageal voice restoration following total laryngectomy. Singular Publishing Group, San Diego/London

Böhnke H, Spiecker-Henke M (1997) Anbildung der Ösophagusstimme. Sprache-Stimme-Gehör 21:20–22

Dicks P (2007) Laryngektomie – Logopädische Therapie bei Kehlkopflosigkeit. Schulz-Kirchner, Idstein

Halfpap D (2007) Korrelation von Stimmqualität nach Laryngektomie mit kinematographischen Untersuchungsergebnissen. Dissertation, München

Kürvers A (1997) Sprachtherapie bei Laryngektomie. Lang, Frankfurt

Lotter M, Sundermann B, Zuncke B (2001) Problemorientiertes Handbuch für die therapeutische Arbeit mit Kehlkopflosen. IRL-Institut für Rehabilitation Laryngektomierter GmbH, Troisdorf

Schneider JH (2004) Motilitätsstörungen der Speiseröhre – Ein Leitfaden für Diagnostik und Therapie. Thieme, Stuttgart

Schuster M, Lohscheller J (2003) Untersuchung der Ersatzstimmbildung Laryngektomierter mittels endoskopischer Hochgeschwindigkeitstechnik. Forum Logopädie 1:11–15

Weinrich M, Zehner H (2016) Phonetische und phonologische Störungen bei Kindern. Springer, Berlin/Heidelberg/New York

Wendler J, Seidner W (1987) Lehrbuch der Phoniatrie. VEB Thieme, Leipzig

Wirth G (1994) Sprachstörungen, Sprechstörungen, kindliche Hörstörungen, 4. Aufl. Deutscher Ärzte-Verlag, Köln

Shunt-Ventil-Ösophagusstimme

Mechthild Glunz und Eugen Schmitz

Unter Mitarbeit von Julie Cläre Nienstedt und Christina Pflug.

M. Glunz et al., *Laryngektomie*, Praxiswissen Logopädie,
https://doi.org/10.1007/978-3-662-57840-7_9

9.1 Funktionsprinzip

Der Anteil der mit einem Shunt-Ventil versorgten Patienten hat in den letzten Jahren erheblich zugenommen. Das Wissen um das Funktionsprinzip und die daraus resultierenden therapeutischen Konsequenzen sind Voraussetzung für das logopädische Handeln.

Die Exspirationsluft wird bei Verschluss des Tracheostomas über eine operativ geschaffene Verbindung (Shunt) durch ein dort eingesetztes Einwegventil (◘ Abb. 9.1) von der Luft- in die Speiseröhre umgeleitet (▶ Abschn. 2.2.6). Hierbei wird wie bei der Klassischen Ösophagusstimme das PE-Segment in Schwingungen versetzt. Es entsteht ein Ton, der mit Hilfe der Artikulationsorgane ausgeformt werden kann (◘ Abb. 9.2). Wenn alles komplikationslos verläuft, ist der Patient schnell in der Lage, stimmhaft zu kommunizieren.

9

> **Der Begriff Shunt-Ventil beschreibt Sitz und Funktion. Im klinischen Alltag wird für Shunt-Ventil jedoch häufig die Bezeichnung Stimmprothese verwendet. Da die Stimme jedoch nicht in der Prothese selbst erzeugt wird, ist dieser Begriff nicht zutreffend.**

Wie in ▶ Abschn. 2.2.6 erwähnt, wurde bereits früh experimentiert, die Lungenluft für die Phonation nutzbar zu machen. Durch verschiedene Operationsverfahren wurde dies mittels Anlegen eines tracheoösophagealen Shunts versucht. Die Stimmergebnisse waren oft gut, jedoch gelangten häufig Flüssigkeit und Nahrung durch diese Verbindung in die Luftröhre und verursachten Komplikationen wie Aspirationen bis hin zu Pneumonien. Durch das Prinzip des Einwegventils wird die Gefahr des Verschluckens verringert bzw. verhindert und die Nutzung der Lungenluft ermöglicht. Letzteres hat Auswirkungen auf stimmliche Parameter wie Tonhaltedauer, Dynamik und Modulation.

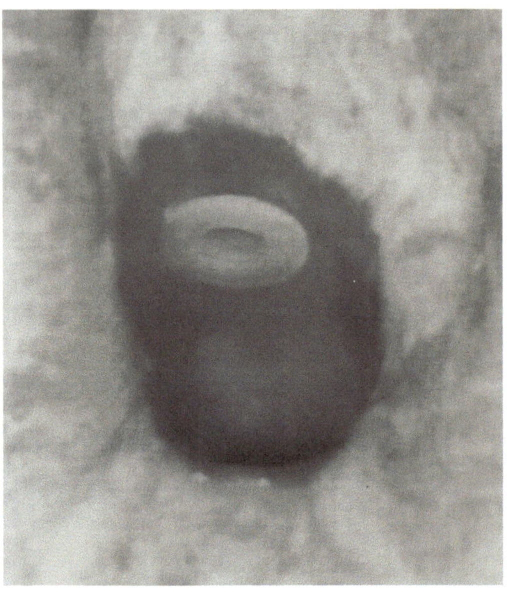

◘ **Abb. 9.1** Tracheostoma mit Shunt-Ventil. (Mit freundlicher Genehmigung von Atos Medical)

Fazit

Bei der Nutzung des Shunt-Ventils wird bei Verschluss des Tracheostomas die Exspirationsluft von der Luftröhre in die Speiseröhre umgeleitet. Damit wird der Ösophaguseingangsmuskel in Schwingung versetzt und zur Tongebung genutzt.

9.2 Indikation/Kontraindikationen

Für viele Patienten ist die Nutzung eines Shunt-Ventils in stimmlicher Hinsicht von großem Vorteil. Im Vorfeld sollten aber mögliche Kontraindikationen abgeklärt werden.

Der Einsatz eines Shunt-Ventils ist grundsätzlich indiziert bei einer Kehlkopftotalentfernung. Bei der Entscheidung, ob ein Shunt-Ventil eingesetzt wird, sollte vor der Operation berücksichtigt werden, inwiefern eventuelle Schwierigkeiten und medizinische Faktoren, die die Nutzung des Ventils erschweren, durch das Umfeld (Familie, Pflegedienst) im Sinne fördernder Kontextfaktoren aufgefangen werden können.

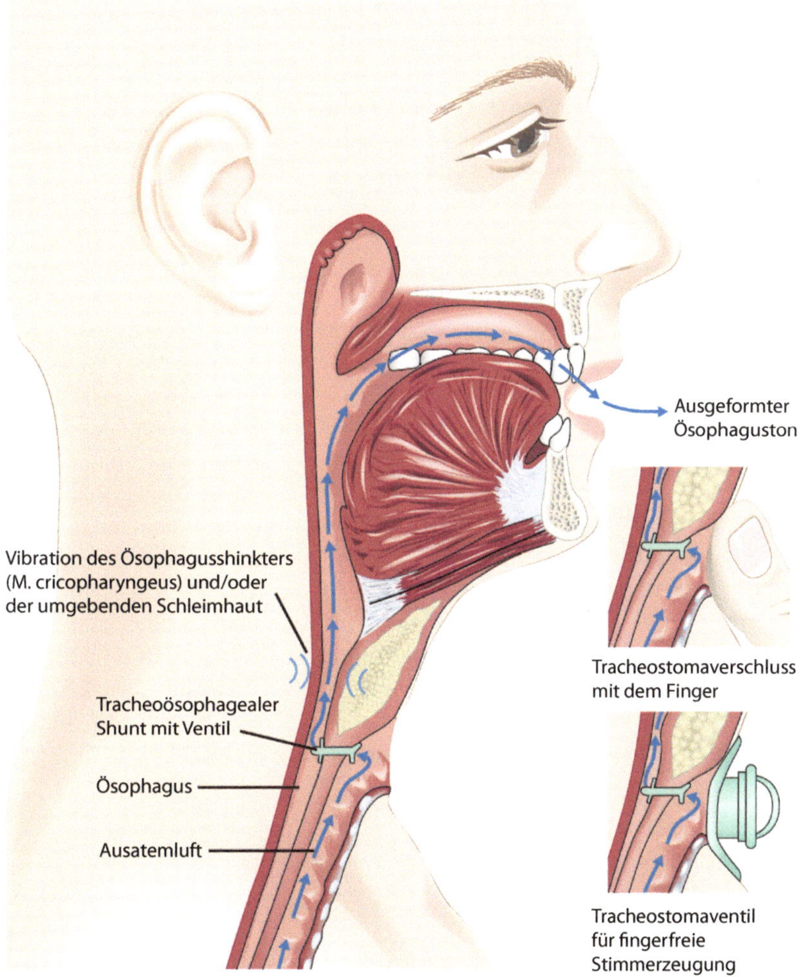

Abb. 9.2 Funktionsprinzip der Shunt-Ventil-Ösophagusstimme

Erschwerende medizinische Faktoren können sein:

- **Wundheilungsstörung (z. B. bei primärer Bestrahlung).** Kein oder nur gering vorbelastetes Gewebe erhöht die Wahrscheinlichkeit, das Shunt-Ventil funktionstüchtig zu erhalten (gute Fixierung durch guten Sitz im Gewebe, Verhinderung von Undichtigkeit am Ventil vorbei),
- **Geringe kardiopulmonale Belastungsfähigkeit (z. B. Lungenemphysem, Myokarditis).** Der Anblasedruck des PE-Segmentes durch das Shunt-Ventil ist höher im Vergleich zu dem der Stimmlippen. Daher ist die Herz-Lungen-Funktion dauerhaft einer höheren Belastung ausgesetzt,
- **Feinmotorische Probleme (z. B. bei Symptomen wie Tremor).** Der korrekte Tracheostomaverschluss und die Reinigung des Shunt-Ventils erfordern feinmotorische Geschicklichkeit,
- **Körperliche Beeinträchtigung (z. B. Sehstörung).** Patienten sollten das Shunt-Ventil selbst reinigen sowie Sitz und Dichtigkeit visuell beurteilen können, bzw. es sollte die Übernahme dieser Aufgaben durch eine Hilfsperson gewährleistet sein,
- **Kunststoffallergie.** In höchst seltenen Fällen führt das Shunt-Ventil zu einer allergischen Reaktion,
- **Ausgedehnte Pharynxresektion.** Fehlendes Gewebe für die Schwingung des

stimmgebenden Segmentes sowie für das Einsetzen eines Shunt-Ventils verhindert eine sinnvolle Implantation,
- **Fehlende Compliance (z. B. Mild Cognitive Impairment).** Der nötige Pflegeaufwand für das Shunt-Ventil setzt ein gewisses Maß an Mitarbeit voraus.

Fazit
- Grundsätzlich kommt für jeden laryngektomierten Patienten die Verwendung eines Shunt-Ventils in Frage,
- Einige medizinische und psychosoziale Faktoren stellen eine Kontraindikation dar.

9.3 Mögliche Probleme, Komplikationen und Lösungsvorschläge

9

Bei allen Vorteilen, die ein Shunt-Ventil bietet, ist es wichtig, über mögliche Probleme, Komplikationen und Lösungsmöglichkeiten informiert zu sein. Einige der Hilfestellungen lassen sich bereits in der Therapie umsetzen. Darüber hinausgehende Lösungsansätze bedürfen ärztlichen Handelns.

Häufig kommt es in Folge von Operation und Bestrahlung zu Verspannungen im PE-Segment, welche die Phonation erschweren. Selten kommt es zu einer zu geringen Muskelspannung der stimmgebenden Segmente. In der Tab. 9.1 werden die Maßnahmen vorgestellt, die unterstützend wirken können.

Shunt-Ventile haben eine durchschnittliche Verweildauer von 3–6 Monaten, in Einzelfällen weit länger oder weit kürzer. Im Laufe dieser Zeit können Candida-Beläge auftreten (Candida albicans ist eine Hefepilzart), die möglicherweise dazu führen, dass die Ventilklappe nicht mehr komplett schließt (transprothetische Leckage). Das hat und somit einen starken Hustenreiz zur Folge. Gut informierte Patienten können die Situation einordnen und setzen sich mit ihrem HNO-Arzt in Verbindung (Abb. 9.3).

Tab. 9.1 Problembereiche und Hilfen bei hyper- oder hypotonem Muskeltonus des PE-Segmentes

Problembereiche	Hilfen
Geringer Muskeltonus des PE-Segmentes	- Bewegungshilfen mit allgemeiner Steigerung des Tonus: Tennisball zusammendrücken, mit dem Fuß auf einen festen Ball treten, Zehen zusammenkrallen, von außen mit den Fingern Druck auf das PE-Segment geben (Spangengriff)
Erhöhter Muskeltonus des PE-Segmentes	- Ganzkörperliche Entspannungsübungen (u. a. Schulter und Nacken), Korrektur der Kopfhaltung, Übungen zur Weitung des Ansatzrohres (► Kap. 6), Vorstellung der „leisen" Stimmgebung
Bei Kanülenträgern: Entweichen der Exspirationsluft seitlich der Kanüle und dadurch Entstehung lauter Nebengeräusche	- Gesiebte Trachealkanüle in Verbindung mit Basisplatte verwenden
Erhöhter Muskeltonus des PE-Segmentes trotz Durchführung ganzkörperlicher Entspannungsübungen	- Bougierung (mechanische Aufdehnung) des Ösophagussphinkters - Myotomie/Neurektomie - Injektion von Botulinumtoxin in die hypertone Muskelstruktur

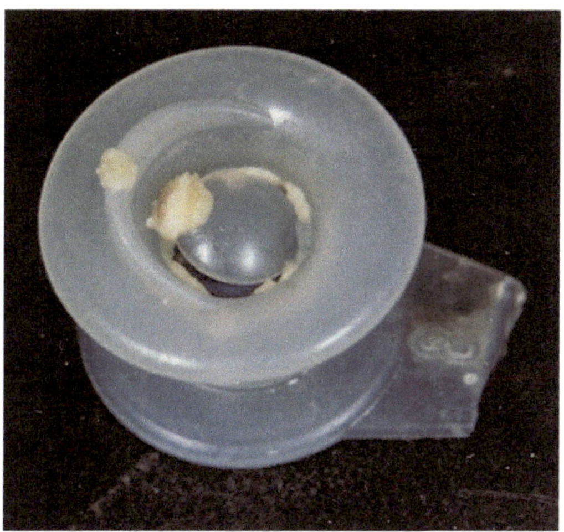

Abb. 9.3 Shunt-Ventil mit Candida-Belag an Ventilklappe. (Mit freundlicher Genehmigung von Atos Medical)

> **Bei Candida-Befall ist ein Wechsel mit einem Shunt-Ventil gleicher Länge indiziert.**

> **Sollte ein kurzfristiger Arztbesuch nicht möglich sein, kann das Shunt-Ventil mit einem Verschlussstopfen (Plug) abgedichtet werden, um so aspirationsfreie Nahrungsaufnahme zu gewährleisten. Je nach Shunt-Ventil-Modell und dem entsprechenden Stopfen ist Phonation auch während der Abdichtung möglich (Ventil im Plug).**

Eine weitere Form der transprothetischen Leckage stellt die Ventilöffnung durch Unterdruck dar. Durch Schlucken und/oder tiefes Einatmen kommt es zu einer ungewollten Öffnung der Ventilklappe mit der möglichen Folge der Aspiration. Zudem kann es zu unangenehmen Luftansammlungen im Magen kommen (Lorenz 2015).

> **Zur Lösung kommen Shunt-Ventile mit erhöhtem Klappenöffnungswiderstand zum Einsatz.**

Zur Vermeidung von Candida-Belag werden teilweise Nystatinspülungen (Antimykotikum) empfohlen. Auch das regelmäßige Essen von Naturjoghurt soll das Ansiedeln von Candida-Belägen vermeiden helfen.

Mitunter treten Verstopfungen des Shunt-Ventils durch eingetrocknetes Sekret auf. Phonation ist nun nur noch eingeschränkt bis gar nicht mehr möglich. Empfehlungen für die Reinigung:

- bei Bedarf Inhalation: Aufweichen des Sekrets,
- Entfernung des Sekretpfropfens mittels einer Borkenpinzette (Kniepinzette),
- Phonation eines gedehnten Vokals: Sekretreste werden in die Speiseröhre geblasen,
- regelmäßiges Reinigen mittels Reinigungsbürste bzw. -pipette.

Bei Verlust des Shunt-Ventils sollte unverzüglich ein neues eingesetzt werden, da sich die tracheoösophageale Verbindung binnen weniger Stunden verschließen oder sich so verengen kann, dass eine mechanische Aufweitung (Dilatation) oder eine sekundäre Punktion (► Abschn. 2.2.6) erforderlich wird. Wird das Ventil verloren und nicht wieder aufgefunden oder treten zudem noch Atembeschwerden auf, sollte eine Bronchoskopie durchgeführt werden, und wenn nötig eine endoskopische Entfernung aus den Bronchien erfolgen. Ist das Shunt-Ventil in die Speiseröhre gelangt, wird es auf natürlichem Weg wieder ausgeschieden.

Durch starken Druck des Shunt-Ventils auf das Gewebe, wenn z. B. ein zu kurzes Ventil gewählt wurde, kann es zu Granulationen (Gewebsneubildung) kommen, die vom HNO-Arzt abgetragen werden müssen.

> **Bei Druck des Shunt-Ventils auf das Gewebe ist der Wechsel mit einem Shunt-Ventil längerer Ausführung indiziert.**

Shunt-Aufweitung (Insuffizienz) führt zu einer periprothetischen Leckage, d. h. Flüssigkeiten gelangen um das Ventil herum in die Luftröhre. Lorenz et al. (2009) konnten zeigen, dass Patienten mit rezidivierender periprothetischer Leckage im Bereich des Shunts einen vermehrten

Reflux (Rückfluss von Magensäure) aufweisen. Hier kann von Seiten des Arztes der Einsatz von Protonenpumpenhemmern erwogen werden. Lorenz (2015) empfiehlt je nach Leckagegrad ein standardisiertes Vorgehen.

Tipp

Bei geringen Insuffizienzen können Patienten vor der ersten Flüssigkeitsaufnahme durch das Kauen eines trockenen Brötchens die Durchblutung des Gewebes um das Ventil herum fördern, sodass es zu einer Abdichtung kommt. Bei größeren bzw. dauerhaften Aufweitungen sollte der HNO-Arzt aufgesucht werden. Dieser kann zum Beispiel die Dichtigkeit mit Hilfe einer Silikonunterlegscheibe (z. B. Provox XtraFlange) auf der trachealen Seite wiederherstellen. Eine auf Dauer vorteilhaftere Lösung bietet die Vergrößerung des ösophagealen Flansches (z. B. Provox XtraSeal). Hierdurch erfolgt die Abdichtung bereits auf der ösohagealen Seite: eine weitere Schädigung des Shunt-Kanals, z. B. durch Reflux, kann so vermieden werden.

Zur Shunt-Verengung kann das Ventil zeitweise unter ärztlicher Aufsicht entfernt werden. Falls diese Maßnahme nicht ausreicht, muss der Shunt, wenn er sich nicht von allein verschließt, operativ verschlossen werden. Nach Regeneration des Gewebes, kann eine sekundäre Punktion durchgeführt werden, wenn der Patient diese Form der stimmlichen Rehabilitation weiter nutzen möchte.

Aspiration seitlich des Ventils kann auch auftreten, wenn ein zu langes Ventil gewählt wurde oder wenn sich die tracheoösophageale Wanddicke durch Abschwellen verringert (periprothetische Leckage). Eine optimale Dichtigkeit ist dann zu erreichen, wenn die Halteflansche drucklos an der tracheoösophagealen Wand anliegen.

Bei Eindringen von Flüssigkeit oder Nahrung in die Luftröhre um ein zu langes Shunt-Ventil herum ist der Wechsel zu einem Shunt-Ventil kürzerer Ausführung indiziert.

9.3.1 Cricopharyngeale Botulinumtoxin-Injektion zur Therapie der myogenen Aphonie bei Stimmprothesenträgern

Julie Cläre Nienstedt und Christina Pflug

Pathophysiologie

Ein Hypertonus im Bereich des oberen Ösophagussphinkters (OÖS) ist mit 78 % die häufigste anatomisch-funktionelle Ursache für Phonationsprobleme nach Laryngektomie (Baugh et al. 1990). Der erhöhte Muskeltonus verhindert die Passage der durch das Shunt-Ventil in den Ösophagus gepressten Luft nach oben. Als Folge können die als „Neoglottis" fungierenden pharyngoösophagealen Schleimhautfalten nicht in Schwingungen versetzt werden und die Tonerzeugung bleibt aus.

Der erhöhte Muskeltonus des OÖS ist ein eigentlich physiologischer Reflex zum Schutz vor Reflux und Regurgitation von Nahrung und Magensäure. Um diesen Mechanismus auszuschalten, sollte im Rahmen der operativen Kehlkopfentfernung immer auch eine Durchtrennung des unteren Anteils des Schlundschnürermuskels (Myotomie des M. constrictor pharyngis inferior ≈ M. cricopharyngeus) durchgeführt werden (▸ Abschn. 2.2.6).

Therapie

Eine nachträgliche Myotomie oder auch die chirurgische Durchtrennung der den OÖS versorgenden Nervs des Plexus pharyngeus (Neurektomie) weisen bei postoperativ vernarbtem und oft nach Bestrahlung auch fibrosiertem Gewebe ein hohes operatives Risiko auf (Scott et al. 1993). Aufdehnungen (Bougierungen) der muskulären Engstelle sind in der Regel nur von kurzer Dauer. Viel effektiver und zugleich sehr sicher und einfach durchführbar ist eine Muskelrelaxation durch Injektion von Botulinumtoxin (BT) in den OÖS. Das Nervengift BT verhindert durch Hemmung der Acetylcholinfreisetzung an den neuromuskulären Synapsen die Erregungsübertragung von den Nervenzellen zum Muskel. Dadurch wird die Kontraktionskraft des Muskels dosisabhängig reduziert oder aufgehoben. Dieser Effekt einer „chemischen Myolyse" findet in der Behandlung des hypertonen OÖS seit nunmehr fast 20 Jahren Anwendung (Zormeier et al. 1999; Hamaker und Blom 2003; Lewin et al. 2001; Krause et al. 2009; Kim et al. 2012).

Diagnostik

Nach Ausschluss von anderen Ursachen für die ausbleibende oder stark beeinträchtigte Ersatzstimme wie funktionelle Anwendungsfehler (z. B. zu hoher/zu geringer Anblasedruck oder digitaler Druck auf das Tracheostoma und damit auch auf das Pharyngoösophagealsegment) und technische Probleme (z. B. Prothesenlänge und -durchmesser, Durchgängigkeit etc.) sollte die phoniatrische oder HNO-ärztliche Endoskopie erfolgen. Zeigen sich auch hierin keine sichtbaren Pathologien, liegt eine anatomisch-funktionelle Störung im Bereich des Pharyngoösophagealsegments nahe. Neben einem hyper- oder atonen Pharyngoösophagealsegment kann auch eine Stenose ursächlich sein, die bei der flexiblen Ösophagoskopie ohne Luftinsufflation durchaus übersehen werden kann. Um einen Hypertonus (also „zu viel" Muskelspannung) von einer Atonie („zu wenig" oder fehlende Muskelspannung) abzugrenzen, bietet sich ein einfacher klinischer Test an: Wird Luft durch das Shunt-Ventil in den Ösophagus gebracht (durch den Patienten selbst oder durch Insufflation mittels Politzer Ballon durch den Arzt oder Therapeuten), kann diese bei einem Hypertonus oder einer Stenose im Bereich des Pharyngoösophagealsegments nicht nach oben Richtung Mund entweichen. Stattdessen wird die Luft in den Magen geleitet, was mit einem Stethoskop zu hören ist und vom Patienten selbst gespürt und gelegentlich als unangenehm beschrieben wird. Im Gegensatz dazu entweicht bei einer Atonie die Luft ungehindert nach oben. Die Abgrenzung eines Hypertonus von einer Stenose gelingt mittels radiologischer Durchleuchtung nach oraler Kontrastmittelgabe, durch eine Ösophagusmanometrie oder eine flexible Ösophagoskopie mit Luftinsufflation. Vorteil an letzterer Methode ist, dass die therapeutische Injektion von BT in den endoskopisch sicher darstellbaren OÖS in gleicher Sitzung erfolgen kann. Zudem ist auch der sichere Ausschluss einer tumorösen Stenose möglich. Die Injektion eines Lokalanästhetikums (z. B. Lidocain) in den OÖS vermag den Effekt von BT zu simulieren und kann so ebenfalls diagnostisch eingesetzt werden.

Durchführung

Nicht nur bezüglich der Diagnostik, auch hinsichtlich des Applikationsweges und der Dosierung von BT finden sich in der Literatur uneinheitliche Angaben (Hamaker und Blom 2003; Lewin et al. 2001; Zormeier et al. 1999; Meleca et al. 2000; Krause et al. 2009; Kim et al. 2012). So kann das BT transzervikal unter elektromyographischer (EMG) oder videofluoroskopischer Kontrolle injiziert oder auch endoskopisch verabreicht werden. Prinzipiell unterscheidet man die starre von der flexiblen Endoskopie. Bei der überwiegend von Gastroenterologen angewendeten flexiblen Technik wird nach Ausschluss einer narbigen Stenose der hypertone OÖS eingestellt und in diesen mit einer feinen Nadel BT durch den Arbeitskanal des Endoskops injiziert (◘ Abb. 9.4).

Seltener wird die in der HNO-Heilkunde bevorzugte starre Ösophagoskopie durchge-

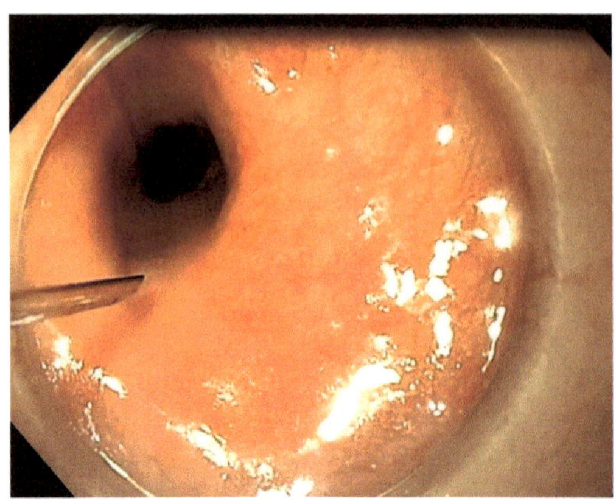

Abb. 9.4 Flexibel endoskopische BT-Injektion in den OÖS

führt. Diese bedarf jedoch immer einer Intubationsnarkose, wäre allerdings bei Verdacht auf einen Zweittumor oder ein Rezidiv zu bevorzugen (Krause et al. 2009). Die BT-Injektion erfolgt hierbei unter direkter Sicht in den OÖS.

Ab ca. 48 Stunden nach Injektion ist mit dem Wirkungseintritt des BT zu rechnen, der sich in einer leichteren und besseren Stimmgebung zeigt. Zu nennenswerten Nebenwirkungen kommt es in der Regel nicht. Die Wirkdauer ist interindividuell sehr unterschiedlich und abhängig von Dosierung und Applikationsweise des BT. Sie beträgt durchschnittlich zwei bis sechs Monate. Während bei manchen Patienten aufgrund der nachlassenden Wirkung des BT Folgeinjektionen nötig sind, kommt es bei anderen zu einer dauerhaft verbesserten Stimmgebung. Ursächlich hierfür könnte eine Art Gewöhnungseffekt der Muskulatur an den geringeren Tonus sein.

Präparate und Kosten

Es existieren verschiedene BT-Präparate, die sich insbesondere hinsichtlich ihrer Äquivalenzeinheiten unterscheiden. So gilt es zu beachten, dass Botox® beispielsweise eine 3- bis 4-fach stärkere Potenz als Dysport® aufweist.

Die Kosten des BT sind hoch und liegen pro Anwendung je nach Präparat und Dosierung zwischen 200 und 400 Euro. Da die cricopharyngeale Injektion von BT nicht zur Therapie der myogenen Aphonie zugelassen ist, sondern „off-label" angewendet wird, bedarf die Rezeptierung des Medikaments einer vorherigen Krankenkassenzusage (Tab. 9.2).

Fazit

Die Stimmlosigkeit nach Laryngektomie trotz Shunt-Ventil sollte stets an einen Hypertonus des oberen Ösophagussphinkters denken lassen. Mit der cricopharyngealen Botulinumtoxininjektion steht hierfür eine einfach anwendbare, sichere und wenig invasive, jedoch sehr effektive Therapie zur Verfügung (Abb. 9.5).

Fazit

Die häufigsten Komplikationen beim Shunt-Ventil sind

- Candida-Belag,
- Verstopfen des Shunt-Ventils,
- Verlust des Shunt-Ventils,
- Granulationen,
- Shunt-Aufweitungen und
- Aspirationen.

Tab. 9.2 Präparate und Kosten

Handelsname	Botox®	Dysport®	Myobloc™/Neurobloc®	Xeomin®
Äquivalenzeinheiten	1 MU	3–4 MU	40 MU	1 MU
Generikum	Onabotulinum-toxin A	Onabotulinum-toxin A	Rimabotulinum-toxin B	Incobotulinum-toxin A
Kosten pro Anwendung, ca.	200 € (50 MU)	340 € (300 MU)	200 € (2500 MU)	200 € (50 MU)

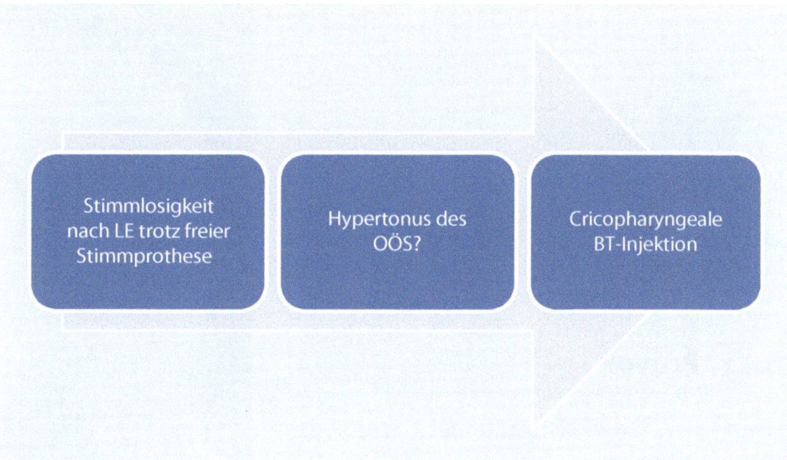

Abb. 9.5 Medizinische Intervention bei Hypertonus des OÖS

9.4 Produktübersicht und Handhabung

Die verschiedenen Shunt-Ventilmodelle gleichen sich in ihrer Funktion, unterscheiden sich aber in Länge, Durchmesser, Pflege und im Vorgehen beim Shunt-Ventilwechsel.

Im Folgenden wird auf die am häufigsten verwendeten Ventile und ihre Handhabung eingegangen:

9.4.1 Blom-Singer

Das Standardventil von Blom-Singer ist die CLASSIC Indwelling (Abb. 9.6). Das garnrollenähnliche, aus weichem Silikon bestehende Shunt-Ventil ist in 7 Längengrößen (6, 8, 10, 12, 14, 18 und 22 mm) erhältlich und hat einen Außendurchmesser von 6,8 mm sowie einen Innendurchmesser von 4,7 mm. Dieser Typ von Ventil kann auch in Sonderlängen mit vergrößertem Flansch und mit erhöhtem Öffnungswiderstand (Blom Singer increased resistance) bestellt werden. Durch einen Röntgenkontrastring lässt sich ein möglicherweise fehlerhafter Sitz feststellen.

Für Patienten mit erhöhter Candida-Problematik wird die Blom-Singer ADVANTAGE Indwelling angeboten. Zur Abdichtung von periprothetischen Leckagen steht das Blom-Singer Large Esophageal Flange zur Verfügung.

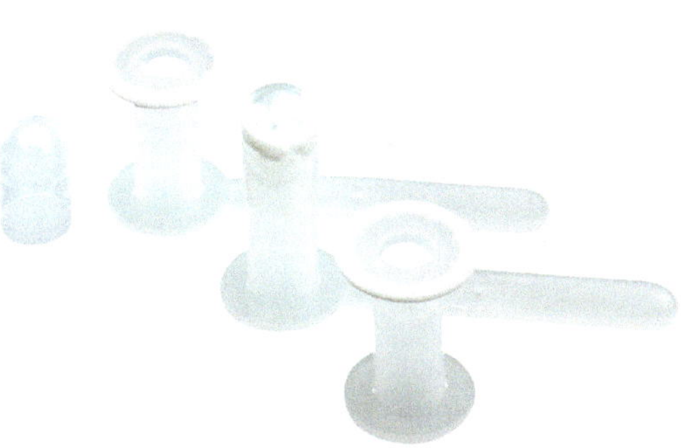

Abb. 9.6 Blom Singer. (Mit freundlicher Genehmigung von A. Fahl Medizintechnik-Vertrieb, Köln)

Reinigung

Es wird das Säubern mithilfe einer Reinigungspipette und -bürste empfohlen. Verkrustungen und Sekret können nach vorangegangener auch mit einer Pinzette vorsichtig entfernt werden.

Wechsel

Mit speziellen Hilfsmitteln ist ein unkomplizierter, für den Patienten wenig belastender Wechsel durch das Tracheostoma möglich (Frontladesystem). Um ein problemloses Einführen des ösophagealen Flansches zu ermöglichen, wird eine Gelkapsel über diesen gestülpt, die sich schnell auflöst und so den Halteflansch nach der Einführung freigibt. Hiermit ist das Ventil sicher im Shunt fixiert.

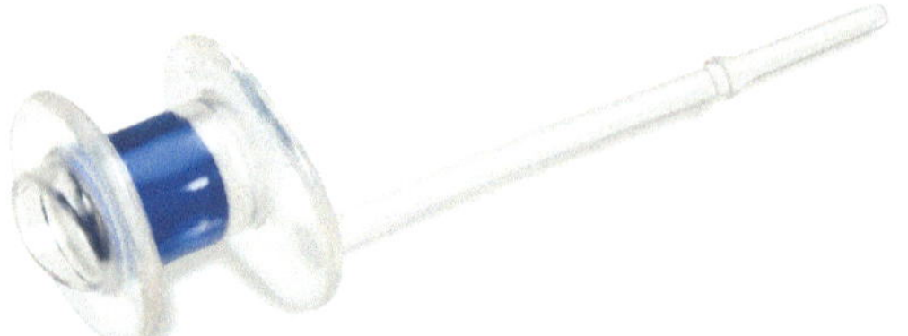

Abb. 9.7 Provox Vega Atos Medical. (Mit freundlicher Genehmigung von Atos Medical)

9.4.2 Provox

Von der Fa. Atos Medical findet v. a. die neueste Generation Provox Vega (Abb. 9.7) Verbreitung. Die Provox Vega ist in 6 Längengrößen (4, 6, 8, 10, 12,5 und 15 mm) erhältlich. Der Standardaußendurchmesser beträgt 7,5 mm. Durch einen vergrößerten Innendurchmesser und den optimierten Ventilsitz benötigt es derzeit den geringsten Anblasedruck, welches einen weicheren Stimmklang und eine verlängerte Tonhaltedauer ermöglicht.

Für Patienten mit Candida-Problematik und/oder Unterdruckschwierigkeiten im Schlund-/Speiseröhrenbereich beim Schlucken wird die ActiValve (Abb. 9.8) angeboten.

Reinigung

Empfohlene Reinigungshilfen sind vom Hersteller lieferbare Bürsten und Pipetten.

Wechsel

Mithilfe des Provox Vega Insertion System ist die Provox Vega bereits für den Wechsel vorbereitet. Der Wechsel erfolgt anterograd.

9.4.3 TRACOE Voice Master

Dieses Ventil wird seltener eingesetzt. Es kann aber z. B. aufgrund des größeren Außendurchmessers bei Komplikationen, wie z. B. bei einer Shunt-Aufweitung, verwendet werden. TRACOE Voice Master zeichnet sich durch folgende Eigenschaften aus:

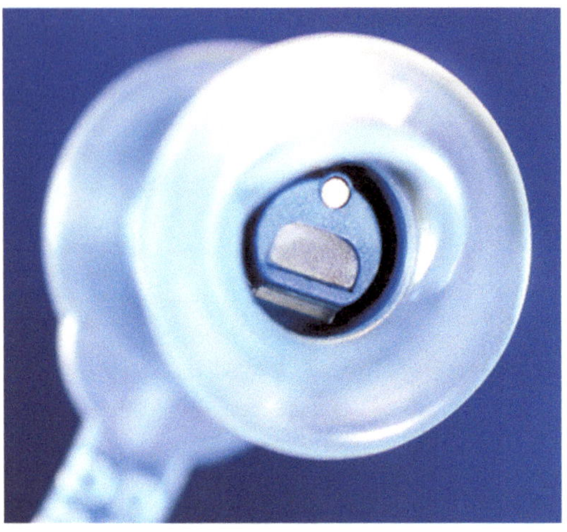

Abb. 9.8 ActiValve, Atos Medical. (Mit freundlicher Genehmigung von Atos Medical)

- größerer Außendurchmesser,
- drei Längengrößen,
- Kugelventil und dadurch geringerer Strömungswiderstand sowie,
- Titaninnenhülse.

Tipp

Das regelmäßige Reinigen des Shunt-Ventils ist Voraussetzung für die Funktionsfähigkeit und eine lange Haltbarkeit. Empfohlen wird das Säubern am Morgen und Abend und nach jeder Mahlzeit.

Fazit

Verschiedene Shunt-Ventil-Modelle stehen zur Verfügung. Diese unterscheiden sich u. a. durch:
- Aufbau,
- Größe und/oder,
- Wechselprinzip.

9.5 Therapieaufbau/Anbahnungsphase

Bei komplikationslosem Verlauf der primären oder sekundären Punktion kann bereits im Krankenhaus nach Ziehen der nasogastralen

Sonde ein erster Phonationsversuch durchgeführt werden. Durch die Nutzung des Shunt-Ventils findet eine Annäherung an die präoperative physiologische Stimmgebung statt. Daher finden viele Elemente der Stimmtherapie in der Arbeit mit kehlkopflosen Patienten Anwendung.

9.5.1 Erster Phonationsversuch

Nach Ziehen der nasogastralen Sonde, etwa 8–10 Tage nach der Punktion, wird zur Überprüfung der Funktionstüchtigkeit des Shunt-Ventils ein erster Phonationsversuch durchgeführt. Hierzu wird das Tracheostoma vom Arzt oder dem Logopäden nach der Einatmung mit dem Daumen verschlossen. Der Patient wird gebeten /ha/, /ho/, /hi/ gedehnt zu phonieren. Wenn nach mehrmaligen Versuchen keine Tongebung möglich ist, sollte die Durchgängigkeit des Ventils geprüft und dieses bei Bedarf gesäubert werden. Darüber hinaus muss der Arzt den korrekten Sitz des Shunt-Ventils kontrollieren. Operationsbedingte Schwellungen erschweren die Tongebung, wobei die Phonation nach mehreren Tagen bis Wochen durch Maßnahmen wie Lymphdrainage und Lockerungsübungen leichter möglich sein kann.

Fazit

Ein erster Phonationsversuch sollte frühzeitig nach Entfernen der nasogastralen Sonde erfolgen.

9.6 Therapieaufbau/Stabilisierungsphase

Nach dem ersten erfolgreichen Stimmversuch werden in der Stabilisierungsphase Tracheostomaverschluss, Regulierung des Anblasedruckes und Tonproduktion automatisiert. Am Ende sollte die qualitative Verbesserung prosodischer Merkmale wie Stimmklang, Rhythmus, Dynamik und Modulation stehen.

9.6.1 Tracheostomaverschluss

Die überwiegende Zahl der aus dem Krankenhaus entlassenen Patienten trägt zur Stabilisierung des Tracheostomas eine Trachealkanüle. Mit dieser ist ein gut abgedichteter Tracheostomaverschluss nur selten möglich. Für die Dauer der Therapie ist es sinnvoll, die Kanüle herauszunehmen. So ist ein kompletter Verschluss leichter möglich. Zusätzlich hat der Patient die Möglichkeit, ein gutes Gefühl für die Körperöffnung, den nötigen Druck beim Verschluss und dem passenden Anblasedruck zu bekommen. Dieses für die Stimmgebung optimale Verfahren sollte nur durchgeführt werden, wenn die Tracheostomaöffnung stabil ist und das Vorgehen mit dem Arzt besprochen wurde. Das Tracheostoma muss so verschlossen werden, dass bei der Phonation keine Nebengeräusche hörbar sind. Daumen oder Mittelfinger bieten sich zum Verschluss der Atemöffnung an. Zur größtmöglichen Flexibilität ist es günstig, jeweils mit den Fingern der dominanten und der nicht dominanten Hand abdichten zu können.

Ziele

- Nebengeräuschfreie Umleitung der Ausatmungsluft über das Shunt-Ventil,
- Automatisierung des digitalen Verschlusses (Fingerverschluss),
- Tracheostomaverschluss mit geeigneten Filtersystemen,
- Optimierter Tracheostomaverschluss durch Einsatz eines Tracheostomaventils, sogenanntes „fingerfreies“ Sprechen,
  - Erarbeiten eines initialen Anblasedruckes, der das Tracheostomaventil verschließt und Phonation ermöglicht,
  - Verschluss des Tracheostomaventils durch einen konstanten Anblasedruck während der Phonationsphase,
  - Kanülenberatung bezüglich Shunt-Ventil und Tracheostomaverschluss.

Durchführung

- Der Patient wird aufgefordert, Daumen oder Mittelfinger auf das Tracheostoma zu legen. Dabei ist zu beachten, dass die Handfläche und der Arm locker am Oberkörper anliegen, um Verspannungen zu vermeiden. Bei der Einatmung wird der Daumen oder Mittelfinger leicht vom Tracheostoma entfernt gehalten, um eine ungehinderte Einatmung zu ermöglichen. Zur Ausatmung hin verschließt der Finger das Tracheostoma. Der Patient wird gebeten, z. B. /ha/, /ho/, /hi/ gedehnt zu phonieren. Nach jeder Silbe wird das Tracheostoma freigegeben und zur Phonation erneut verschlossen.

Tipp

Von Anfang an ist darauf zu achten, dass neben dem Tracheostoma keine Luft entweicht. Mehrmaliges Verändern der Ausrichtung des Fingers bzw. des Andruckes kann hilfreich sein. Dies lässt sich gerade zu Beginn gut vor dem Spiegel überprüfen. Bei zu hohem Fingerdruck besteht die Möglichkeit, dass das Shunt-Ventil verschlossen und somit Phonation zeitweise nicht möglich ist. Außerdem kann es zu einer ungünstigen Tonuserhöhung im Bereich der Schulter und des Halses kommen. Vorstellungshilfe ist, die Ausatmungsluft leicht nach oben in den Mund strömen zu lassen. Zur Einschätzung der Stimmqualität und dem Vorhandensein von Atemgeräuschen ist es hilfreich, den Patienten zur Eigenbeurteilung aufzufordern.

- Im nächsten Schritt werden Äußerungen und somit auch der Tracheostomaverschluss verlängert. Hierbei kommt es auf die gezielte Abstimmung von Sprechatmung und Tracheostomaverschluss an. Je nach Äußerungslänge muss der Patient lernen, immer mit demselben Druck die Halsöffnung zu verschließen und zur folgenden Einatmung sofort wieder zu öffnen.

Tipp

Um die Aufmerksamkeit gezielt auf das Üben der Okklusion der Halsöffnung zu lenken sowie eine schrittweise Verlängerung der Äußerungen zu erarbeiten, werden zunächst silbenhierarchische Wortreihen (Zahlen, Wochentage, Monatsnamen) und möglichst bald Wortmaterial aus dem Umfeld des Patienten genutzt. Durch das ständige Wiederholen von Einatmen – Halsöffnung verschließen – Phonation – Halsöffnung wieder freigeben soll diese Handlungsabfolge automatisiert werden.

- Falls ein Patient noch Kanülenträger ist, muss eine gesiebte Kanüle genutzt werden, die mit dem Finger verschlossen werden kann (◻ Abb. 9.9). So kann die Luft bei Verschluss der Kanüle durch die Siebung am Kanülenbogen in das Shunt-Ventil gelenkt werden, was nicht immer komplikationslos verläuft. Die Schwierigkeiten können u. a. sein: laute Nebengeräusche, extrem starker Anblasedruck (da das Shunt-Ventil durch die Kanülenwand verschlossen wird), Reizung der Trachea bei Verschluss der Kanüle. Es besteht auch die Kombinationsmöglichkeit von Trachealkanüle und Tracheostomaventil (Provox LaryTube mit Blauem Ring in Verbindung mit dem Tracheostomaventil FreeHands). Diese Kanüle ist ungesiebt und muss entsprechend der anatomischen Verhältnisse von fachkundigem Personal (Arzt, Logopäde, Medizinprodukteberater) gesiebt werden (◻ Abb. 9.10),
- Tracheostomafiltersysteme dienen dazu, die Atemluft anzuwärmen, anzufeuchten, zu filtern und zusätzlich den Atemwiderstand zu erhöhen (◻ Abb. 9.11). Einige dieser Systeme sind dazu geeignet, den Tracheostomaverschluss mit nur geringem Fingerdruck

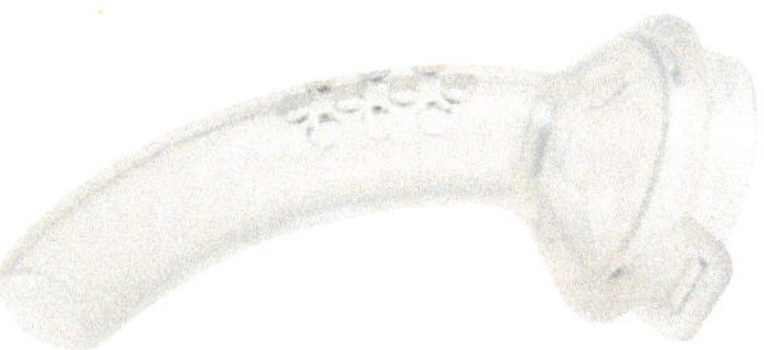

Abb. 9.9 Gesiebte Kanüle. (Mit freundlicher Genehmigung von Atos Medical)

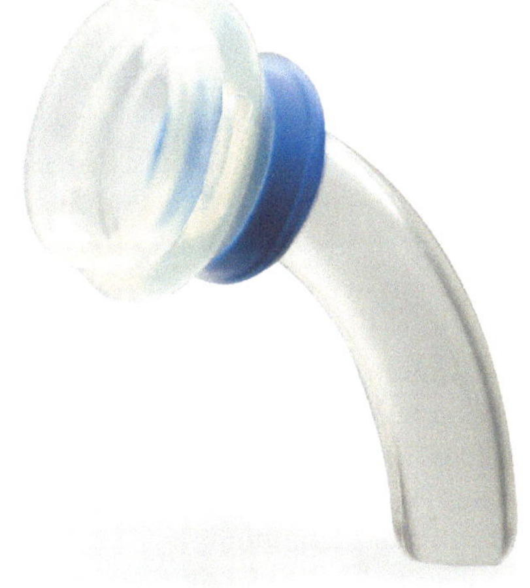

Abb. 9.10 Provox LaryTube mit Blauem Ring. (Mit freundlicher Genehmigung von Atos Medical)

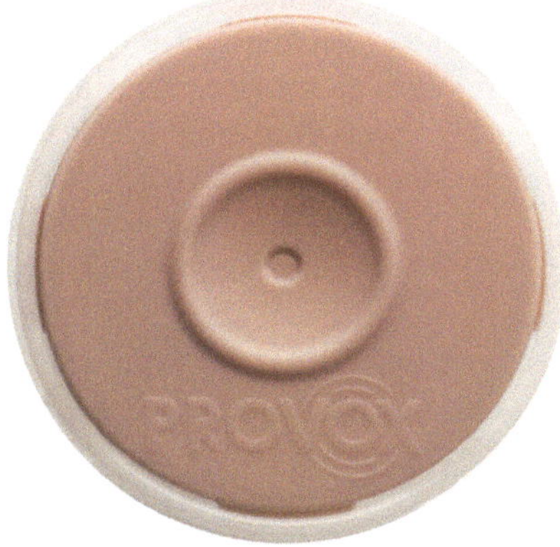

Abb. 9.11 HME-Filter. (Mit freundlicher Genehmigung von Atos Medical)

auszuüben. Vorteil hierbei ist, dass der komplette Tracheostomaverschluss für den Patienten leichter herzustellen ist und der direkte Kontakt mit der Halsöffnung

Abb. 9.12 Basisplatte. (Mit freundlicher Genehmigung von Atos Medical)

vermieden wird (Hygiene). Die Verwendung spezieller HME (Heat-Moisture-Exchanger)-Filter führt zu einer Verbesserung objektivierbarer Lungenfunktionsparameter. Dies hat eine Optimierung der Stimmqualität und eine Senkung der Sekretproduktion zur Folge (Lorenz 2012). HME-Filter werden in Pflastersysteme, sogenannte Basisplatten (Abb. 9.12), eingesetzt. Diese gibt es in runder, ovaler und viereckiger Form in verschiedenen Klebestärken. Sie werden auf die das Tracheostoma umgebende Haut geklebt. Für die Nacht existieren mittlerweile spezielle Produkte. Sie haben den Vorteil, dass die Pflaster einen hautschonenden Effekt aufweisen. Sie bestehen aus Hydrogel. Darüber hinaus ist der Filter besonders weich und ist auf eine hohe Befeuchtungsleistung hin optimiert. Auf diese Weise kann die pulmonale Rehabilitation quasi im Schlaf fortgesetzt werden.

Ein Tracheostomaventil bietet eine optimierte Form des Tracheostomaverschlusses, indem es „fingerfreies“ Sprechen ermöglicht (Abb. 9.13). Das Tracheostomaventil verschließt sich bei einem initial kräftigen An-

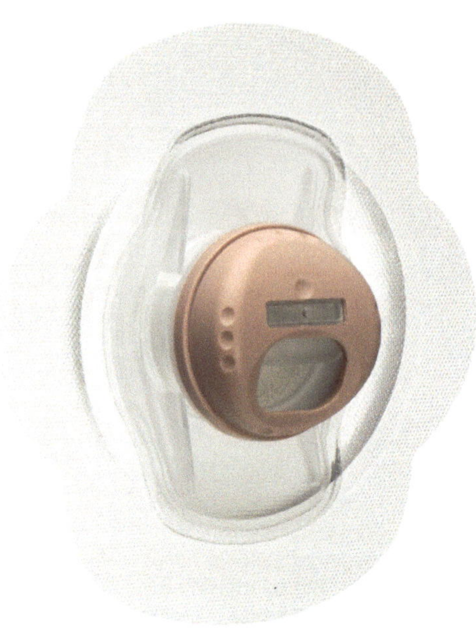

Abb. 9.13 Tracheostomaventil Provox FreeHands FlexiVoice. (Mit freundlicher Genehmigung von Atos Medical)

blasedruck, sodass eine Luftumlenkung via Shunt-Ventil in die Speiseröhre erfolgt. Nach der Phonation öffnet sich dieses wieder und bleibt bei Ruheatmung geöffnet. Bei einem Hustenstoß öffnet sich das Ventil und lässt so den Ausatemdruck und Sekret nach vorn entweichen. Die Blom-Singer-, Adeva-Window- und Provox-Tracheostomaventile stehen unabhängig von der Art des Shunt-Ventils zur Auswahl. Diese werden, wie bei den Tracheostomafiltersystemen, jeweils außen auf die das Tracheostoma umgebende Haut mit Hilfe eines Kleberinges (Einwegartikel) aufgeklebt. Das Aufbringen ist oft nicht komplikationslos, da z. B. das Tracheostoma trichterförmig nach innen verlagert ist und somit gerade bei Patienten, die einen erhöhten Anblasedruck nutzen müssen, sich der Klebering schnell lösen kann und dadurch das Tracheostomaventil nicht mehr nutzbar ist. Das Ventil ist jederzeit bei verbleibendem Klebering entfernbar, z. B. zur Trachealhygiene. Die Öffnungsweite des Tracheostomaventils lässt sich entsprechend der körperlichen und stimmlichen Leistungsanforderung einstellen. Bei geringer Öffnungsweite wird weniger Anblasedruck benötigt (günstige Einstellung bei Gesprächssituation ohne zusätzliche körperliche Anstrengung). Bei verstärkter Atemtätigkeit (z. B. beim Treppensteigen) kann das Tracheostomaventil weit gestellt werden, um einen unabsichtlichen Verschluss vermeiden zu können. Zu Beginn müssen Patienten lernen, das Tracheostomaventil mit einem kräftigen initialen Anblasedruck zu verschließen. Im Rahmen der Phonation einer Phrase kann dann dieser Druck leicht abgesenkt werden, muss jedoch zum Verschluss des Ventils konstant gehalten werden. Das Absenken des initialen Druckes unterstützt eine weiche Stimmgebung. Zur Erarbeitung eines initialen Anblasedruckes wird so lange mit einem verstärkten Ausatemdruck experimentiert, bis der Patient ein Gefühl dafür bekommt, willentlich das Tracheostomaventil zu verschließen. Zu Beginn werden gehaltene Töne, danach Ein-, Zwei-, Dreisilber (► Anhang A3) bis hin zu längeren Phrasen genutzt. Das Erarbeiten längerer Phrasen und sinnvoller Pausensetzung unterstützt die Automatisierung des kombinierten Einsatzes von zunächst initialem und späterem „Absenken" auf konstanten Anblasedruck. Ein weiterer Vorteil bei der Nutzung des Tracheostomaventils FlexiVoice liegt darin, dass zusätzlich zu dem automatisierten Gebrauch ebenfalls mit dem Finger die Atemöffnung zur Phonation verschlossen werden kann. Der Vorteil hierbei liegt darin, dass durch zwischenzeitliche Nutzung per Fingerverschluss das Klebesystem erneut an die Haut angedrückt wird. Zudem sind die Flexibilität und die Möglichkeit der Nutzung beider Vorteile (fingerfreies Sprechen und erhöhte Stimmqualität bei Fingerverschluss) gegeben. Die Hauptprobleme bei Gebrauch fingerfreier Systeme liegen häufig darin, dass der Anblasedruck zu Beginn der Therapie zu hoch ist und das Klebesystem sich zu schnell löst. Dies geschieht in der ersten Zeit der Therapie zusätzlich auch durch verstärkte Sekretion. Die pragmatische Schlussfolgerung für die logopädische Arbeit ist, dass Tracheostomaventile erst zum Ende der Therapie eingesetzt werden sollten. Bleibt zu diesem Zeitpunkt die Problematik der zu kurzen Nutzungsdauer der Klebesysteme erhalten, lässt sich diese zumindest beim FlexiVoice durch ein zusätzliches Anbringen einer Andrückunterstützung (Provox Free Hands Support) mindern.

Tipp

Die Anpassung des Tracheostomaventils sollte erst nach Rückgang der zu Beginn meist starken Verschleimung erfolgen. Zudem ist es sinnvoll, dieses Hilfsmittel erst einzusetzen, nachdem ein routinierter Fingerverschluss eingeübt wurde.

▣ Tab. 9.3 fasst die Problembereiche, die beim Tracheostomaverschluss auftreten können, zusammen.

Die Nutzung eines Tracheostomaventils setzt kardiopulmonale Belastungsfähigkeit voraus. Ist diese nicht gegeben, muss der Einsatz mit dem sorgfältig abgewogen werden.

9.6.2 Regulierung des Anblasedruckes

Bei der phonatorischen Atemführung müssen die beiden Engstellen Shunt-Ventil und PE-Segment passiert werden. Ein geringer Anblasedruck reicht nicht aus, um diese beiden Widerstände zu überwinden. Überhöhter Anblasedruck kann zu Kontraktionen der Hypopharynxmuskulatur und so zur Stimmverschlechterung bis hin zur Aphonie führen.

▣ **Tab. 9.3** Problembereiche beim Tracheostomaverschluss und deren Lösungshilfen

Problembereiche beim Üben des Tracheostomaverschlusses	Hilfen
Zu kleiner Finger oder zu großes Tracheostoma	- Vorübergehendes Nutzen eines Teelöffels, Sektkorkens, Plastikeis, Make-up-Ei (aus der Drogerie) etc. - Einsetzen von Hilfsmitteln, welche die Verschlussfläche des Tracheostomas verkleinern, z. B. Stomabutton, Stomafiltersysteme, evtl. Anfertigen einer Epithese (Körperpassstück)
Zu hoher Druck des Fingers, sodass evtl. versehentlich das Shunt-Ventil verschlossen wird.	- Fingerdruck reduzieren
Operationsbedingte Sensibilitätsstörungen verhindern taktile Rückmeldungen am Tracheostoma	- Spüren über den Daumen bzw. Mittelfinger (taktile Rückmeldung) Arbeit vor dem Spiegel (visuelle Rückmeldung) möglichst ohne Trachealkanüle
Komplikationen bei Fixierung des Tracheostomafilters bzw. -ventils	- Klebering muss auf eine zuvor gereinigte fettfreie Haut aufgetragen werden - Evtl. Einsatz von klebeverstärkenden Mitteln - Unterstützung der Haftfähigkeit durch Anwärmung der Klebefolie (langes Reiben oder Einsatz eines Föhns) - Einsatz einer Epithese
Bei Kanülenträgern: Entweichen der Exspirationsluft seitlich der Kanüle und dadurch Entstehung lauter Nebengeräusche	- Auf korrekte Kanülengröße achten - Unterlegen der Trachealkanüle mit Kompressen - Abdichtung durch die Kombination von der Trachealkanüle Provox *LaryTube mit Blauem Ring* und Provox Adhesive Basisplatten (Klebering)

Ziel

- Erarbeitung eines optimalen Ausatemflows zur Erzeugung einer weichen und flüssigen Stimmgebung.

Durchführung

- Bewusstmachung des Phonationsluftweges

Es kann auf die Atemführung bei der Kehlkopfphonation (Tendenz nach oben) hingewiesen werden. Zur Unterstützung dienen anatomische Zeichnungen.

- Verdeutlichung der unterschiedlichen Anblasedrücke, z. B. durch die Nutzung des Kontrastes: laut – leise

Diese Übung zur Eigenwahrnehmung soll zum ökonomischen Einsatz des Anblasedruckes hinführen.

- Phonation gehauchter Stimmeinsätze

Durch gehauchte Stimmeinsätze wird die häufig zu viel eingesetzte Kraft abgemildert, der Ton verlängert und weicher. Auf Silbenebene können /ha/, /ho/, /hi/ gedehnt genutzt werden. Die Vokale sollen hierbei gedehnt werden. Auf Wortebene eignen sich Anlaute wie /h/, /l/, /m/, /n/, /s/, /w/ und das Üben von Minimalpaaren mit kurzem – langem Vokal, z. B. Bett – Beet.

- Vorstellung des Flüsterns

Dies stellt eine weitere Hilfe zur Reduzierung des Anblasedruckes dar, falls jemand auch nach längerem Üben noch zu viel Kraft einsetzt.

- Intentionale Übungen

Hiermit sind alle Übungen gemeint, die situationsbedingt eine Stimmveränderung und damit eine Anpassung des Anblasedruckes bewirken, z. B. einem Kind ein Märchen erzählen, jemanden auf der anderen Straßenseite rufen. Dies wird zunächst als Rollenspiel innerhalb der logopädischen Therapie geübt. Später können diese erarbeiteten Situationen auch In-vivo durchgeführt werden.

- Erarbeitung der costoabdominalen Flankenatmung ► Abschn. 6.3

Die Erarbeitung der costoabdominalen Flankenatmung im Zusammenhang mit der Tonusregulation unterstützt die für die Stimmgebung voraussetzenden Spannungsverhältnisse im PE-Segment und hilft dadurch, den nötigen Anblasedruck zu verringern. Ausgehend von der Atemmittellage soll die Stimmgebung erfolgen.

- Tonusregulation (► Abschn. 6.2),
- Die Regulierung des Anblasedruckes beim Einsatz eines Tracheostomaventils wird im ► Abschn. 9.6.1 beschrieben.

> **Hypertone Verhältnisse treten als Reaktion auf den Eingriff in diese sensible Körperregion häufig auf und können den ersten Stimmerfolg lange herauszögern. So kann es mehrere Wochen bis Monate dauern, bis die tonusregulierenden Maßnahmen zum Erfolg führen. Ist dieser dann noch nicht eingetreten, sollten interdisziplinär weitere medizinische Maßnahmen mit behandelnden Ärzten abgestimmt werden.**

9.6.3 Koordination von Atmung und Sprechablauf

Übungen zum Atemrhythmus wie beim Erlernen der Klassischen Speiseröhrenstimme sind nicht notwendig, da die Phonation weiterhin ausatemsynchron stattfindet. In dieser Phase kann an längeren Phrasen, kurzen Unterhaltungen und am Redefluss gearbeitet werden.

Ziele

- Erlernen eines ökonomischen Umgangs mit der Sprechluft und
- Erarbeiten sinnvoller Phrasenlänge bzw. Pausensetzung.

Durchführung

- Erarbeitung einer costoabdominalen Flankenatmung (► Abschn. 6.3)

Die Bauch-Flanken-Atmung ist Ausgangspunkt für die reflektorische Atemergänzung.

- Erarbeitung der reflektorischen Atemergänzung

Bei der reflektorischen Atemergänzung muss der Patient zur Einatmung schnell den Finger vom Tracheostoma lösen und zur weiteren Phonation zügig wieder auflegen. Die Nutzung der Lungenluft und der Ausatemsynchronität bieten therapeutisch eine Vielzahl von Übungen aus der Stimmtherapie an. Zu beachten ist, dass die Koordination des Tracheostomaverschlusses mit der Phonation vorbereitend gründlich erarbeitet sein sollte. Nur dann kann sich der Patient auf die Vorgänge bei der reflektorischen Atemergänzung vollständig konzentrieren. Durch diese ökonomische Atemtechnik wird es den meisten Sprechern gelingen, die Grundlagen für eine qualitative Stimmverbesserung zu erreichen.

- Einteilung der Phrasen u. a. über Textarbeit

Tipp

Alle zuvor erarbeiteten Schritte sollen nun vom Patienten miteinander umgesetzt werden:
- Tracheostomaverschluss ohne Nebengeräusche,
- ein der Sprechsituation angepasster Anblasedruck und
- reflektorische Atemergänzung.

Zu diesem Zeitpunkt sind die Grundelemente der Stimme erarbeitet und sollten an dieser Stelle von der Therapeutin hinsichtlich ihrer Umsetzung und ihrer Qualität überprüft werden. Gegebenenfalls können Therapieschritte oder einzelne Übungen wiederholt werden. Alle folgenden Therapieinhalte dienen dem Ausbau und der Verfeinerung der stimmlichen Fähigkeiten.

9.6.4 Erweiterung der Äußerungslängen

Ist der Patient in der Lage, den Anblasedruck ökonomisch einzusetzen, kann parallel dazu an der Tonverlängerung gearbeitet werden. Bei erfolgreicher Umsetzung werden die Phrasen verlängert.

Ziel

- Annäherung an präoperative Phraseneinteilung durch Arbeit an der Tonverlängerung und Erweiterung der Phrasenlängen.

Durchführung

- Der Patient wird aufgefordert, ein gedehntes /ha/, /ho/, /hi/ zu phonieren. Zur Übung eines weichen Stimmeinsatzes können als nächstes Klinger /m/, /n/, /l/, /w/, /s/ im Silbenanlaut genutzt werden. Danach kann die reine Vokaldehnung geübt werden. Bei entsprechender Luftkapazität ist es möglich, diese direkt hintereinander zu verschleifen und auf einen Ausatem zu phonieren. Ebenso kann mit Diphtongen verfahren werden.

Tipp

Ein guter automatisierter Tracheostomaverschluss ist Voraussetzung, um an der Erweiterung der Äußerungslängen zu arbeiten. Für einen effektiv eingesetzten Anblasedruck sowie für einen weichen Vokaleinsatz soll die Phonation leise erfolgen (leiser = länger). Eine Beibehaltung der inspiratorischen Gegenspannung (Stütze) ist Grundlage für die Tonverlängerung. Ebenso sollte darauf geachtet werden, dass Patienten nicht über die Atemmittellage hinaus phonieren und somit nicht anfangen zu pressen.

- Ausgehend von Alltagsfloskeln, wie z. B. Begrüßungsformeln, wird mit steigender Silbenzahl an der Phrasenverlängerung gearbeitet (▶ Anhang A3). Aufbauend darauf kommen Hauptsätze, Hauptsatz-Nebensatz-Konstruktionen und kurze Texte bis hin zum Dialog zum Einsatz.

Tipp

Selbstverständlich gelten die gleichen Hinweise wie bei der Erarbeitung der Tonverlängerung. Gleichzeitig ist zu beachten, dass es zu einer Atemeinteilung entsprechend sinnzusammengehöriger Phraseneinheiten kommt.

9.6.5 Erarbeitung prosodischer Parameter

9

Zu den prosodischen Merkmalen gehören u. a. Stimmklang, Rhythmus, Modulation und Dynamik. Durch die Annäherung des Zusammenspiels zwischen Atmung, Phonation und Artikulation an die präoperative Situation bei Nutzung eines Shunt-Ventils sind im Vergleich zur Klassischen Ösophagusstimme die o. g. Parameter qualitativ leichter umzusetzen.

Ziel

- Erreichen einer den operativen Vorgaben und den Fähigkeiten des Patienten angepassten prosodischen Möglichkeit in den Bereichen,
- Stimmklang,
- Rhythmus,
- Dynamik und
- Modulation.

Durchführung

Stimmklang

- Lockerungsübungen für das Ansatzrohr (▶ Abschn. 6.4),
- Artikulationsübungen (▶ Abschn. 6.4),
- Schulung der auditiven Eigenwahrnehmung mit der Differenzierung hart und weich sowie laut und leise,
- Experimentieren, wie viel Atemdruck tatsächlich zur Stimmerzeugung nötig ist,
- Übungen in Kombination mit der Tonhaltedauer, z. B. Phonation von gedehnten, leisen Vokalen in Verbindung mit Bewegungsabläufen, z. B. leichter Zug mit dem Deuserband, sowie,
- bewusst leise Stimmgebung.

Rhythmus

- Erarbeitung einer angepassten Phrasierung in Bezug auf Pausensetzung und der darin erfolgenden Atemergänzung. Zur Erarbeitung eignet sich ein hierarchischer Aufbau in Bezug auf die Anzahl möglicher Pausen (z. B. Begrüßungsfloskeln, Redewendungen, Hauptsatz-Nebensatz-Konstruktionen, Gedichte, Texte, Spontansprache),
- Schulung der Eigenwahrnehmung in Bezug auf Sprechgeschwindigkeit: Zunächst werden gemeinsam mit dem Patienten Tempo beschreibende Begriffe erarbeitet, z. B. langsam, schnell, hektisch, atemlos. Zur Beurteilung der Auswirkungen auf die Stimmqualität werden die unterschiedlichen Tempi ausprobiert. Anschließend soll die „normale", vom Patienten momentan genutzte Sprechgeschwindigkeit beschrieben und beurteilt werden,
- Bei Bedarf Senken der Sprechgeschwindigkeit durch z. B. Verabredung von Handzeichen vonseiten des Therapeuten, um auf erhöhte Sprechgeschwindigkeit aufmerksam zu machen, phasenweise Temporeduzierung, Rückmeldung über Audio- oder Videoaufzeichnungen, Beobachtungsaufgaben in Alltagssituationen.

Dynamik

- Zur Erweiterung des Dynamikbereiches sollten die hierfür erforderlichen körperlichen Voraussetzungen wie Zwerchfellflexibilität und Weite im Ansatzrohr erarbeitet werden. Hierzu ist es sinnvoll, dem Patienten den Zusammenhang zwischen der Tätigkeit der Atemmuskulatur und der Dynamik zu erläutern. Entsprechende Übungen können sein: Arbeit mit den Kontrasten leise – laut;

stufenweises Anheben bzw. Absenken der Lautstärke, Crescendo-decrescendo-Übungen auf Laut- und Silbenebene, Anpassen der Möglichkeiten an Alltagssituationen.

Tipp

Übungen zur Lautstärke sollten immer mit Rücksicht auf die Tendenz zur Hyperfunktion vorsichtig bearbeitet werden. Vorbereitende und begleitende Übungen zur Körperwahrnehmung helfen, Hyperfunktion zu vermeiden.

- Erarbeiten verschiedener situationsangepasster Lautstärkemöglichkeiten, z. B. Dialog in ruhiger Umgebung, Dialog mit Hintergrundgeräuschen, Gruppengespräch, Dialog ohne Antlitzgerichtetheit, Rufen über weitere Distanz,
- Bei Patienten mit geringer Lautstärke kann der Spangengriff genutzt werden. Ein leichter Fingerdruck in Höhe der Pseudoglottis führt zu einer Erhöhung der Dynamik,
- Bei Patienten, die trotz intensiver Therapie, eine extrem leise Ösophagusstimme haben, kann über den Einsatz eines Hilfsmittels (Stimmverstärker) nachgedacht werden.

Modulation

- Zur Erweiterung des Stimmumfangs kann mit den Kontrasten hoch – tief; mit Tonleitern und glissando-Übungen auf Laut- und Silbenebene gearbeitet werden. Die Veränderung der Kopfhaltung beeinflusst durch die Tonusveränderung am PE-Segment die Tonhöhe (Kopf neigen: Tonabsenkung, Kopf heben: Tonerhöhung),
- Nach Erweiterung und damit auch der Bewusstmachung des Stimmumfangs soll dieser auch zur Modulation mit Wort-, Satz- und Textmaterial eingesetzt werden. Auf Wortebene können Betonungen erarbeitet werden, die in der Übungssituation übertrieben gesprochen werden. Mit den Kontrasten monoton – akzentuiert kann die sinntragende Funktion der Modulation verdeutlicht werden. Der Unterschied zwischen Aussage- und Fragesatz kann gezielt geübt werden. Bei der Textarbeit können zuvor vom Therapeuten markierte Betonungen erarbeitet werden. Im nächsten Schritt soll der Patient eigenständig markierte Texte vortragen. Danach können unmarkierte Texte spontan im Vortrag betont werden. Für Fortgeschrittene bieten sich Übungen im intentionsintensiven Dialog sowie Beobachtungsaufgaben für den Alltag an (Transfer).

Fazit

Die Stabilisierungsphase berücksichtigt mehrere Therapieaspekte:

- Einübung eines automatisierten Tracheostomaverschlusses,
- Ökonomisierung der Exspirationsluft zur Optimierung der Stimmgebung,
- Erarbeitung sinnvoller Phrasenlänge bzw. Pausensetzung,
- Training der Tonverlängerung und Erweiterung der Phrasenlänge und
- Nutzung prosodischer Merkmale.

Literatur

Dicks P (2007) Laryngektomie – Logopädische Therapie bei Kehlkopflosigkeit. Schulz-Kirchner, Idstein

Glunz M, Schmitz E (1996) Shuntventil – Begegnung mit der dritten Art. Forum Logopädie Heft 5. Schulz-Kirchner, Idstein, S 5–9

LeBlanc B, Lewis E, Caldito G (2015) Increased pharyngeal reflux in patients treated for laryngeal cancer. Otolaryngology-Head Neck Surg 153:791

Lorenz KJ (2012) Pulmonale Rehabilitation nach Laryngektomie, 1. Aufl. UNI-MED, Bremen

Lorenz KJ (2015) Komplikationsmanagement nach Stimmrehabilitation mit Stimmprothesen, 1. Aufl. UNI-MED, Bremen

Lorenz KJ, Ehrhart T, Grieser L, Maier H (2009) Koinzidenz von Stimmfistelerweiterungen und supraösophagealem Reflux nach stimmprothetischer Versorgung bei Laryngektomie. HNO 57:1253–1261

de Maddalena H (2002) The influence of early speech rehabilitation with voice prothesis on the psychological state of laryngectomized patients. Ear Arch Otorhinolaryngol 259:48–52

Servox AG (2002) Servox – Handbuch der Tracheakanülen. Eigenpublikation, Troisdorf

9

Rahmenplan

Mechthild Glunz, Cornelia Reuß, Eugen Schmitz und Hanne Stappert

M. Glunz et al., *Laryngektomie*, Praxiswissen Logopädie,
https://doi.org/10.1007/978-3-662-57840-7_10

10.1 Zielsetzung von Rahmenplänen

Der Rahmenplan ermöglicht eine Orientierung und Strukturierung innerhalb der logopädischen Therapie. Aufgrund der schematischen Darstellung erhält der Logopäde einen Überblick über die Therapieinhalte. Welche Therapieinhalte in welcher Phase der Behandlung zum Einsatz kommen, orientiert sich an den Erfordernissen des Patienten (ICF-orientiert) (▶ Abschn. 4.1). Dies bedeutet eine therapiebegleitende Diagnostik i. S. einer Verlaufsdiagnostik, um den Therapiestand und die daraus resultierenden Schritte für die stimmliche Weiterentwicklung festzustellen.

Die Bausteine der logopädischen Therapie schaffen Voraussetzungen zum Anbahnen der jeweiligen Stimmtechnik und unterstützen diese in der Stabilisierungsphase. Je nach den Ergebnissen der Diagnostik kommen unterschiedliche Bausteine mit unterschiedlicher Intensität zum Einsatz.

Der Rahmenplan setzt sich jeweils aus den Bausteinen der logopädischen Therapie und dem Überblick der jeweiligen Stimmtechnik zusammen. Daher findet sich für jede Stimmtechnik ein Rahmenplan, bei dem die Bereiche Gespräch – Körperwahrnehmung/Haltung/Tonus – Atmung – Artikulation – Mimik und Gestik – auditive Eigenwahrnehmung identisch sind. Die horizontale und vertikale Linie vermitteln die Bedeutung der Bausteine als therapievorbereitende und -begleitende Maßnahmen. Schematisch sind diese innerhalb des Rahmenplanes gleichwertig dargestellt, in der Realität können sie aber einen unterschiedlichen Stellenwert für den jeweiligen Patienten einnehmen.

Die Inhalte der Stimmtechniken gliedern sich in Anbahnungs- und Stabilisierungsphase. Die sich anschließende Phase der Übertragung der erarbeiteten Therapieinhalte in den Alltag wird in ▶ Kap. 11 erläutert und ist für die Stimmgebung mittels elektronischer Sprechhilfe, Klassischer Ösophagusstimme und Shunt-Ventil-Ösophagusstimme identisch.

Zur weiterführenden Verwendung des Rahmenplanes findet sich vor den genannten Therapieinhalten der jeweiligen Stimmtechnik der dazugehörige Kapitelverweis.

In den ◘ Abb. 10.1, 10.2 und 10.3 werden die Rahmenpläne zu den einzelnen Stimmtechniken vorgestellt.

10.2 Rahmenpläne zu Stimmtechniken

10.2.1 Elektronische Sprechhilfe

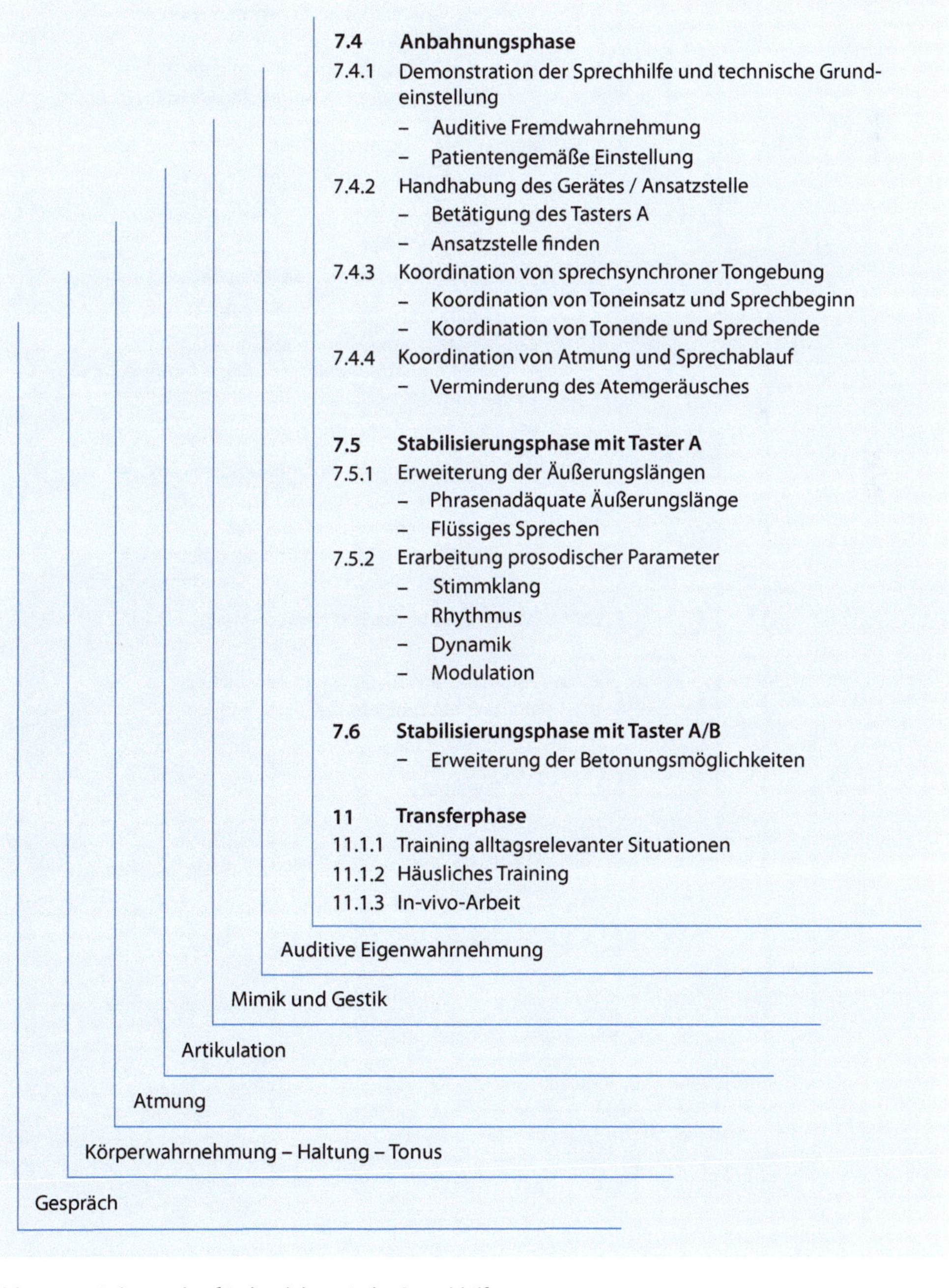

Abb. 10.1 Rahmenplan für die elektronische Sprechhilfe

10.2.2 Klassische Ösophagusstimme

8.4 Anbahnungsphase
8.4.1 Methodenunabhängiges Experimentieren
- Anbahnung des Ösophagustones

8.4.2 Methodenabhängiges Experimentieren
- Anbahnung eines Ösophagustones mit Hilfe einer Methode

8.4.3 Indikation zur Methodenwahl
- Bestimmung der optimalen Methode

8.5 Stabilisierungsphase der Injektions/Verschlusslautinjektionsmethode
- Konstante Produktion der Ösophagustöne

8.5.1 Problembereiche bei der Ölau/Ölab
8.5.2 Koordination von Atmung und Sprechablauf
- Ösophagusstimme mit geringen Atemgeräuschen

8.5.3 Bedeutung der Verschlusslautinjektion
- Ökonomisierung durch Verschlusslautinjektion

8.6 Stabilisierungsphase der Inhalationsmethode
- Konstante Produktion der Ösophagustöne

8.6.1 Problembereiche bei der Ölau/Ölab
8.6.2 Koordination von Atmung und Sprechablauf
- Ösophagusstimme mit geringen Atemgeräuschen

8.7 Methodenidentische Therapieinhalte
8.7.1 Erweiterung der Äußerungslängen
8.7.2 Koordination von Ölab und Artikulation
8.7.3 Erarbeitung prosodischer Parameter
- Stimmklang
- Rhythmus
- Dynamik
- Modulation

11 Transferphase
11.1.1 Training alltagsrelevanter Situationen
11.1.2 Häusliches Training
11.1.3 In-vivo-Arbeit

Auditive Eigenwahrnehmung
Mimik und Gestik
Artikulation
Atmung
Körperwahrnehmung – Haltung – Tonus
Gespräch

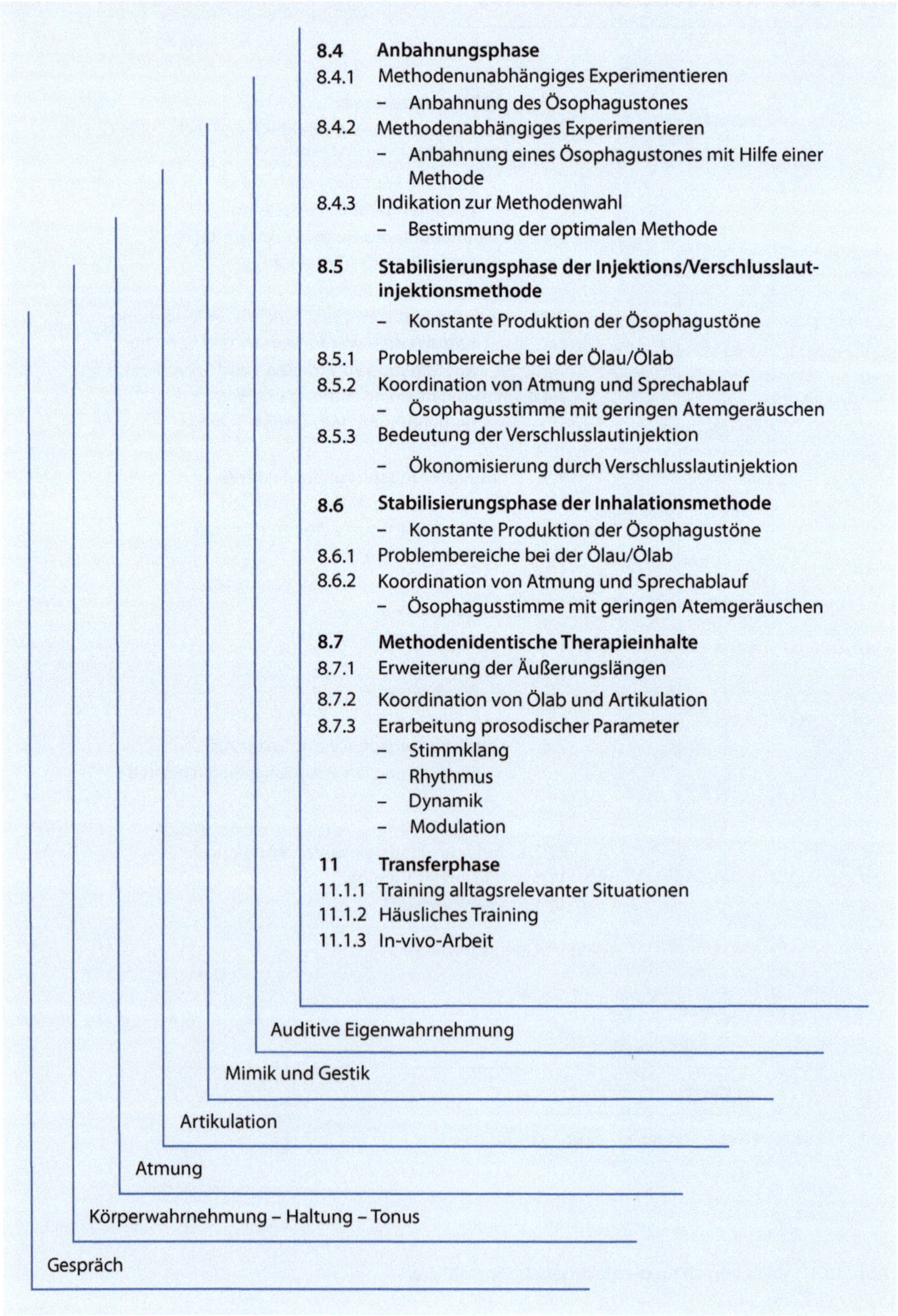

Abb. 10.2 Rahmenplan für die klassische Ösophagusstimme

10.2.3 Shunt-Ventil-Ösophagusstimme

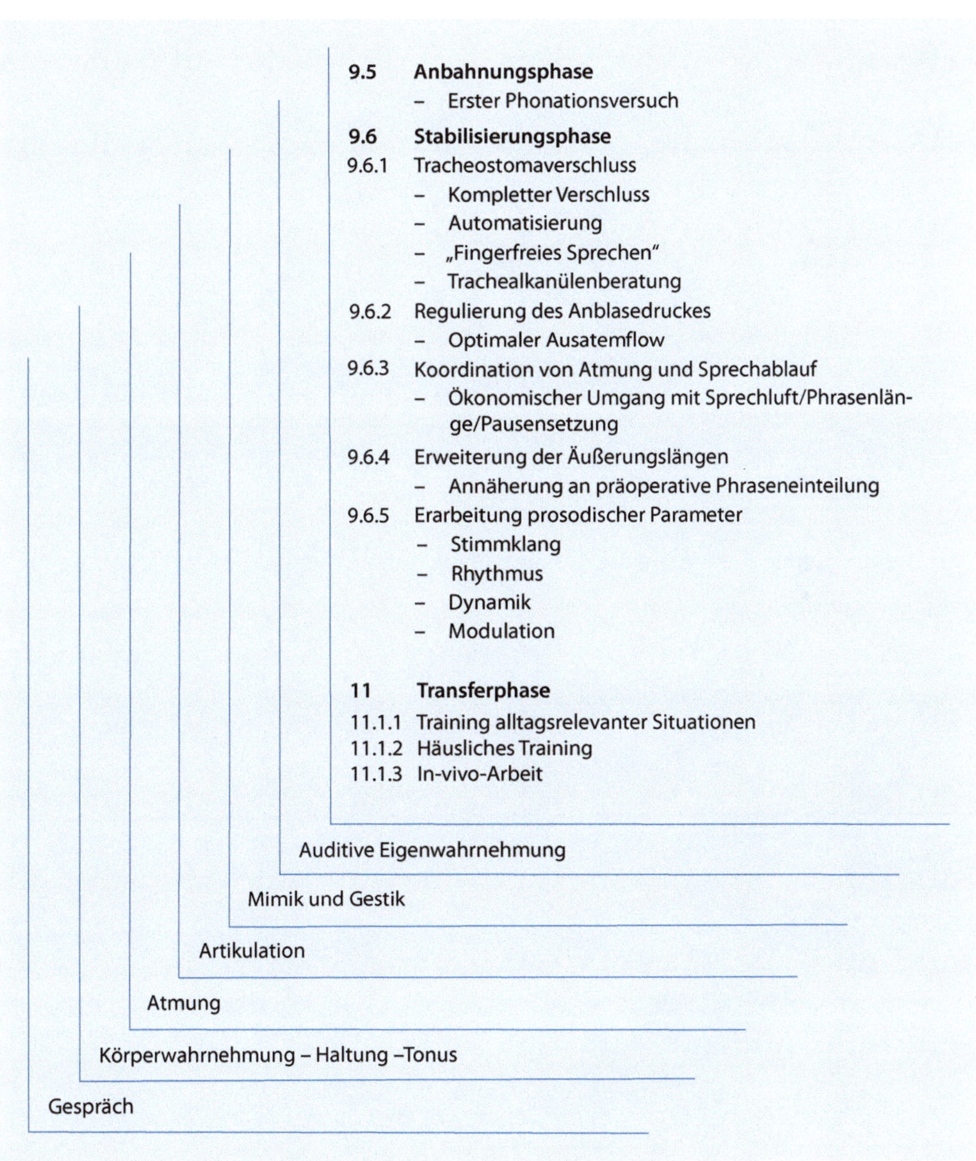

Abb. 10.3 Rahmenplan für die Shunt-Ventil-Ösophagusstimme

Transferphase

Hanne Stappert

M. Glunz et al., *Laryngektomie*, Praxiswissen Logopädie,
https://doi.org/10.1007/978-3-662-57840-7_11

Nur im Einzelfall findet der Transfer der neuen Stimmtechnik lückenlos und unproblematisch ohne therapeutische Hilfe im Alltag statt. In der Regel benötigt der Patient therapeutische Unterstützung, um seine erworbenen stimmlichen Fähigkeiten selbstständig in jeder Kommunikationssituation einsetzen zu können. Ein Transfer der erlernten Therapieinhalte kann nur geleistet werden, wenn vielfältige Erfahrungen mit der Stimme in Situationszusammenhängen gesammelt werden. Das gilt besonders bei erschwerten stimmlichen Anforderungen außerhalb des Therapieraumes, die der Patient als belastend empfindet oder im Extremfall vermeidet. Um Erfolge im Bereich der Teilhabe erzielen zu können, sollte mit dem Patienten festgelegt werden, welche Kommunikationssituationen vorrangig sind, um die individuelle Teilhabe zu optimieren.

Durch die Transferübungen erhält der Patient die Möglichkeit, neben der Verbesserung seiner kommunikativen Fähigkeiten ebenso Zutrauen in seine Selbstständigkeit zu erlangen. Er wird wie in den vorangegangenen Phasen aktiv an dem Planungsprozess der Therapie beteiligt und kann verstärkt Verantwortung für den Therapieverlauf übernehmen.

Die Transferphase ist das „Hauptziel" innerhalb der logopädischen Behandlung und sollte nicht erst nach Abschluss der Stabilisierungsphase einsetzen. Vielmehr ist es sinnvoll, bereits früh mit Übungen außerhalb des Therapieraumes zu beginnen (Wendlandt 2002c).

11.1 Methoden der Transferphase

Der Transfer verfolgt die Übertragung der Therapieinhalte in den Alltag und bereitet die Ablösung des Patienten von der Therapie bzw. des Therapeuten vor. Ein frühzeitiger Beginn bzw. eine therapiebegleitende Anwendung der Transferphase unterstützt den Erfolg der Behandlung.

- **Ziel**

- Einsatz der jeweiligen erarbeiteten Stimmtechnik im Alltag.

11.1.1 Training alltagsrelevanter Situationen

Eine Unterstützung in der Transferarbeit bietet die Vorbereitung alltäglicher Kommunikationssituationen innerhalb der Therapiesituation. Das Training alltagsrelevanter Situationen kann in jeder Phase der Therapie Anwendung finden. Grundsätzlich gilt bei dieser Form der Erarbeitung:

- Der Patient entscheidet über die jeweilig zu bearbeitende Kommunikationssituation,
- Der Therapeut übernimmt eine ausschließlich „supervidierende" Aufgabe.

- **Durchführung**

Eine für den Patienten in der Vergangenheit erlebte oder zukünftig anstehende Kommunikationssituation kann Gegenstand einer Transferübung sein. Der Patient bereitet mit Hilfe des Therapeuten die Kommunikationssituation vor, wobei der Therapeut eine gezielte Beobachtungsaufgabe oder Fragestellung des Patienten erhält. Während der Darstellung übernimmt der Therapeut eine rein beobachtende/supervidierende Funktion. Rückmeldungen und Hilfestellungen schließen sich in einer Reflexion an.

Das Beispiel eines 54-jährigen Patienten, der mit einem Shunt-Ventil versorgt wurde, verdeutlicht die Durchführung des Therapietrainings. Es wird deutlich, dass die ICF-Komponenten Aktivität und Partizipation (► Abschn. 4.1) in der Therapie eines Patienten optimal erarbeitet werden können.

Beispiel
Herr B. steht am Ende der Therapie und verfügt über eine nahezu optimale Ösophagusstimme mittels Shunt-Ventil. Ein bevorstehender Geburtstag eines Freundes stellt ihn vor die Aufgabe, eine Laudatio auf der Geburtstagsfeier zu halten (= Aktivität). Herr B. erlebt diese Möglichkeit als Herausforderung und Bewährungsprobe für seine neue Stimme bzw. seine damit verbundene Lebenssituation (= Partizipation) und bittet den Therapeuten, den vorbereiteten Text innerhalb der Therapiestunde vortragen zu können. Insbesondere die Frage, ob er den Text ausreichend betont, um die Zuhörer zu „fesseln", steht für ihn im Vordergrund. In einer der nächsten Stunden wird der Therapieraum mit einigen Stühlen bestückt, um die Atmosphäre mehrerer Zuhörer nachempfinden zu können. Der Therapeut übernimmt dabei nicht die Rolle eines Gastes, sondern befindet sich im Hintergrund. Hierdurch kann sie „unbeteiligt" die Laudatio verfolgen, sich ggf. Stichworte machen und mit dem Patienten in einer anschließenden Reflexion die Situation (Schwerpunkt Modulation) besprechen.

11.1.2 Häusliches Training

Der Begriff „häusliches Training" umfasst Aufgabenstellungen (z. B. konkrete Handlungsweisen außerhalb des Therapieraumes), deren Durchführungsbedingungen vorher mit dem Patienten detailliert abgesprochen wurden (i. S. der ICF als Leistungsfähigkeit bezeichnet). In Abgrenzung zur In-vivo-Arbeit wendet der Patient die Stimmtechnik im Alltag ohne Anwesenheit des Therapeuten an (i. S. der ICF als Leistung bezeichnet).

Durchführung

Dieses Training kann zu jeder Phase der Therapie erfolgen. Es unterstützt die Stabilisierung der erarbeiteten Therapieziele von einer Stunde zur nächsten.

> **Wenn die häuslichen Übungen effektiv sein sollen, müssen sie unbedingt an die Bedürfnisse des Patienten angepasst sein.**

Um einen positiven und erfolgreichen Umgang mit häuslichen Aufgaben zu erreichen, sollten folgende Punkte Beachtung finden (Wendlandt 2002c):
- Häusliche Übungen orientieren sich immer an den aktuell erreichten Therapiezielen und dienen deren Aufbau oder Festigung,
- Der Schwierigkeitsgrad der Aufgabe muss für den Patienten transparent und gut durchführbar sein, um Erfolgserlebnisse zu garantieren,
- Konkretes Planen der Rahmenbedingungen (wann, wie lange, wie häufig, wo, mit wem soll geübt werden) erleichtert die Durchführung zu Hause.

Probleme bei der Durchführung der Übungen werden einkalkuliert und es wird im Vorfeld nach Lösungsstrategien gesucht.
- Kurze und häufige Übungseinheiten im häuslichen Umfeld sind langwierigen aber nur einmaligen Übungen vorzuziehen,
- Die stimmlichen Fähigkeiten können in alltäglichen Kommunikationssituationen erprobt werden,
- Möglichkeiten der Selbstkontrolle (z. B. in Form eines „Hausaufgabenheftes") können angeboten werden,
- Reflexion der häuslichen Aufgaben erfolgt in der folgenden Stunde.

Ein Beispiel für eine häusliche Aufgabe eines mit der elektronischen Sprechhilfe kommunizierenden Patienten sieht folgendermaßen aus:

Beispiel
Herr M. erarbeitet in der Therapie den Umgang der Betonung mit der elektronischen Sprechhilfe. Da er gerne in aller Ruhe übt, wählt er den Vormittag für die häuslichen Übungen, wenn seine Frau berufstätig ist. Sollte er durch Besuche o. a. gestört werden oder keine Zeit

für die Aufgaben am Vormittag aufbringen können, plant er, auf die frühen Abendstunden auszuweichen, da seine Frau dann regelmäßig zum Schwimmen geht. Ein tägliches Training von jeweils 10 Minuten erscheint Herrn M. realistisch. Die Liste der zu übenden Sätze bzw. Dialoge liegt ihm vor. Täglich erweitert er die Liste um einen Satz oder Dialog, den er im Gespräch z. B. mit seiner Frau für übenswert hält. Die für ihn schwierigen Betonungen will er direkt in seiner Liste kennzeichnen, um in der nächsten Therapiestunde besser über seine Schwierigkeiten berichten zu können.

11.1.3 In-vivo-Arbeit

Unter „In-vivo-Arbeit" versteht der Therapeut das Verfolgen eines Behandlungszieles innerhalb der Alltagssituation bzw. einer alltagsnahen Situation des Patienten. Im Optimalfall findet die Übertragung des im Therapieraum Gelernten auf reale Situationen statt. Unsicherheiten und Ängste bei der Anwendung der neuen Stimmtechnik können bearbeitet werden, um einen selbstverständlichen Umgang damit zu erlernen. Der Einsatz der neuen Stimme wird erprobt, trainiert und gefestigt, ggf. Verhaltensweisen während der Kommunikation modifiziert. Eine Akzeptanz der eigenen Stimme im alltäglichen Leben kann sich entwickeln.

▪ Durchführung

Die In-vivo-Arbeit sollte aus oben genannten Gründen bereits in einer sehr frühen Phase der Behandlung beginnen (z. B. auf der Station das Pflegepersonal mit der neuen Stimme begrüßen). Auch im weiteren Verlauf der gesamten Therapie finden Übungen in der Alltagssituation unter Supervision des Therapeuten statt. Eine detaillierte Planung der In-vivo-Situation ist von besonderer Bedeutung, um den entsprechenden Erfolg zu ermöglichen und eine Motivation zum Transfer des Erlernten zu entwickeln. Zunächst werden folgende Punkte mit dem Patienten geklärt:

- das Lernziel für die In-vivo-Übung (was kann umgesetzt/erreicht werden),
- die Übungssituation (wo und wann),
- die Durchführung (wie kann das Ziel erreicht werden),
- mögliche Komplikationen und Hilfen sowie,
- Reflexion nach erfolgter In-vivo-Arbeit.

An einem Beispiel soll die Durchführung einer möglichen In-vivo-Arbeit zu einem frühen Zeitpunkt der Therapie mit der Klassischen Ösophagusstimme verdeutlicht werden:

Beispiel

Frau L. wendet die Klassische Ösophagusstimme mittels Injektionsmethode seit kurzer Zeit an und übt derzeit die Erweiterung der Äußerungslängen. Sie kann silbenweise den Ructus benutzen und trainiert zum jetzigen Zeitpunkt die Ösophagustonverlängerung auf Zweisilber. In der Therapie wurde auf Satzebene erfolgreich geübt. Der Einsatz im spontanen Sprechen fällt Frau L. noch schwer. Sie soll nun das Gelernte in der Alltagssituation einsetzen lernen.

- Lernziel: Einsatz zweisilbiger Äußerungen auf jeweils eine Ölau,
- Übungssituation: Frau L. möchte an der Pforte des Krankenhauses nach der HNO-Station fragen,
- Durchführung: Die Therapeutin überlegt mit Frau L. was sie genau fragen kann (z. B. „Guten Tag! Wo finde ich die HNO-Station? Vielen Dank. Auf Wiedersehen.") und schreibt den Gesprächsteil von Frau L. auf. Gemeinsam kann ausprobiert werden, wie Frau L. den Satz am besten einteilt, d. h. wo bietet sich die Ösophagustonverlängerung an, wo können Pausen sein, wie kann der Atemablauf eingeteilt werden. Mehrere Varianten können ausprobiert und visuell dargestellt werden.

Im Rollenspiel übt Frau L. mit der Therapeutin den kurzen Dialog. Komplikationen und Hilfen werden besprochen, z. B.:

- Der Pförtner versteht nicht sofort beim ersten Fragen – Frau L. könnte ihre Frage noch einmal wiederholen und versuchen, sich aktiv zu entspannen,
- Frau L. schafft den ersten Zweisilber „Guten" nicht sofort – sie versucht, vor dem nächsten Zweisilber „finde" die Luftkugel durch Weitstellung des Ansatzrohres zu vergrößern.

Anschließend begibt sich die Patientin im Beisein des Therapeuten in die von ihr gewählte Situation und versucht, das vorher definierte Lernziel umzusetzen. Der Therapeut beobachtet direkt die angewendeten Lerninhalte. Der Logopäde steht abseits – aber in Hörweite – der Patientin, die an der Pforte ihre Frage stellt.

Später müssen die Erfahrungen der Patientin besprochen werden, um ihr eine Reflexion zu ermöglichen. Beachtung finden sollten dabei Fragen wie z. B.:

- Wie fühlten Sie sich in der Situation?
- Was fiel Ihnen leicht? Was ist gut gelungen?
- Konnten Sie das Vorgenommene erreichen?
- Was hätten Sie gebraucht, um es zu erreichen?

In-vivo-Arbeit kann an nahezu jedem Ort stattfinden. Die ▶ Übersicht 11.1 zeigt eine Auswahl der vielfältigen Möglichkeiten dieser Methode.

Grundsätzlich bietet der Transfer für den Therapeuten die Möglichkeit, zu überprüfen, inwiefern die eingesetzten therapeutischen Methoden und Hilfen tauglich sind. Ein Transfer des Gelernten ist dann möglich, wenn die Therapieinhalte dem Leistungsstand des Patienten angemessen sind, die aktuellen Therapieziele bei der Auswahl der Transferübungen berücksichtigt werden und der Patient innerlich zum Übertragen der Stimme in seinen Alltag bereit ist. Somit fällt der logopädischen Therapie die Aufgabe zu, die notwendigen Voraussetzungen für einen gelungenen Transfer zu schaffen.

Einige Hinweise sollten bei der Vorbereitung und Durchführung des Transfers Beachtung finden:

- frühzeitiger Beginn mit Transferübungen,
- Einbeziehen des Patienten bei der Entscheidung über sinnvolle Transfersituationen,
- gründliche Vorbereitung der Transferübungen,
- regelmäßiger Einsatz der Transferübungen,
- zunächst leichte Situationen wählen, um einen Erfolg zu garantieren,
- kleinschrittiger Aufbau der Transferübungen,
- Schwierigkeitsgrad der Übungen an den aktuellen Therapieinhalten orientieren,
- regelmäßige Reflexion der Aufgaben und
- Verantwortung für Lernschritte und Geschwindigkeit liegt auch beim Patienten.

Übersicht 11.1

In-vivo-Möglichkeiten

- In der Therapie (z. B. häufiges Einsetzen der bereits gekonnten Einsilber),
- Im Krankenzimmer (z. B. im Beisein der Bettnachbarn im Gespräch ab und zu einen Ructus einsetzen),
- Auf der Station (gegenüber Mitarbeitern der Pflege oder ärztlichem Personal),
- Vor dem Krankenhaus/vor der Praxis/ im Wartezimmer,
- Auf der Parkbank,
- Beim Einkaufen auf dem Markt oder im Geschäft (z. B. Einkauf verschiedener Obstsorten oder Reklamation eines Kleidungsstückes),
- In der Straßenbahn, Post oder Café (z. B. Erfragen der Uhrzeit oder Bestellung eines Getränkes).

Nicht immer ist ein reibungsloser Ablauf des Transfers möglich. Selten sind es die therapeutischen Angebote oder Inhalte der Therapie, sondern Widerstände vonseiten des Patienten, die einen Transfer stagnieren lassen. In dieser Situation wird mit dem Patienten gemeinsam versucht, die Ursache dafür zu finden. Eine einfühlsame, authentische Therapeutenhaltung und Kenntnisse in Gesprächsführung können die Vorbehalte des Patienten häufig auffinden und klären helfen.

Ursachen für Widerstände sind vielfältig und u. a. in der Biografie des Patienten zu finden. Sie dienen mitunter der Krankheitsbewältigung und dürfen auf keinen Fall übergangen werden.

Der Transfer ist ein therapeutischer Baustein, dem in der Praxis eine besondere Bedeutung zukommt und der dem Patienten den Weg zu einer eigenverantwortlichen Übertragung der neuen Stimme in seinen eigenen Alltag ebnet und somit eine Entfaltung des Patienten in allen wichtigen sozialen Lebensbereichen vorbereitet (Ebene der Partizipation).

Fazit

Elemente der Transferphase werden bereits während der Stabilisierungsphase eingesetzt, um eine frühzeitige Übertragung der erarbeiteten Inhalte zu ermöglichen.

- Alltagsrelevante Situationen können mittels Rollenspielen eingeübt werden,
- Das häusliche Training beinhaltet gemeinsam mit dem Patienten umschriebene Aufgaben, die in der häuslichen Situation ohne Supervision bewältigt werden sollen,
- In der In-vivo-Arbeit werden vom Patienten unter Supervision alltagsnahe Aufgaben erfüllt und somit die Bewältigung realer Situationen vorbereitet.

Literatur

Wendlandt W (2002a) Probleme und Missverständnisse beim Einsatz der In-vivo-Methode. Forum Logopädie 5:12–16

Wendlandt W (2002b) Zum Aufbau eines eigenverantwortlichen Selbsttrainings. L.O.G.O.S. interdisziplinär 10:84–95

Wendlandt W (2002c) Therapeutische Hausaufgaben. Thieme, Stuttgart

Vergleich und Diskussion der Stimmtechniken

Mechthild Glunz, Cornelia Reuß, Eugen Schmitz und Hanne Stappert

M. Glunz et al., *Laryngektomie*, Praxiswissen Logopädie,
https://doi.org/10.1007/978-3-662-57840-7_12

Die Gegenüberstellung der Klassischen Ösophagusstimme, der Shunt-Ventil-Ösophagusstimme und der Stimme mittels elektronischer Sprechhilfe soll nicht als konkurrierender Vergleich verstanden werden. Die kommunikative Flexibilität des Patienten ist dann besonders hoch, wenn auf mehrere Methoden zurückgegriffen werden kann. Daher kann die logopädische Therapie nach Erlernen einer Stimmtechnik fortgesetzt werden, wenn in einer mit dem Patienten (ICF-orientiert) neu erarbeiteten Zielformulierung das Erarbeiten einer weiteren Stimmtechnik angestrebt wird.

12.1 Ösophagusstimme (klassisch und mit Shunt-Ventil)

Bei der Stimmerzeugung mittels Shunt-Ventil oder der Klassischen Ösophagusstimme handelt es sich jeweils um eine Speiseröhrenstimme. Die Tonerzeugung geschieht bei beiden Methoden am PE-Segment. Jedoch ist das beim Shunt-Ventil genutzte Luftreservoir gegenüber der zur Verfügung stehenden Luftmenge bei der Klassischen Ösophagusstimme größer und bietet somit die Möglichkeit der längeren Tonhaltedauer sowie einer lauteren und leichter modulierbaren Stimme. Durch die vollständige Okklusion des Tracheostomas sind während der Phonation keine Atemgeräusche hörbar, was bei der Stimmtechnik der Klassischen Ösophagusstimme mehr oder weniger der Fall sein kann. Ebenso bietet das Shunt-Ventil eine schnellere stimmliche Rehabilitation. Zur guten Beherrschung der Klassischen Ösophagusstimme benötigt der Patient mehrere Monate bis Jahre. Das Shunt-Ventil erfordert einen erhöhten Pflegeaufwand, der wiederum feinmotorische Fähigkeiten des Patienten voraussetzt.

Die Klassische Ösophagusstimme bedeutet eine fremdkörperunabhängige und so eine komplikationslose Form der Ösophagusstimme. Zudem ist die Verständigung fingerfrei, was auf das Shunt-Ventil nur bei der Nutzung des Tracheostomaventils zutrifft. Den meisten Patienten fällt das Erlernen der Klassischen Stimmtechnik relativ leicht.

12.2 Elektronische Sprechhilfe

Die schnellste Verfügbarkeit einer Stimmgebung nach der Operation wird durch die Nutzung der elektronischen Sprechhilfe ermöglicht – vorausgesetzt, dass eine optimale Ansatzstelle mit ausreichender Schallübertragung genutzt werden kann. Im Vergleich zu den beiden Ösophagusstimmtechniken stellt diese Methode die geringste körperliche Belastung dar. So ist z. B. eine situationsangepasste Lautstärke nicht durch vermehrte körperliche Anstrengung, sondern durch die technischen Einstellmöglichkeiten gegeben. Die Verständlichkeit bei Nutzung der elektronischen Sprechhilfe ist bei entsprechender therapeutischer Vorbereitung gut. Der Stimmklang wird zum Teil anfänglich als mechanisch und roboterhaft beschrieben. Prosodische und idiomatische Merkmale sind aber weiterhin Bestandteil des individuellen Ausdrucks.

12.3 Bedarfsorientierter Einsatz der verschiedenen Stimmtechniken

Die Lebensqualität einer kehlkopflosen Person korreliert nicht zwangsläufig mit der Stimmqualität. Dies findet Bestätigung in der Dissertation von Halfpap (2007), die einerseits die oft diskutierte Überlegenheit der Shunt-Ventil-Stimme gegenüber den anderen Ersatzstimmen belegt. Insbesondere im Bereich der Sprachflüssigkeit, Sprechgeschwindigkeit, der Qualität des Stimmklanges, einer größeren Modulationsfähigkeit in Bezug auf die Tonhöhe und den Dynamikumfang überzeugt die Shunt-Ventil-Stimme in dieser Studie. Andererseits wird deutlich, dass der Grad der Lebensqualität nicht unbedingt mit der Stimmqualität zusammenhängt und somit andere Lebens- und Funktionsbereiche für den Patienten von Bedeutung sind.

Auch das manchmal auftauchende Vorurteil, Shunt-Ventil-Sprecher und Nutzer der elektronischen Sprechhilfe seien „zu faul und nicht motivierbar“, die klassische

Speiseröhrenstimme zu erlernen, ist bei entsprechender logopädischer Nachbehandlung in den meisten Fällen nicht haltbar. Zudem muss beachtet werden, dass aus medizinisch-anatomischen Gründen (► Abschn. 8.1, ► 8.3, ► 9.1 und ► 9.2) nicht jedem Patienten alle Stimmtechniken zur Verfügung stehen. Ist eine körpereigene Stimmtechnik, z. B. bei ausgedehntem Zungengrundtumor, nicht erlernbar, ist ein Patient auf die elektronische Sprechhilfe angewiesen.

Falls der Patient die Möglichkeit hat, zu entscheiden, welche der Stimmtechniken postoperativ angewendet werden soll, muss beachtet werden, dass nicht an allen Kliniken die Voraussetzungen für das Einsetzen eines Shunt-Ventils gegeben sind. Optimal ist die Beherrschung aller Möglichkeiten, um in unterschiedlichen Situationen adäquat reagieren zu können. So können z. B. bei Stresssituationen und Erkältungen die körpereigenen Stimmtechniken versagen, die elektronische Sprechhilfe bleibt jedoch einsetzbar (◘ Tab. 12.1).

Im Rahmen der logopädischen Therapie ist es sinnvoll, gemeinsam mit dem Patienten ICF-orientierte Zielformulierungen bezüglich der zu erlernenden Stimmtechniken zu erarbeiten und diese im Laufe der Therapie hinsichtlich des Erreichten und des weiteren Vorgehens zu überprüfen. ◘ Tab. 12.1 vergleicht beispielhaft die drei vorgestellten Methoden zum Erlangen einer Stimme anhand verschiedener Parameter.

◘ Tab. 12.1 Vergleich der Stimmrehabilitationsmöglichkeiten (nach Institut für Rehabilitation Laryngektomierter, leicht modifiziert – die Tabelle erhebt keinen Anspruch auf Vollständigkeit)

Kategorie	Klassische Ösophagusstimme	Shunt-Ventil-Ösophagusstimme	Elektronische Sprechhilfe
Operative Voraussetzungen	- Totale Laryngektomie - Schwingungsfähige Segmente - Evtl. Myotomie/Neurektomie erforderlich	- Totale Laryngektomie mit Shunt-Anlage und funktionierendem Shunt-Ventil - Schwingungsfähige Segmente - Evtl. Myotomie/Neurektomie erforderlich - Sekundäre Anlage nach Larngektomie möglich	- Totale Laryngektomie (bei weiteren Indikationen wie Recurrensparese, ALS etc. ist die elektronische Sprechhilfe ebenso einsetzbar)
Erlernbarkeit	- Bedarf der intensiven logopädischen Therapie - Dauer: meist mehrere Monate	- Bedarf der logopädischen Therapie - 1. Stimmversuch nach Ziehen der Nährsonde - Dauer: mehrere Wochen/Monate	- Bedarf der logopädischen Therapie - Dauer: bei geeigneter/adäquater Ansatzstelle schnell erlernbar Alternative Nutzungsmöglichkeit bei Bestrahlungsfolgen: - Ansatzstelle: Wange - Intraoral mit Mundrohraufsatz

(Fortsetzung)

Tab. 12.1 (Fortsetzung)

Kategorie	Klassische Ösophagusstimme	Shunt-Ventil-Ösophagusstimme	Elektronische Sprechhilfe
Erschwerende Faktoren	- Bestrahlungsfolgen wie Schwellungen, Narbenbildung - Weitere operative Eingriffe im Hypopharynx-, Zungengrundbereich - Hypertonus - Geringe Größe der Pseudoglottis - Eingeschränkte Motilität des Pharynx	- Bestrahlungsfolgen wie Schwellungen, Narbenbildung - Weitere operative Eingriffe im Hypopharynx- und Zungengrundbereich - Hypertonus - Geringe Größe der Pseudoglottis - Eingeschränkte Motilität des Pharynx	- Bestrahlungsfolgen wie Schwellungen, Narbenbildung - Weitere operative Eingriffe im Hypopharynx und Zungengrundbereich
Mögliche Komplikationen	- Würgereiz - Magendruck durch abgesunkene Luft - Reflux	- Würgereiz - Magendruck durch abgesunkene Luft - Reflux - Aspiration - Shunt-Aufweitung - Verstopfung durch Sekret - Persistierende Granulationen - Undichtigkeit durch Candida-Belag	- Technische Probleme
Pflegeaufwand	Keiner	- Säubern mit entsprechenden Hilfsmitteln - Position überprüfen - Bei Candida-Belag evtl. Essgewohnheiten umstellen - Bei Undichtigkeit ist der Wechsel des Shunt-Ventils notwendig	- Akku laden
Einschränkung der Verfügbarkeit	- Stress - Positive/negative Emotionen - Erkältung - Entzündungen im pharyngealen, trachealen oder ösophagealen Bereich	- Stress - Positive/negative Emotionen - Erkältung - Entzündungen im pharyngealen, trachealen oder ösophagealen Bereich - Unzureichende Stomaabdichtung	- Keine Einschränkung, aber erschwert bei Zustand nach Bestrahlung
Dynamik	- Abhängig von anatomischen Gegebenheiten - Abhängig von Nutzung der Zwerchfellaufwärtsbewegung	- Höhere Lautstärke möglich (im Vergleich zur Klassischen Ösophagusstimme wegen Nutzung der Lungenluft) - Abhängig von Nutzung der Zwerchfellaufwärtsbewegung	- Einstellbar

Tab. 12.1 (Fortsetzung)

Kategorie	Klassische Ösophagusstimme	Shunt-Ventil-Ösophagusstimme	Elektronische Sprechhilfe
Modulation	- Eingeschränkt	- Weniger eingeschränkt durch Nutzung der Lungenluft	- Nutzung zweier unterschiedlicher Tonhöhen möglich - Einstellung der so genannten Sprechmelodie
Silbenzahl	- Durchschnittlich 6 Silben pro (Ölau)/(Ölab)	- Je nach Lungenkapazität und in Abhängigkeit von anatomischen Verhältnissen	- Nicht eingeschränkt
Redefluss	- Abhängig von schneller und unmerklicher Ösophagusluftaufnahme und schneller Ösophagusluftabgabe	- Flüssig	- Flüssig
Verständlichkeit	- Abhängig vom Therapiestand - Abhängig von der Stärke des Atemgeräusches - Abhängig von der Deutlichkeit der Artikulation	- Gute Verständlichkeit durch längere Tonhaltedauer und höhere Lautstärkemöglichkeit - Abhängig von der Deutlichkeit der Artikulation	- Abhängig von Gewebedurchlässigkeit - Abhängig von der Deutlichkeit der Artikulation
Besonderheiten	- Fingerfrei - Keinerlei technische Hilfsmittel notwendig - Keine gefahr	- Fingerfrei nur bei Nutzung des Tracheostomaventils - Leichte Erlernbarkeit - Hohe Stimmqualität	- Leichte Erlernbarkeit - Auch in Notsituationen einsetzbar
Kontraindikationen (fakultativ)	- Zungengrund-, Hypopharynx- oder Speiseröhrenkarzinom - Herzinsuffizienz - Dystone Verhältnisse im PE-Segment - Schlechte allgemeine Prognose - Jejunuminterponat	- Lungenemphysem - Herzinsuffizienz - Wundheilungsstörung - Dystone Verhältnisse im PE-Segment - Körperliche Beeinträchtigung (z. B. Sehstörung) - Motorische Beeinträchtigung	- Motorische Beeinträchtigung

> **Nach einer sorgsamen Information über die Vor- und Nachteile der einzelnen Stimmtechniken ist die Entscheidung des Patienten für die Stimmtechnik(en) zu respektieren.**

Fazit

Die drei Stimmtechniken stehen nicht in direkter Konkurrenz zueinander, sondern ergänzen sich. Bei der Auswahl der Stimmtechnik sollte die Orientierung anhand der Möglichkeiten und Wünsche des Patienten erfolgen.

Literatur

Halfpap D (2007) Korrelation von Stimmqualität nach Laryngektomie mit kinematographischen Untersuchungsergebnissen. Dissertation, München

Aspekte der Lebensqualität

Hanne Stappert

M. Glunz et al., *Laryngektomie*, Praxiswissen Logopädie,
https://doi.org/10.1007/978-3-662-57840-7_13

Eine Tumorerkrankung verändert die subjektive Bewertung der eigenen Lebensqualität. Im Verlauf der Genesung wird diese vermutlich immer wieder neu eingeschätzt. Fragebögen können in der Einschätzung der Lebensqualität unterstützen. Die Rolle des Logopäden sollte sich über der stimmlichen Rehabilitation hinaus an den Inhalten der Definition zur Lebensqualität der Weltgesundheitsorganisation (WHO) orientieren. Im logopädischen Handeln stehen verschiedene Formen der Intervention wie In-vivo-Training und Inhalte aus der Geragogik zur Verfügung.

13.1 Lebensqualität definieren

Die WHO definiert den Begriff „Lebensqualität" als eine individuelle Wahrnehmung der jeweiligen Person über ihre Stellung im Leben, im Kontext der Kultur und Wertesysteme, in denen sie lebt und in Bezug zu ihren Zielen, Erwartungen, Standards und ihren Befürchtungen. Dieses weit gefächerte Konzept bezieht auf komplexe Weise die physische Gesundheit, die psychische Verfassung, den Grad der Unabhängigkeit, die sozialen Beziehungen, die persönlichen Glaubensüberzeugungen und die Beziehung der jeweiligen Person zu hervorstechenden Hauptmerkmalen der Umwelt ein (WHO 1999). Diese Definition spiegelt die Sichtweise der WHO wider, dass Lebensqualität durch die subjektive Beurteilung abgebildet wird. In der praktischen Konsequenz bedeutet dies, dass eine Lebenssituation zu völlig unterschiedlichen Einschätzungen und Bewertungen führen kann.

Die Bezugspunkte können dabei völlig unterschiedlich gewählt werden (z. B. Kontextfaktoren wie Familie, soziale Gruppen, Beruf).

Innerhalb der Medizin hat in den letzten Jahren ein Paradigmenwechsel stattgefunden, weg von der rein lebenserhaltenden Maßnahme hin zu Erhalt und Wiederherstellung der Lebensqualität und das in allen Phasen der (Krebs-)Erkrankung. „Das kurativ medizinische Handeln wird daher zunehmend erweitert um die ganzheitliche bio-psycho-soziale Betrachtung, bei der die Krankheiten und Krankheitsfolgen vor dem Hintergrund der Lebenswelt des betroffenen Menschen gesehen werden" (BAR 2015). Untersuchungen (auch zur Lebensqualität tumorerkrankter Menschen im Kopf-Hals-Bereich) haben in letzter Zeit an Bedeutung gewonnen. Der Blick von außen auf die Situation der Kehlkopflosigkeit legt häufig die Vermutung nahe, dass der Stimmverlust mit der Beeinträchtigung der Lebensqualität eines Menschen einhergeht. Tiple et al. (2016) konnten in ihrer retrospektiven Studie zeigen, dass die Lebensqualität bei Patienten, die Stimmtherapie erhielten, höher eingeschätzt wurde als bei nicht behandelten Patienten. In einer Untersuchung von Minovi et al. (2009) konnte gezeigt werden, dass Patienten, deren Laryngektomie länger als 5 Jahre zurücklag, eine leicht gebesserte globale Lebensqualität aufwiesen. Dies legt den Schluss nahe, dass im Laufe der Zeit eine Anpassung an die Lebenssituation erfolgen kann. Hilfreich hierbei ist sicherlich ein soziales Unterstützungssystem.

13.2 Lebensqualität neu entdecken

Zur Messung der Lebensqualität eines Menschen stehen verschiedene standardisierte und validierte Fragebögen zur Verfügung. Unterschiedliche Aspekte wie z. B. Verwendung von Hilfsmitteln, somatische Symptome, soziale, psychische und interaktionelle Folgeerscheinungen, physische Beeinträchtigungen (u. a. Schmerzen, Schluckstörungen, sensorische Einschränkungen) sowie sexuelle Beeinträchtigungen sollen mit diesen Instrumenten erfasst werden. Die subjektive Bewertung der Lebensqualität steht in Zusammenhang mit der Zeit, die seit der Operation vergangen ist. Wie gut oder wie schlecht die Lebensqualität ist, hängt davon ab, wie sehr ein Patient in der Lage ist, sich mit seiner neuen Lebenssituation und den damit verbundenen Herausforderungen auseinanderzusetzen sowie Verantwortung für sich selbst zu übernehmen. Mit der Rückkehr in den Alltag steht nicht mehr nur der Wunsch nach Überleben im Vordergrund, sondern wie die Person mit den Folgen der Erkrankung in den verschiedenen Lebensbereichen umgeht. Bereits durch die körperlichen Beeinträchtigungen nach einer Laryngektomie ist es nicht möglich, an die prämorbid bestehende Lebensqualität anzuknüpfen. Es entsteht eine neue Form der Lebensqualität mit der Chance z. B. auf neue soziale Kontakte und intensiveres Er-Leben.

13.3 Rolle der Logopädie

Innerhalb der logopädischen Therapie spielen alle o. g. Beeinträchtigungen eine große Rolle, insbesondere die der stimmlichen Kommunikation. Erwähnenswert ist die Tatsache, dass die Stimmqualität eines laryngektomierten Patienten „nicht allein das Ausmaß der Lebensqualität bedingt", jedoch „die subjektiv empfundene Kommunikationsfähigkeit offensichtlich zur Gesamtzufriedenheit beiträgt" (Halfpap 2007, S. 85). Demzufolge trägt eine zügig einsetzende logopädische Therapie zur Verbesserung der kommunikativen Fähigkeiten und damit zur sozialen Integration bei. Diese soziale Integration kann jedoch nur erreicht werden, wenn in der Stimmtherapie die Patientenwirklichkeit durch den Logopäden erfasst und in die Therapie mit einbezogen wird (Grötzbach und Iven 2009). Bei der umfassenden Beratung innerhalb der logopädischen Therapie sollte der Patient neben der stimmlichen Rehabilitation eine Unterstützung im Umgang mit seiner Erkrankung und den daraus resultierenden Folgen erfahren. Eine mögliche Hilfestellung dabei stellt z. B. das In-vivo-Training dar, da der Patient im Alltag die Akzeptanz seiner Erkrankung überprüfen und korrigieren kann. Die von Corsten (2017) formulierte Idee des Logopäden als „Gatekeeper" lässt sich aus dem Bereich der Geragogik (Alterspädagogik) auf die Therapie mit kehlkopflosen Menschen übertragen. Dies bedeutet, dass Logopäden operierte Menschen an das Angebot eines freiwilligen Engagements heranführen und begleiten. Eine unmittelbare Vorbereitung der laryngektomierten Menschen auf ehrenamtliche Tätigkeiten könnten neben einer beruflichen Wiedereingliederung eine Option einer sinnerfüllten Freizeitgestaltung sein. Hier ließen sich zahlreiche therapeutische Inhalte mit der Erfahrung der Selbstwirksamkeit verbinden. So könnte z. B. ein kehlkopfloser Mensch, der über sehr gute Kenntnisse im Umgang mit modernen Medien verfügt, Seniorinnen und Senioren bei der Anwendung von Computern begleiten.

13.4 Resümee

- Es ist wünschenswert, dass Instrumente zur Erfassung der Lebensqualität Schlussfolgerungen auf das weitere therapeutische Vorgehen aller an der Genesung beteiligten Berufsgruppen zulassen,
- Besondere Beachtung sollten zukünftig Angehörige von an Krebs erkrankten Patienten erhalten. Ehe- und Lebenspartner befinden sich häufig über einen langen Zeitraum in einer extremen Belastungssituation. Ihre Lebenssituation ist ebenso eingeschränkt und beeinflusst wie die ihres Partners. Im Rahmen der Rehabilitation werden Angehörige häufig übersehen. Die aus Befragungen zur Lebensqualität entstehenden Konsequenzen könnten eine Hilfe zur Gesundheitsprophylaxe bedeuten,
- Die Aspekte der Lebensqualität begleiten den Menschen von seiner Geburt bis zu seinem Sterben und letztendlich bis zu seinem Tod (Aspekte der Lebensqualität).

„Menschliche Zuwendung und Kommunikation sind gleichrangig zu palliativen medizinischen Behandlung zu bewerten" (De Maddalena und Zalaman 2002, S. 18).

Exkurs

Aspekte der Lebensqualität
Eine Betroffene fasst zusammen (Gisela Fiene, Stuttgart):

> „Wenn meine Sprache wortlos wird und die Bilder in mir verblassen, – wenn mich der Mut verlässt und die Kraft verbraucht ist, – wenn mich Dunkel überfällt und ich nur noch Sehnsucht bin, bleibt der Schrei nach Leben" (Schwarz 1998, S. 28).

Die Diagnose „Kehlkopfkrebs" hat mich als 57-jährige Frau wie ein Blitz getroffen und mir den Boden unter den Füßen weggezogen. Bis zur Operation habe ich alle Sterbephasen durchlebt: Verdrängung, Auflehnung und Kampf, Wut, Angst und Verzweiflung – bis ich langsam still werden und das Unabänderliche annehmen konnte.

Ich habe innerlich und äußerlich aufgeräumt, mein Leben in Ordnung gebracht. Ich habe nahestehende Menschen an meine Seite geholt, um nicht allein zu sein. Im Krankenhaus habe ich die Verantwortung für meinen Körper in ärztliche Hände gelegt und mich auf dem OP-Tisch ganz bewusst in die Narkose fallen lassen, in das Dunkel, in den Abgrund, den ich GOTT nenne, voller Vertrauen darauf, dass ich nicht verloren gehe, sondern aufgefangen werde. Ich habe mein Leben losgelassen in der Gewissheit, es neu zu gewinnen. So habe ich meinen Kehlkopf zu Grabe getragen. Die postoperative Zeit mit Bestrahlungstherapie war geprägt von massiven körperlichen Beschwerden und von der Trauer über den Verlust meiner Stimme. Gleichzeitig spürte ich aber auch neue Kraft und Zuversicht in mir wachsen, denn ich hatte zwar meine ehemalige Stimme, aber nicht meine Sprache verloren! Ich sprach mit der Pseudoflüsterstimme und benutzte die Schreibtafel zur Verständigung. Ich sprach mit Hilfe der Laryngoplastik und verlor diese Fähigkeit wieder infolge der Strahlenschäden. Ich ließ mir verschiedene Stimmprothesen einsetzen, ohne den langfristig erhofften Erfolg. Ich lernte den Umgang mit der elektronischen Sprechhilfe. Ich erlebte Fortschritte und Rückschläge, aber ich wollte nicht aufgeben, wollte in mir meine eigene Stimme finden! Mit logopädischer Hilfe habe ich dann die Klassische Ösophagusstimme erlernt, die ich jetzt mühelos beherrsche und selbstverständlich im Alltag einsetze.

Ich kann nicht mehr singen oder pfeifen, – auch lachen und weinen sind nur lautlos möglich, aber ich kann mit meinem Körper ganz deutlich meine Emotionen ausdrücken. Im Gespräch sorge ich für Blickkontakt und erwarte von meinem Gegenüber, dass er sich nicht darüber wundert, wie ich spreche, sondern hört, was ich zu sagen habe und mir Zeit lässt, angefangene Sätze selbst zu vollenden. Damit sammle ich in zwischenmenschlichen Begegnungen wertvolle Erfahrungen.

Mein Leben hat sich seit der Kehlkopfentfernung verändert und dabei ist auch in mir eine spürbare Veränderung vor sich gegangen. Ich habe beispielsweise ein ganz neues Verhältnis zu meinem Körper gewonnen. In meinem Tagesablauf ist deshalb ein festes Wohlfühlprogramm für Leib und Seele integriert: Dazu gehören Inhalationen, Kneippanwendungen und Gymnastik mit flotter Musik. Vor dem Spiegel schneide ich Grimassen, um meine Gesichts- und Halsmuskulatur zu lockern, das bringt mich regelmäßig zum Lachen. Ganz sanft massiere ich meinen Hals-, Schulter- und Nackenbereich, creme meine Narben ein und streichle sie zärtlich. Mein Tracheostoma pflege ich mit Öl, dazu nehme ich meine Finger. Ich berühre diese ovale Öffnung, spüre den festen Rand und den Übergang zu der weichen, feuchten Innenhaut. Wenn ich hinein schaue, sehe ich die zarte, rosa Schleimhaut und die Knorpelspangen meiner Luftröhre. Mein Atem fließt ganz warm durch meine Finger, und mit jedem Atemzug wird mir bewusst, dass diese Halsöffnung meine Lebensquelle ist. Ich nehme sie liebevoll an und schmücke meinen Hals mit bunten Tüchern, die ich passend zur Kleidung auswähle.

Ich lebe heute, drei Jahre nach meiner Kehlkopfentfernung, im Einklang mit meinem Körper, mit meinem Geist und meiner Seele. Die Behinderung ist nicht mein Feind, den es zu bekämpfen und zu besiegen gilt, sondern mein Verbündeter, mit dem ich gut zusammenarbeite. Im Rückblick ist mir klar geworden: „Meine Seele hat gewusst, wann und wozu ich diese Krankheit gebraucht habe, nämlich um jetzt endlich wunderbar zu begreifen, was innerer Reichtum, Glück und Lebenssinn für mich bedeuten."

Fazit

Die Lebensqualität zu erhalten und wieder herzustellen ist heute ein wichtiger Aspekt in der (Krebs-)Therapie. Sie ist durch Fragebögen erfassbar, auch wenn sie rein subjektiv vom Patienten bewertet wird. Ebenso wird die Lebensqualität der Angehörigen durch eine Krebserkrankung beeinflusst, sodass dieser Gesichtspunkt vom Therapeuten berücksichtigt werden sollte. Die Logopädie trägt zur Verbesserung der Kommunikation bei und kann Perspektiven für die Eröffnung weiterer Lebensbereiche erschließen.

Literatur

BAR (Bundesarbeitsgemeinschaft für Rehabilitation) (2015) ICF-Praxisleitfaden 1, 2. Aufl. Bundesarbeitsgemeinschaft für Rehabilitation, Frankfurt

Corsten S (2017) Soziale Unterstützungssysteme. In: Logopädie in der Geriatrie. Thieme, Stuttgart, S 254–256

Grötzbach H, Iven C, Hollenweger Haskell J (2013) ICF und ICF-CY in der Sprachtherapie: Umsetzung und Anwendung in der logopädischen Praxis. Schulz-Kirchner, Idstein

Halfpap D (2007) Korrelation von Stimmqualität nach Laryngektomie mit kinematographischen Untersuchungsergebnissen. Dissertation, München

de Maddalena H (2002) Lebensqualität von Patienten mit Mundhöhlenkarzinom. HNO 50:291–295

de Maddalena H, Zalaman IM (2002) Zur Lebensqualität von Laryngektomierten. Forum Logopädie 6:16–21

Minovi A, Nowak C, Marek A, Hansen S, Dazert S, Brors D (2009) Lebensqualität bei Langzeitüberlebenden nach Laryngektomie. Laryngologie, Rhinologie, Otologie 88:18–22

Schädel A, Schuster M, Kummer P, Eysholdt U, Rosanowski F (2002) Gesundheitsbezogene Lebensqualität Laryngektomierter mit Stimmventilprothesen. Forum Logopädie 6:22–27

Tiple C, Drugan T, Dinescu FV, Mureşan R, Chirilă M, Cosgarea M (2016) The impact of vocal rehabilitation of quality of lift and voice handicap in patients with total laryngectomy. J Res Med Sci. https://doi.org/10.4103/1735-1995.196609

WHO (World Health Organization) (1999) WHOQOL – annotated bibliography. Geneva, S 3

Serviceteil

M. Glunz et al., *Laryngektomie*, Praxiswissen Logopädie,
https://doi.org/10.1007/978-3-662-57840-7

Anhang

Die hier abgedruckten Bögen für Anamnese und Befunderhebung, Wortlisten und Schaubilder finden Sie zum Ausdrucken im Internet unter ▶ http://extras.springer.com.

A1. Logopädische Anamneseerhebung nach Laryngektomie

Name des Patienten: ______________________ geb.: ______________

Straße: ______________________________________

Wohnort: ______________________________________

Tel./ Fax/ E-Mail Adr.: ______________________________

Krankenkasse: ______________________________

Überweisender Arzt: ______________________________

Krankenhaus/Stat.: ______________________________

Ärztl. Diagnose: ______________________ OP-Datum: ______________

Hausarzt/HNO-Arzt: ______________________________

Name des Logopäden : ______________________________

Datum der Anamnese: ______________________________

Medizinische Befunde:

Ärztliche Diagnose: (u. a. OP-Bericht, TNM-Klassifikation) ______________________

____

Operationsdatum/Aufenthalts dauer: ______________________

Klinik: ______________________________

Neck-dissection: ______________________ **Art und Seite:** ______________

Schultertiefstand: ______________________________

Myotomie: ja ☐ nein ☐

Postoperative Komplikationen:

Fistel ☐ Lymphstau ☐ Stenose ☐ Schluckbeschwerden ☐ Lymphstau an Kinn und Wangen ☐ Andere ☐

____

Radiatio: ______________ ja ☐ nein ☐

Anzahl: ______________ Wann beendet: ______________

Beschwerden/Komplikationen: ______________________________

____

Chemotherapie: ______________ ja ☐ nein ☐

Anzahl: ______________ Wann beendet: ______________

Beschwerden/Komplikationen: ______________________________

____

Trachealkanüle: ______________ ja ☐ nein ☐ Art:

____

Größe: ______________ Länge über Außenbogen : ______________

Außendurchmesser: ______

Wie häufig wird die Kanüle getragen? ______

Dauerhaft kanülenpflichtig: ____ ja ☐ nein ☐

Zeitraum: ______ Tragezeit: ______

Ernährung: ______ oral ☐ transnasal ☐ PEG ☐

Zeitraum der Sondennutzung : ______

Hör-und Sehvermögen: ______

Zahnstatus/Prothese: ______

Tabakkonsum: (Menge, Art, Zeitraum) ______

Alkoholkonsum: (Menge, Art, Zeitraum) ______

Noxen: (z. B. Asbest am Arbeitsplatz) ______

Erhebung zur Person:

Allgemeine Anamnese:

(z. B. frühere und jetzige Krankheiten, bisherige Operationen, Medikamente, Zustand oberer Atemwege, Asthma, Allergien)

______

______

Familienanamnese: (Krebserkrankungen, Schwerhörigkeit, andere)

______

Spezielle Anamnese: (z. B. Beginn und Verlauf)

______

Sozioökonomische Situation: (Familie, Freundeskreis, Wohn - und Lebenssituation, Beruf, finanzielle Situation, Interessen/Freizeitaktivitäten)

______

______

Psychosoziale Situation:

- Eigenbeurteilung des Patienten: (Anspruchsniveau, Motivation, Ängste)

______

______

- Reaktion der Umwelt/des Angehörigen:

______

______

Bisherige logopädische Therapien:

Wo?: ______ Anzahl: ______

Sonstige therapeutische Maßnahmen:

(Rehabilitationsmaßnahmen: Ort, Krankengymnastik, Lymphdrainage, Psychotherapie, Zahnarzt)

______

______

A2. Logopädische Befunderhebung nach Laryngektomie

Name des Patienten: ______________________ geb.: ______________

Straße: ______________________________________

Wohnort: ______________________________________

Tel./ Fax/ E-Mail Adr.: ______________________________

Krankenkasse: ______________________________________

Überweisender Arzt: ______________________________

Kran kenhaus/Stat.: ______________________________

Ärztl. Diagnose: ______________________ OP-Datum: ______________

Hausarzt/HNO-Arzt: ______________________________

Name des Logopäden: ______________________________

Datum des Befundes: ______________________________

Präoperativer Stimm–und Sprechstatus (präoperatives Gespräch)

Artikulation: ______________________ Dialekt: ______________

Sprechtempo: ______________________ Prosodie: ______________

Muttersprache: ______________________ Verständnisschwierigkeiten: ______

Tonus/Haltung

Gesamttonus: euton ☐ hyperton ☐ hypoton ☐

Schulter-Nacken-Bereich: locker ☐ verspannt ☐

Beweglichkeit des Kopfes: frei beweglich ☐☐☐☐☐☐ stark eingeschränkt

Beweglichkeit d. Schultern/Arme: frei beweglich ☐☐☐☐☐☐ stark eingeschränkt

Haltung im Stehen: ______________________________

Haltung im Sitzen: ______________________________

Besonderheiten: ______________________________

____

Atmung:	Ruheatmung:	Costoabdominale Atmung	☐
		Hochatmung	☐
		Mischatmung	☐
		Paradoxe Atmung	☐
		Atemgeräusche	☐
	Sprechatmung:	Costoabdominale Atmung	☐
		Hochatmung	☐
		Mischatmung	☐
		Paradoxe Atmung	☐
		Atemgeräusche	☐

Kommunikation:

Kommunikationsmöglichkeit(en)	**zur Zeit:**	**erwünscht:**	**im weiteren Therapieverlauf:**
Schriftlich	☐	☐	☐
Pseudoflüstern	☐	☐	☐
Elektronische Sprechhilfe	☐	☐	☐
Klassische Ösophagusstimme	☐	☐	☐
Shunt-Ventil-Ösophagusstimme	☐	☐	☐
Pharynxtöne/-stimme	☐	☐	☐

unterstützt von Mimik und Gestik: viel ☐ ☐ ☐ ☐ ☐ ☐ wenig

allgemeine Verständlichkeit: gut verständlich ☐ ☐ ☐ ☐ ☐ ☐ unverständlich

Muttersprache: ______________ Verständnissch wierigkeiten: ______________________________

Artikulation/Pseudoflüstern: deutlich ☐

undeutlich/verwaschen ☐

überdeutlich/angestrengt ☐

Betroffene Laute: ____

Mundmotorik: (z. B. bei Zungen -/Kieferteilresektionen) ________________________________

____

Sprechen mit der elektronischen Sprechhilfe

Ansatzstelle: ____

Koordination Ton-Sprechen:	möglich ☐	nicht möglich ☐	inkonstant ☐	
Artikulation:	deutlich ☐	undeutlich ☐	überdeutlich ☐	
Atemgeräusche während der Stimmgebung:		leise ☐ ☐ ☐ ☐ ☐ ☐ laut		
Dynamik (Lautstärke):	angemessen ☐	zu leise ☐	zu laut ☐	
Silbenweises Sprechen (staccato):		ja ☐	nein ☐	inkonstant ☐
Verschleifen von Wörtern (legato):		ja ☐	nein ☐	inkonstant ☐
Phraseneinteilung nach Sinnabschnitten:		ja ☐	nein ☐	inkonstant ☐

Tasternutzung: Taster A ☐ beide Taster(A/B) ☐ inkonstant ☐

Nutzung der Sprechmelodie: ja ☐ nein ☐

Allgemeine Verständlichkeit: sehr gut ☐ ☐ ☐ ☐ ☐ ☐ schlecht

Stimmakzeptanz des Patienten: sehr gut ☐ ☐ ☐ ☐ ☐ ☐ sehr schlecht

Stimmakzeptanz des Umfeldes: sehr gut ☐ ☐ ☐ ☐ ☐ ☐ sehr schlecht

Sonstiges: ____

____

Klassische Ösophagusstimme

Ösophaguston: möglich ☐ nicht möglich ☐

willkürlich ☐ unwillkürlich ☐

in Übungssituation ☐ im Spontangespräch ☐

Art der Ölau: Inhalation ☐ Injektion ☐ Verschlusslautinjektion ☐

ohne Eindrückgeräusch ☐ mit Eindrückgeräusch („clunk") ☐

Geschwindigkeit der Öau: langsam ☐☐☐☐☐☐ schnell

Anwendung möglich bei

einzelnen Silben: konstant ☐ inkonstant ☐

zweisilbigen Wörtern: konstant ☐ inkonstant ☐

mehrsilbigen Wörtern: konstant ☐ inkonstant ☐

Sätzen: konstant ☐ inkonstant ☐

Unterschied Übungssituation/Spontansprache? ____________________

____

Auftreten stimmloser Silben: Wortanfang ☐ Wortende ☐ wechselnd ☐

Ursache: nicht erfolgte Öl**au** ☐ nicht erfolgte Öl**ab** ☐

Atemgeräusche:

während Stimmgebung: leise ☐☐☐☐☐☐ laut

Artikulation: deutlich ☐☐☐☐☐☐ undeutlich

Stimmqualität: sehr gut ☐☐☐☐☐☐ schlecht

Dynamik: sehr laut ☐☐☐☐☐☐ sehr leise

Modulationsfähigkeit: natürlich ☐☐☐☐☐☐ monoton

Phrasenlänge: angemessen ☐☐☐☐☐☐ überzogen

Sprechgeschwindigkeit: angemessen ☐☐☐☐☐☐ zu schnell

Sprechanstrengung: gering ☐☐☐☐☐☐ angestrengt

Allgem. Verständlichkeit: gut ☐☐☐☐☐☐ schlecht

Durchschnittliche Silbenanzahl pro Öl**au**/Öl**ab**: ____________________

Stimmakzeptanz des Patienten: sehr gut ☐☐☐☐☐☐ sehr schlecht

Stimmakzeptanz des Umfeldes: sehr gut ☐☐☐☐☐☐ sehr schlecht

Transfer in die Spontansprache: ____________________

Sonstiges: ____________________

____

Shunt-Ventil-Ösophagusstimme:

Primärer Einsatz: ☐ sekundärer Einsatz: ☐

Indikation für sekundären Einsatz:

Shunt-Ventil-Hersteller: Provox ☐ Blom-Singer ☐ Andere ☐

Modell: ____________________

Momentan genutzte Größe: mm (vorher genutzte Größe: __mm)

Wechselhäufigkeit: ____________________

Art des Tracheostomaverschlusses: Daumen ☐ Finger ☐

Einsatz mechanischer Hilfsmittel: ____________________ (Welches?)

Filtersysteme: ____________________ (Welches?)

Tracheostomaventil: ____________________ (Modell?)

Qualität des Tracheostomaverschlusses: sehr gut ☐☐☐☐☐☐ sehr schlecht

Tonproduktion:	ja ☐ unterbrochen ☐ nein ☐		
Tonhaltedauer:	________________ Sekunden		
Artikulation:	deutlich	☐ ☐ ☐ ☐ ☐ ☐	undeutlich
Stimmqualität:	sehr gut	☐ ☐ ☐ ☐ ☐ ☐	schlecht
Dynamik:	sehr laut	☐ ☐ ☐ ☐ ☐ ☐	sehr leise
Modulationsfähigkeit:	natürlich	☐ ☐ ☐ ☐ ☐ ☐	monoton
Phrasenlänge:	angemessen	☐ ☐ ☐ ☐ ☐ ☐	überzogen
Sprechgeschwindigkeit:	angemessen	☐ ☐ ☐ ☐ ☐ ☐	zu schnell
Sprechanstrengung:	gering	☐ ☐ ☐ ☐ ☐ ☐	sehr angestrengt
Allgemeine Verständlichkeit:	gut	☐ ☐ ☐ ☐ ☐ ☐	schlecht
Shunt-Ventil-Pflege:	eigenständig ☐ fremde Hilfe ☐		

Hilfsmitteleinsatz: ________________

Häufigkeit der Reinigung: ________________

Probleme bei der Reinigung: ________________

Shunt-Ventil: Undichtigkeit ☐ Luxation ☐ Granulation ☐

Aspiration: ja ☐ nein ☐ wenn ja: periprothetisch ☐ transprothetisch ☐

Stimmakzeptanz des Patienten: sehr gut ☐ ☐ ☐ ☐ ☐ ☐ sehr schlecht

Stimmakzeptanz des Umfeldes: sehr gut ☐ ☐ ☐ ☐ ☐ ☐ ehr schlecht

Sonstiges: ________________

____

Motivation, Zielsetzung des Patienten:

____

____

____

Informationsbedarf:

Funktionseinschränkungen durch die OP	☐
Stimmtechniken nach Laryngektomie	☐
Hilfsmittel/Hygienemaßnahmen	☐
Informationsbroschüren	☐
Information zum Kehlkopflosenverband	☐
Rechtliche Informationen (Verweis an Sozialarbeiter, Versorgungsamt etc.)	☐
Angehörigenberatung	☐
Rehamaßnahmen	☐
Sonstiges	☐

Zusammenfassender Befund (unter Berücksichtigung der Aspekte Körperstruktur, Körperfunktionen, Aktivität und Teilhabe, fördernde und/oder hemmende Umweltfaktoren):

____

____

____

Logopädischer Therapievorschlag:

____

____

____

A3. Wortlisten

Die Inhalte und Reihenfolge der Wortlisten sind Anregungen für die stimmliche Arbeit in der Praxis, aber auch geeignet für das häusliche Üben. Diese können selbstverständlich an die jeweiligen Fähigkeiten des Patienten angepasst werden. Eine kontextgebundene Auswahl und eventuelle Ergänzung des Wortmaterials fördert die Motivation des Patienten.

- Die Strukturierung der Wortlisten orientiert sich überwiegend an der Erarbeitung der Klassischen Ösophagusstimme,
- Die Liste beginnt mit Übungsgruppen für die Injektions- und Inhalationsmethode. Später folgt Material zur Erarbeitung der Verschlusslautinjektionsmethode. Je nach Bedarf sollte die Wortliste in ihrer Reihenfolge angepasst werden,
- Prinzipiell kann das Wortmaterial für alle drei Stimmtechniken (elektronische Sprechhilfe, Klassische Ösophagusstimme, Shunt-Ventil-Ösophagusstimme) genutzt werden.

Hinweise für die häusliche Übungssituation

- Übungsphasen sollten kurz und regelmäßig sein (z. B. 5 × täglich ca. 5–10 Minuten). Langes Üben überanstrengt die Muskulatur,
- Übungen möglichst in angenehmer und ruhiger Atmosphäre durchführen,
- Das Gelingen der Übungen kann Schwankungen unterliegen,
- Bei mangelnden Therapiefortschritten kann ein vorübergehendes Zurückgreifen auf einfacheres Wortmaterial sinnvoll sein.

Einsilber mit Vokal im Anlaut

ap	op	up	ep	ip
at	ot	ut	et	it
ak	ok	uk	ek	ik

Sinntragende Einsilber mit Vokal im Anlaut

Abt	Ast	Akt	Art	Amt	alt
ob	Obst	Ost	Ort	Ochs	oft
uns	Ulk	und	Ulf	um	Uhr
Eck	End	Elch	echt	elf	es
ist	Iss!	ich	im	in	ihn
Au!	auf	aus	auch		
Ei	Eis	ein	eilt		
Öl					

(mit Artikel oder in den Plural gesetzt werden verschiedene Wörter zu Zweisilbern)

Einsilbige Ausrufe

Ach!	Au!	Du!	Halt!	Geh!
Guck!	Iih!	Hopp	Los!	Ja!
Nein!	Mann!	Jetzt!	Und?	Prost!
Na?	Wer?	Weg!	Stimmt!	

Zweisilber mit Vokal im Anlaut

Ab-bau	Ab-stand	Ab-fahrt	Ab-fall
Ab-grund	Ab-gott	Ab-hang	Ab-wehr
ein Eck	ein Eis	e-wig	En-te
In-land	I-gel	i-gitt	im-mer
Ob-dach	Ob-jekt	ob-wohl	Op-fer
Un-fall	un-ter	U-fer	Ur-laub

Wortreihen

Zahlen (eins, zwei ....)
Wochentage (Mon-tag, Diens-tag ....)
Monate (Ja-nu-ar, Fe-bru-ar ....)

Kurze gebräuchliche Äußerungen

können besonders gut in der Stabilisierungsphase genutzt werden für:

- die Ösophagustonverlängerung,
- die Stabilisierung der Lufthaltepause,
- das Betonen einzelner Silben und Worte (Ich *kann* nicht mehr.),
- das Verschleifen einzelner Silben zu einem Wort bzw. einer Äußerung (Verbesserung der Sprechflüssigkeit).

Vom Ein- zum Zweisilber

lieb – lieber	Sau – sauer
Bau – Bauer	matt – Matte
Heu – heuern	süß – süßer
Mann – Männer	stark – stärker
reif – reifer	alt – älter
schlau – schlauer	Durst – durstig
hoch – höher	leer – leerer
schön – schöner	lang – länger

Zweisilbige Äußerungen

Wie geht's?	Das reicht!	Komm her!
Geh' weg!	Ja, gleich.	
Mach's gut!	Bis dann.	Na gut.
Mach' auf!	Nimm mit!	
Noch nicht!	Was gibt's?	Nichts geht.
Was war?	Los, lauf!	
Na und?	Sieh an!	Mach auf!
Bis bald!	Denk dran!	
He da!	Bravo!	Tür zu!
Es zieht!	Au wei!	

Dreisilbige Äußerungen

Guten Tag!	Wie geht's Dir?
Also doch!	Komm doch her!
Geh doch weg!	Mir geht's gut.
Das ist gut.	Ich will nicht.
Das schmeckt gut.	Leg doch ab!
Moment mal!	Gesundheit!
Also doch!	Mach mir Mut!
Wo und Wann?	Na also!
Wie bitte?	Mach doch mit!
Nun mach mal!	Passt doch gut!
Dies und das!	Da ist er!
Das ist es!	Das reicht mir!

Viersilbige Äußerungen

Guten Abend.	Mir geht es gut.
Ich kann das nicht.	
Das geht schon gut.	Ich will das nicht.
Was ist denn los?	
Wie spät ist es?	Das geht so nicht!
Ich bin müde.	
Ich bin hungrig.	Ich bin durstig.
Sind Sie sicher?	
Setzen Sie sich.	Frag', wie er heißt.
Viele Grüße.	
Lass' mich in Ruh'!	Entschuldigung.
Bitte denk' dran!	
Das geht doch gut!	Durch dick und dünn
Und ich schaff's doch!	

Fünf- und mehrsilbige Äußerungen

Bitte ein Krustenbrot.	Wieviel Uhr ist es?
Verstehen Sie mich?	Ich möchte einen Tee.
Bitte geben Sie mir einen Termin.	Das mach' ich nicht mit!

Personalien

- Mein Name ist ....
- Ich wohne in ....
- Meine Nummer ist ....

Sprichwörter/Redewendungen

Heute hier, morgen .... dort.
Ein Mann, ein .... Wort.
Es geht jetzt um die .... Wurst.
Die Zeit heilt alle .... Wunden.
Er malt den Teufel an die .... Wand.
Er plaudert aus der .... Schule.
Er fällt mit der Tür ins .... Haus.
Er heult mit den .... Wölfen.
Der Apfel fällt nicht weit vom .... Stamm.
Aus den Augen, aus dem .... Sinn.
Er schwört Stein und .... Bein.
Es ist noch nicht aller Tage .... Abend.
Sie macht aus der Not eine .... Tugend.
Er wirft die Perlen vor die .... Säue.
Der Glaube versetzt .... Berge.
Er freut sich wie ein .... Schneekönig.
Sie hängt an Mutters .... Rockzipfel.
Komm' ich heut' nicht,
komm' ich .... morgen.
Er treibt es auf die .... Spitze.
Er verbindet das Angenehme
mit dem .... Nützlichen.
Das ist so sicher wie das
Amen in der .... Kirche.

Äußerungen mit aufsteigender Silbenanzahl

M

Mach
Mach mal
Mach mal mit
Mitmachen mit mir
Mach mal mit mir mit!

N

Na
Na gut
Nenne neun
Nenne neun Nachbarn
Nenne neun nette Nachbarn

L

Lauf
Lauf los
Lutz lauf los
Lauf lieber langsam
Lauf lieber langsam los

W

Was?
Wer war's?
Wann war er's?
Wer war es wohl wann?
Warum war er es wann wohl?

S

Sie
Sie sang
Sie sang gut
Sie sang saugut
Suse sang samstags so

Klinger im Auslaut

-m	-l
Damm	Pol
Kamm	Ball
Rom	Gabel
Zaum	Sattel
Film	Fiedel
Ulm	Ekel

Schwierige Laute

ch_1	ch_2	r	H
Ich	Buch	rau	Halt
Milch	Bach	Rad	Hass
Teich	Dach	Reh	Heiß
weich	Sucht	Ruf	Hund
Laich	Bauch	irren	Hieb
Mädchen	Tuch	dörren	Hof
Bücher	kochen	Ware	Harem
sch	**f**	**w**	**J**
Schuh	Fest	Wal	Jan
Schal	Fakt	Wahn	Jod
schon	Fuß	Wurm	Jux
Schi	Fax	Welt	Ja

schön	Fall	Weg	Jetzt
Schaf	voll	Witz	Jodeln
Schnee	Vieh	weit	Jagen

Konsonantenverbindungen

gr	**kr**	**pf**	**tr**	**Dr**
Graf	Kraft	Pfad	Trab	Drei
grau	Kram	Pfiff	Trieb	Drill
grün	Kreis	Pferd	Treff	Draht
–				
gl	**gn**	**kl**	**kn**	
Gleis	Gnu	klein	Knall	
Glas	Gnom	klar	knapp	
glatt	Gneis	Klecks	Knie	
–				
pl	**pr**	**bl**	**br**	
Platt	Preis	blau	braun	
Plan	Prost	blöd	Brei	
Plus	Prinz	Blut	Brot	
–				
fl	**fr**	**ks**	**q**	
Flug	Frau	Jux	quer	
Fleck	frech	sechs	Qualm	
flau	froh	Box	Quark	
–				
schl	**schn**	**schm**	**schw**	
Schlaf	Schnee	Schmuck	Schwein	
schlau	Schnaps	Schmand	schwarz	
schlimm	schnell	schmal	Schwamm	
–				
sp(schp)	**st(scht)**	**schr**		
Spieß	Stau	Schrei		
Speck	Stadt	Schrott		
Spann	stolz	Schreck		

Mehrsilbige Wörter mit Konsonantenverbindungen
Atmosphäre grotesk Meniskus Ananaseis
Transfusion Forsythie sentimental
imprägnieren tyrannisieren Sellerie
Slowenien Zyklon Abstinenz Quadrant
Mercedes-Benz Ferrari Smart
Chevrolet Geschirrspülmaschinen
Fußballweltmeisterschaft schnöder
Mammon

Wortpaare mit kurzem/langem Vokal

kann/Kahn	Wall/Wahl	Mast/Maß
Spann/Span	wann/Wahn	satt/Saat
Schrott/Schrot	Bucht/Buch	Rum/Ruhm
nett/näht	Bett/Beet	Schreck/schräg
Leck/leg	fett/Fetz	Riff/rief
still/Stil	im/ihm	List/liest
will/viel	Schiff/schief	Tross/Trost

Minimalpaare

Butter – Mutter – Futter	Bote – Note – Lote
Bitte – Mitte – Sitte	Schild – Bild – Wild
Zelt – Welt – Feld	Kamm – komm – kaum
Kohl – Kiel – kahl	Test – Pest – Nest
Dach – Fach – mach	Kind – Wind – Rind

Betonungs- und Lautstärkeübungen
Bon**bon** **weg**gehen **Wie**derkehr Ge**sund**heit!
Schranktür Ver**bot** **Fuß**ballverein
Tageszeitung
Ehefrau **En**kelkinder **Um**leitung
Kf**z**-Zulassung
un**mög**lich grandi**os** Ta**pe**te To**ma**te
Bitte schön! Wer **da?** Bitte ein **Wasser**!
Heute noch! Schon am **Sonntag**?
Bitte **lass'** das!
Da mach ich **mit**! Ent**schul**digung!
Komm doch **vorbei**!
Komm, mach **mit! So** geht das **nicht!**
Schlaf gut!

Sinnunterscheidende Satzakzentuierung
Das ist mein Haus.
Das **ist** mein Haus.
Das ist **mein** Haus.
Das ist mein **Haus.**

Ich suche ein neues **Auto.**
Ich suche ein **neues** Auto.
Ich **suche** ein neues Auto.
Ich suche ein neues Auto.
Ich fahre gleich nach Hause.
Ich **fahre** gleich nach Hause.
Ich fahre **gleich** nach Hause.
Ich fahre gleich nach **Hause.**

Frage:	Wo ist mein **Mantel?**
Antwort:	Der Mantel hängt am **Haken.**
Frage:	**Wo** liegt der Mantel?
Antwort:	Der Mantel **hängt** am **Haken**!

Dialoge
Neben den eigentlichen Stimmübungen bieten Rollenspiele die Möglichkeit, in einer frühen Phase der Therapie den Transfer zu erleichtern und In-Vivo-Situationen vorzubereiten. Die Übung kann leicht durch einen Rollenwechsel erweitert werden, z. B.:

A:	Komm her.
B:	Jetzt nicht.
A:	Komm schon!
B:	Ja, gleich.
A:	Nein. Jetzt.
B:	Nicht jetzt.
A:	Doch, jetzt.
B:	Warum?

Fahrkartenkauf

A:	Guten Tag.
B:	Hallo.
A:	Was kann ich für Sie tun?

B:	Bitte eine Fahrkarte.
A:	Wohin denn?
B:	Nach Köln.
A:	Wann denn?
B:	Zum Karneval.
A:	Fahren Sie allein?
B:	Nein, mit meiner Frau!

Besuch

A:	Oh, wie schön!
B:	Hallo, Werner.
A:	Bitte leg' ab!
B:	Bist du allein?
A:	Nein, mit meinem Sohn!
B:	Möchtest du was trinken?
A:	Gern! Ein Wasser, bitte!

Anrufbeantworter (Beispiel einer Aufsprache) Hier ist der Anrufbeantworter von Fritz Müller. Bitte haben Sie Geduld, denn meine Stimme ist erkrankt. Sagen Sie mir, wenn Sie mich nicht verstehen. Bitte sprechen Sie, sobald ich den Hörer abhebe bzw. hinterlassen Sie mir eine Nachricht, ich rufe zurück.

Auf Wiederhören!

Gedichte

Das Fremde macht Angst
Für uns sind die Anderen anders.
Für die Anderen sind wir anders.
Anders die Anderen.
Wir alle anderen.

(Hans Manz)

Die Kuh

Auf der saftiggrünen Wiese
weidet ausgerechnet diese
eine Kuh, eine Kuh.
Ach, ihr Herz ist voller Sehnen,
und im Auge schimmern Tränen
ab und zu, ab und zu.
Was ihr schmeckte, wiederkautse
mit der Schnauze, dann verdautse
und macht muh, und macht muh.
Träumend und das Maul bewegend
schautse dämlich in die Gegend,
grad wie du, grad wie du.

(Heinz Erhardt)

Verschlusslaute im Anlaut (Einsilber)

p	t	k
pa	ta	ka
po	to	ko
Pakt	Takt	Kap
Pabst	Tag	kalt
Pack	Tank	kann
Post	Toast	Kopf
Pott	Topf	Kost
Pult	Tusch	Kur
Pest	Test	Keks
Pik	Tipp	Kick
b	d	g
ba	da	ga
bo	do	go
Ball	Damm	Gans
Band	Dank	Gast
Boot	Dorf	Gold
Bus	Duft	Guss
Bett	Depp	Gag
Biss	Dienst	gießt

(mit Artikel oder in den Plural gesetzt, entstehen z. T. Zwei- und Dreisilber.)

Zweisilbige Wörter mit Verschlusslauten am Silbenanfang

p	t	k
Papier	Tabak	Kakao
Paket	Taxe	Katze
Packen	tanken	Kante

Pokal	total	Kompass
Punkte	Tunke	Kumpel
Pedal	Teppich	Kette
Pickel	Titel	Kippe
Pauke	Taube	kaputt

Dreisilbige Wörter mit Verschlusslauten am Silbenanfang

p	t	K
Papagei	Tabletten	Katalog
Papierkorb	Taschentuch	Kakadu
Pepita	Tomate	Kosmetik
Pedantisch	Trompete	Kandidat

Plakette	Tischdecke	Kurklinik
b	d	g
Banditen	Duplikat	Gastgeber
Basketball	Debatte	Güterzug
Badetag	Dankbarkeit	Goldgräber
Barkeeper	Deckblätter	gegenüber
Bilderbuch	Dunkelheit	Gladiole

Redewendungen mit Verschlusslauten

Beim **B**ar**t**e **d**es **P**ro**p**he**t**en.
Der **B**ar**t** is**t** ab.
Bi**tt**en und **B**e**tt**eln.
Auf **B**ie**g**en und **B**rechen.
Bi**tt**ere **P**illen.
Buß- und **B**e**tt**ag.
Pa**pp**erla**p**app …

A4. Schautafeln

Anatomische Situation prä- und postoperativ

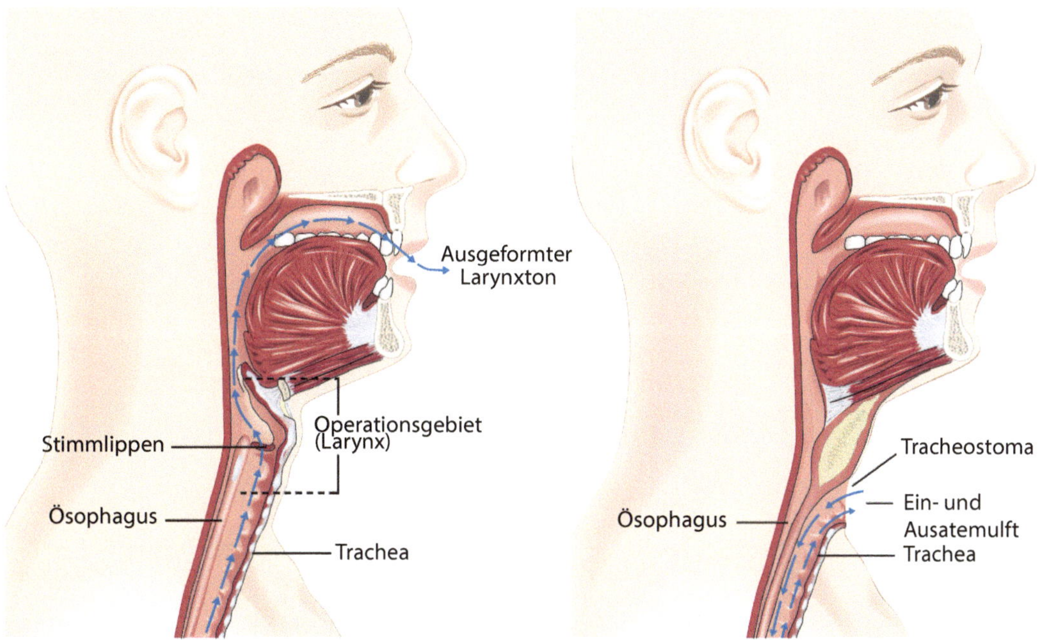

Abb. A.1 Anatomische Situation prä- und postoperativ

Funktionsprinzip der elektronischen Sprechhilfe

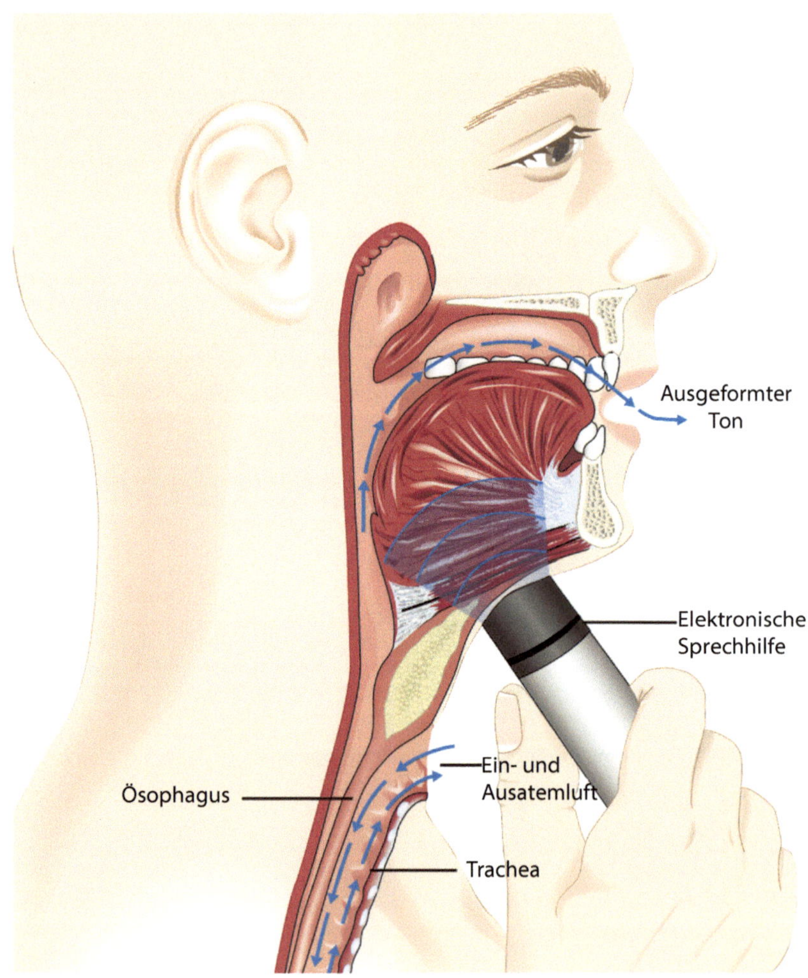

Abb. A.2 Funktionsprinzip der elektronischen Sprechhilfe

Funktionsprinzip der Klassischen Ösophagusstimme

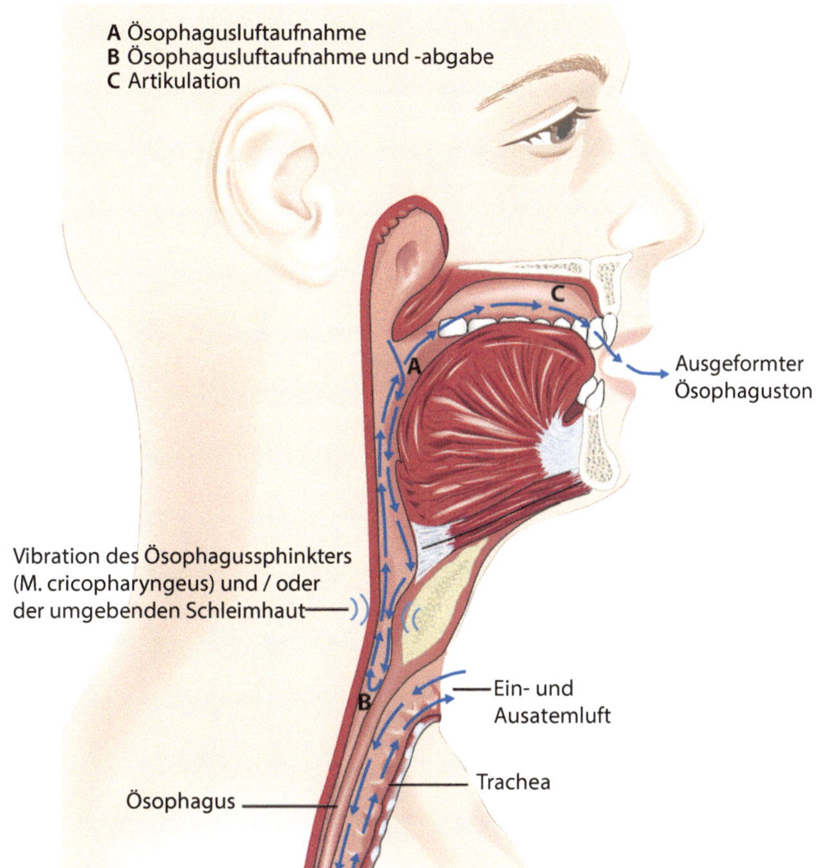

Abb. A.3 Klassische Ösophagusstimme

Funktionsprinzip der Shunt-Ventil-Ösophagusstimme

Abb. A.4 Funktionsprinzip der Shunt-Ventil-Ösophagusstimme

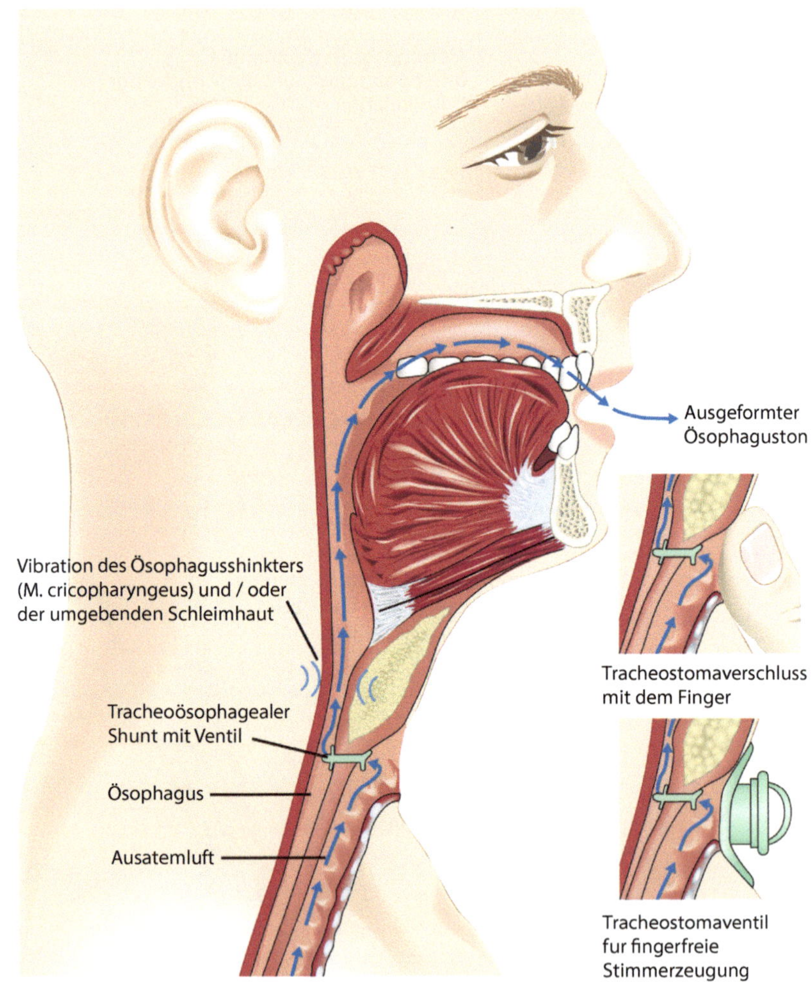

A5. Adressen

▶ www.anonyme-alkoholiker.de
▶ www.deutsche-depressionshilfe.de
Diagnose und Wissenstest, Erfahrungsberichte, Erste Hilfe-Adressen bei akuten Depressionen (Suche nach Regionen)

▶ www.dgpalliativmedizin.de
Informationen zur ambulanten und spezialisierten ambulanten Palliativversorgung (SAPV)

▶ www.inkanet.de
Angebot für Krebskranke und deren Angehörige

▶ www.krebshilfe.de
Aufklärung, Beratung, TV-Tipps, Broschüren und Videos zum Download

▶ www.krebsinformation.de
Informationen zum Thema Krebs

▶ www.krebs-kompass.de
Informationen zum Thema Krebs allgemein (u. a. Kehlkopftotalentfernung)

▶ www.krebs-webweiser.de
Informationen für krebserkrankte Menschen

▶ www.nakos.de
Nationale Kontaktstelle für Selbsthilfegruppen

▶ www.rki.de
Robert-Koch-Institut, Gesundheitsberichterstattung

▶ www.schmerzhilfe.de
Informationen und Tipps zum Thema

▶ www.stimmprothese.com
Informationsplattform um das Thema Shunt-Ventile

▶ www.argekrebsnw.de
Arbeitsgemeinschaft für Krebsbekämpfung (NRW)
Universitätsstr. 140
44799 Bochum
Tel.: 0234 89020
E-Mail: mail@argekrebsnw.de

▶ www.agbkt.de
Arbeitsgruppe Biologische Krebstherapie
Institut für Medizinische Onkologie, Hämatologie und Knochenmarktransplantation
Klinikum Nürnberg Nord
Prof.-Ernst-Nathan-Str. 1
90491 Nürnberg
Tel.: 0911/398-3056

▶ www.atosmedical.de
Atos Medical GmbH
Mülheimer Str. 3-7
53840 Troisdorf
Tel.: 02241/14930

Bundesarbeitsgemeinschaft Hilfe für Behinderte e.V.
Kirchfeldstr. 149
40215 Düsseldorf
Tel.: 0211/31006-0

▶ www.kehlkopfoperiert-bv.de
Bundesverband der Kehlkopfoperierten e.V.
Haus der Krebsselbsthilfe
Thomas-Mann-Str. 40
53111 Bonn
Tel.: 0228/3 38 89-300
Fax: 0228/3 38 89-310
E-Mail: geschaeftsstelle@kehlkopfoperiert-bv.de

▶ www.dhp-stiftung.de
Deutsche Hospizstiftung
Im Defdahl 5–10
44141 Dortmund
Tel.: 0231/73 80 73-0

Deutsche Krebshilfe
Buschstr. 32
53113 Bonn
Tel.: 0228/729900

▶ www.dkfz-heidelberg.de
dkfz Deutsches Krebsforschungszentrum Heidelberg Krebsinformationsdienst (KiD – Krebsinformationsdienst)
Im Neuenheimer Feld 280
69120 Heidelberg
Tel.: 06221/420

▶ www.fahl-medizintechnik.de
Fahl Medizintechnik-Vertrieb GmbH
August Horch Str. 4a
51149 Köln
Tel.: 02203/2980-0

Gesellschaft für biologische Krebsabwehr e.V.
Voßstr. 3
69115 Heidelberg
Tel.: 06221/138020

▶ www.heimomed.de
Heimomed Heinze GmbH & Co.KG
Daimlerstr. 30
50170 Kerpen
Tel.: 02273/98490

ITF – Institut zur Rehabilitation tumorbedingter Stimm- und Funktionsstörungen
Märkische Str. 37
51766 Engelskirchen
Tel.: 0171/2252515
E-Mail: info@itf-institut.de

▶ www.irl-institut.de
IRL – Institut für Rehabilitation Laryngektomierter GmbH
Biberweg 24–26
53842 Troisdorf
E-Mail: irl@irl-institut.de

▶ www.servona.de
Servona GmbH
Biberweg 24–26
53842 Troisdorf
Tel.: 02241/93220

Sachverzeichnis

A

B

C

D

E

F

G

H

I

K

L

M

N

O

P

R

S

T

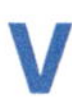

Z

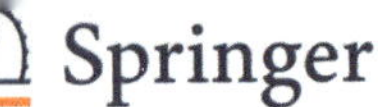

Die Reihe Praxiswissen Logopädie – für Praktiker, Studierende und Auszubildende

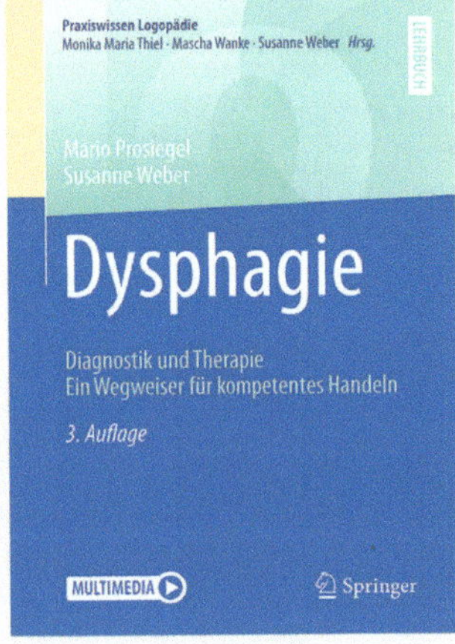

Mario Prosiegel, Susanne Weber
Dysphagie
Diagnostik und Therapie.
Ein Wegweiser für kompetentes Handeln
3. Aufl. 2018, XXX, 250 S.
Mit Online-Extras/Springer Multimedia App.
32,99 € (D) | 33,92 € (A) | *CHF 34,00
ISBN 978-3-662-56131-7

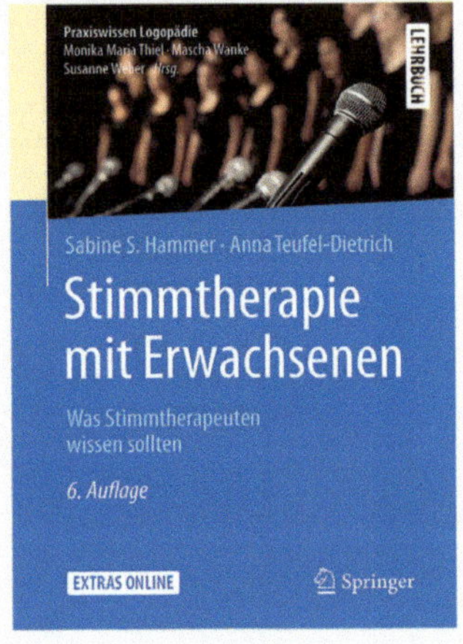

Sabine S. Hammer, Anna Teufel-Dietrich
Stimmtherapie mit Erwachsenen
Was Stimmtherapeuten wissen sollten
6. Aufl. 2017, XVII, 324 S. 51 Abb., 41 Abb. in Farbe.
Mit Online-Extras.
37,99 € (D) | 39,05 € (A) | *CHF 39,50
ISBN 978-3-662-53976-7

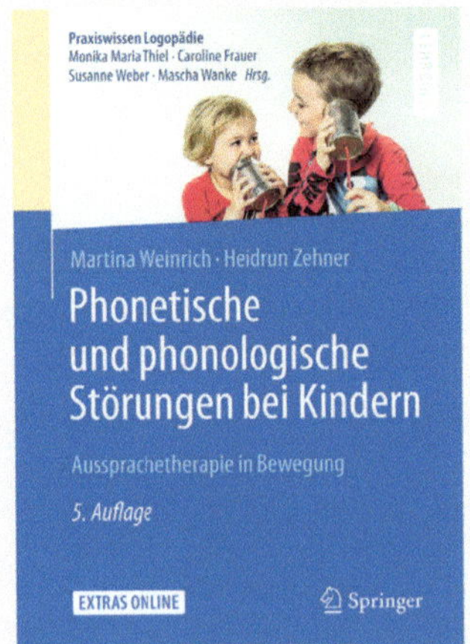

Martina Weinrich, Heidrun Zehner
Phonetische und phonologische Störungen bei Kindern
Ausspracheherapie in Bewegung
5. Aufl. 2017, XVII, 263 S. 55 Abb., 25 Abb. in Farbe.
Mit Online-Extras.
34,99 € (D) | 35,97 € (A) | *CHF 36,00
ISBN 978-3-662-52772-6

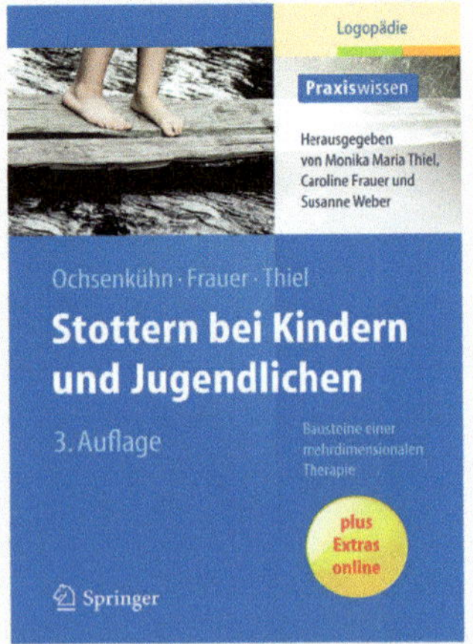

Claudia Ochsenkühn, Caroline Frauer, Monika M. Thiel
Stottern bei Kindern und Jugendlichen
Bausteine einer mehrdimensionalen Therapie
3. Aufl. 2015, XIX, 324 S. 93 Abb., 43 Abb. in Farbe.
Mit Online-Extras.
34,99 € (D) | 35,97 € (A) | *CHF 44,04
ISBN 978-3-662-43649-3

€ (D) sind gebundene Ladenpreise in Deutschland und enthalten 7 % MwSt. € (A) sind gebundene Ladenpreise in Österreich und enthalten 10 % MwSt. Die mit * gekennzeichneten Preise sind unverbindliche Preisempfehlungen und enthalten die landesübliche MwSt. Preisänderungen und Irrtümer vorbehalten.

Jetzt bestellen: springer.com/shop